中等职业教育创新型规划教材

护理 助产专业

基础护理实训

JICHU HULI SHIXUN

主　编　郭　蔚（南昌市卫生学校）
　　　　毛美琪（江西省肿瘤医院）
副主编　张莉萍（南昌市卫生学校）
　　　　肖　慧（南昌市卫生学校）
　　　　唐浪娟（南昌大学第四附属医院）
　　　　芦盛贞（南昌市中西医结合医院）
编　者（按姓氏笔画排序）
　　　　毛美琪（江西省肿瘤医院）
　　　　刘节红（南昌市卫生学校）
　　　　芦盛贞（南昌市中西医结合医院）
　　　　肖　慧（南昌市卫生学校）
　　　　张莉萍（南昌市卫生学校）
　　　　高　英（南昌市卫生学校）
　　　　郭　蔚（南昌市卫生学校）
　　　　唐浪娟（南昌大学第四附属医院）
　　　　曾晓斌（南昌市卫生学校）
　　　　熊芳芳（南昌市卫生学校）

南昌市卫生学校 校本教材

江西科学技术出版社

前言

《国务院关于加快发展现代职业教育的决定》提出现代职业教育要“服务经济社会发展和人的全面发展,推动专业设置与产业需求对接,课程内容与职业标准对接,教学过程与生产过程对接,毕业证书与职业资格证书对接,职业教育与终身学习对接”,“坚持校企合作、工学结合,推进人才培养模式创新,提高人才培养质量”。随着我国和省、市经济社会发展,人民生活水平不断提高,对医疗卫生需求不断提升,护理教育现代化理念不断更新,中等职业教育护理专业部分课程原有的教学模式与教学方法、内容已不能适应。为了培养综合素质高、职业技能好、就业有能力、升学有基础,适应医疗卫生行业发展需求的高素质技术技能人才,我校于2013年4月组织实施国家中职改革发展示范学校建设工作,根据教职成[2010]9号文件精神和学校示范校建设方案、任务书,护理专业开展了人才培养模式和课程体系改革,与多家医院及临床一线医务工作者合作,构建以项目教学、案例教学、工作过程导向教学等教学模式为主体的人才培养方案。根据护理专业岗位需求及执业护士资格考试要求,针对《护理学基础》实践性较强的特点,我们与临床护理专家共同编写了《基础护理实训》一书,该书是《护理学基础》实践教学的配套使用教材。本教材主要供护理、助产等医学相关专业使用。

根据当前中职生心智特点、认知水平以及对临床实践技能比书本理论知识学习兴趣大、对感性知识比理性知识掌握能力强,渴望进入岗位角色的心理,本书突出了以下特点:①职业性与适用性:本教材坚持“对接职业标准,对接岗位实践,对接职业资格证书”,根据“必需”、“够用”的原则,组织教学内容和形式,表现出很好的适用性、启发性；②科学性与灵活性：本教材根据中职生学习基础和认知规律，一是整合教学内容，如在项目设计上用任务来训练学生的职业岗位能力，设计有完整的任务目标、任务演练过程、任务评价。使学生在指导下边学边做，在学习中充分发挥自己的学习潜能；二是运用大量职业情景设计进行综合训练，增加或突出了病例、拓展链接，执业考试考点、知识要点，打破传统教材体例，使教学更具灵活性，学生愿意看，喜欢学。

本书在编写过程中，得到了多位临床一线医务工作者和各兄弟教研室教师的大力支持，对此表示诚挚的感谢！

由于编写时间仓促和编者水平限制，书中如有不妥之处，敬请广大师生批评指正，以便不断完善。

南昌市卫生学校

《基础护理实训》校本教材编写组

二〇一四年七月

目录

任务一　铺床法 ……………………………………………………………… (1)
子任务一　铺备用床 ………………………………………………………… (1)
子任务二　铺暂空床 ………………………………………………………… (7)
子任务三　铺麻醉床 ………………………………………………………… (11)

任务二　运送病人 ……………………………………………………………… (15)
子任务一　轮椅运送 ………………………………………………………… (15)
子任务二　平车运送 ………………………………………………………… (19)

任务三　病人卧位和安全护理技术 …………………………………………… (27)
子任务一　协助病人翻身侧卧 ……………………………………………… (27)
子任务二　协助病人移向床头 ……………………………………………… (32)
子任务三　保护具的应用 …………………………………………………… (36)

任务四　无菌技术基本操作 …………………………………………………… (43)

任务五　隔离技术 ……………………………………………………………… (52)

任务六　病人清洁护理 ………………………………………………………… (64)
子任务一　口腔护理 ………………………………………………………… (64)
子任务二　床上梳发 ………………………………………………………… (70)
子任务三　床上洗发 ………………………………………………………… (73)
子任务四　头虱及虮灭除 …………………………………………………… (79)

子任务五　沐浴法 …………………………………………………………… (83)
子任务六　床上擦浴 ………………………………………………………… (86)
子任务七　卧有病人床更换床单 …………………………………………… (91)
子任务八　晨晚间护理 ……………………………………………………… (95)

任务七　压疮的护理……………………………………………………………… (100)

任务八　生命体征测量法………………………………………………………… (108)

任务九　鼻饲法…………………………………………………………………… (115)

任务十　导尿术…………………………………………………………………… (120)
子任务一　女病人导尿术…………………………………………………… (120)
子任务二　男病人导尿术…………………………………………………… (125)
子任务三　导尿管留置术…………………………………………………… (129)

任务十一　灌肠法………………………………………………………………… (134)
子任务一　大量不保留灌肠………………………………………………… (134)
子任务二　小量不保留灌肠………………………………………………… (139)
子任务三　保留灌肠………………………………………………………… (142)
子任务四　肛管排气………………………………………………………… (146)

任务十二　口服给药……………………………………………………………… (150)

任务十三　吸入给药……………………………………………………………… (155)
子任务一　氧气雾化吸入法………………………………………………… (155)
子任务二　超声波雾化吸入法……………………………………………… (159)

任务十四　注射给药……………………………………………………………… (163)
子任务一　药液抽吸技术…………………………………………………… (163)
子任务二　皮内注射法……………………………………………………… (168)
子任务三　皮下注射法……………………………………………………… (173)
子任务四　肌内注射法……………………………………………………… (176)
子任务五　静脉注射法……………………………………………………… (182)

子任务六 股静脉注射与采血技术…………………………………………（187）

任务十五 药物过敏试验……………………………………………………（191）
子任务一 青霉素皮内过敏试验…………………………………………（191）
子任务二 青霉素过敏性休克的急救……………………………………（196）
子任务三 破伤风抗毒素（TAT）过敏试验法及脱敏注射…………………（199）
子任务四 其他常用药物过敏试验及过敏反应的护理…………………（202）

任务十六 静脉输液法………………………………………………………（207）
子任务一 密闭式周围静脉输液（头皮针）…………………………………（207）
子任务二 静脉输液（留置针）……………………………………………（214）
子任务三 小儿头皮静脉输液……………………………………………（221）
子任务四 输液反应与护理………………………………………………（225）

任务十七 静脉输血法………………………………………………………（229）
子任务一 静脉输血法……………………………………………………（229）
子任务二 输血反应与护理………………………………………………（236）

任务十八 热疗法……………………………………………………………（240）
子任务一 热水袋的使用…………………………………………………（240）
子任务二 红外线灯照射…………………………………………………（245）
子任务三 湿热敷…………………………………………………………（248）
子任务四 热水坐浴………………………………………………………（252）
子任务五 局部浸泡………………………………………………………（255）

任务十九 冷疗法……………………………………………………………（259）
子任务一 冰袋的使用……………………………………………………（259）
子任务二 冰帽的使用……………………………………………………（264）
子任务三 乙醇拭浴………………………………………………………（267）

任务二十 标本采集…………………………………………………………（272）
子任务一 痰标本采集……………………………………………………（272）
子任务二 咽拭子标本采集………………………………………………（276）
子任务三 静脉血标本采集………………………………………………（278）

子任务四 动脉血标本采集……………………………………………………(283)
子任务五 尿标本采集…………………………………………………………(286)
子任务六 粪便标本采集………………………………………………………(290)

任务二十一 危重病人抢救技术………………………………………………(293)
子任务一 洗胃法……………………………………………………………(293)
子任务二 吸痰法……………………………………………………………(300)
子任务三 氧气吸入法………………………………………………………(305)
子任务四 人工呼吸器的使用………………………………………………(314)

任务二十二 尸体护理…………………………………………………………(321)

任务一　铺床法

病床是病室的主要设备，卧床病人的休息、饮食、运动、治疗、护理等几乎均在病床上进行。因此，病床必须符合实用、耐用、舒适、安全的原则。常铺的床有备用床、暂空床、麻醉床。

子任务一　铺备用床

【情景】

刘丽华，女，60 岁，以"肺炎"收治入院，入院后经抗感染、支持等治疗后康复，该病人今日上午 9 时办好出院手续，现已撤去污被服，并完成床单位的消毒处理。请铺好备用床准备接收新病人。

【任务目标】

1. 概述铺备用床的目的及注意事项。
2. 独立完成铺备用床的用物准备。
3. 能在规定时间内完成铺备用床。做到态度认真，方法正确，步骤有序，过程完整，并灵活运用人体力学原则，符合平、整、美、实的要求。

【任务评估】

1. 操作目的　保持病房清洁、整齐，准备接收新病人。
2. 床单位评估　病床是否完好、安全、舒适；床上用品是否洁净、齐全；床旁设施是否齐全完好。
3. 环境评估　病室清洁、通风，无病人进行治疗或进餐。

【任务演练准备】

1. 物品准备　床、床垫、床褥、大单、被套、棉胎、枕芯、枕套、床刷及床刷套、弯盘。

2. 场地准备　护理实训室，分26个演练小组，26张模拟病床及床旁设施。

【相关理论知识】

（一）病床单位及设备

1. 病床单位的设备　每个床单位应配备固定的设施，包括病床、全套卧具、床旁桌和椅、呼叫装置、照明灯、给氧装置、负压吸引等设施（见图1－1）。

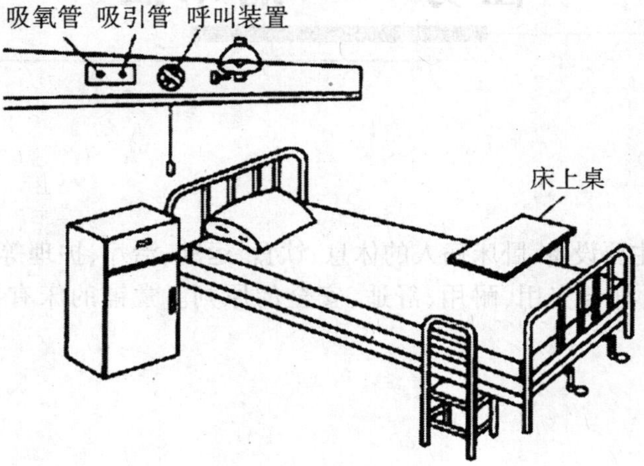

图1－1　病床单位的设备

2. 病床及被服类的规格要求（见表1－1）

表1－1　病床及被服类的规格要求

物品名称	规格	要求
病床	长200 cm、宽90 cm、高60 cm	不锈钢床：床头、床尾可支起，以调节体位，床脚下装有小轮，便于移动，可固定（见图1－2） 木板床：骨科病人多用，有的在钢丝床上放一木板 电动控制多功能床：病人可通过按钮自行控制升降或改变体位（见图1－3）
床垫	长宽与床规格相同，厚9 cm～10 cm	以棕丝或海棉垫作垫芯，垫面选牢固的布料制做
床褥	长宽与床垫规格相同	一般用棉花作褥芯，棉布作褥面
棉胎	长210 cm、宽160 cm	一般用棉花胎，也可用人造棉或羽绒被
枕芯	长60 cm、宽40 cm	内装荞麦皮、木棉或高弹晴纶丝棉，以棉布作枕面
大单	长250 cm、宽180 cm	用棉布制作
被套	长230 cm、宽170 cm	用棉布制作，尾端开口处钉有布带
枕套	长75 cm、宽45 cm	用棉布制作

续表 1-1

物品名称	规格	要求
橡胶中单	长 65 cm、宽 85 cm、两端各加白布 40 cm	中间用橡胶制作，两端用棉布制作
中单	长 85 cm，宽 170 cm	用棉布制作

(二)人体力学原理

1. 合理运用杠杆作用　护士在操作过程中，应靠近操作物体，尽量缩短阻力臂，使阻力矩减小，从而达到节力的效果。

2. 扩大身体支撑面　支撑面的大小与物体的稳定性成正比，护士在操作时，可两脚分开站立，以扩大身体支撑面，增加稳定性。

3. 减少重力线的偏移　重力线必须通过支撑面才能保持人或物体的稳定性。护士操作时应将操作物尽量靠近身体，使重力线始终位于支撑面内，从而省力且不易倾倒。

4. 降低重心　物体重心越高，稳定性越差。护士在进行低平面的操作或拾取地面物体时，可适当降低重心。如：铺床时可将双腿前后分开，同时屈髋屈膝，保持身体稳定性。

5. 使用大肌肉或多肌群　大肌肉或多肌群不易疲劳，可达到更好的效果。因此，护士在操作过程中，应尽量使用大肌肉或多肌群。

6. 尽量用最小的肌力做功　在移动物体时，护士尽可能使用推、拉取代提或抬，从而使操作节力。

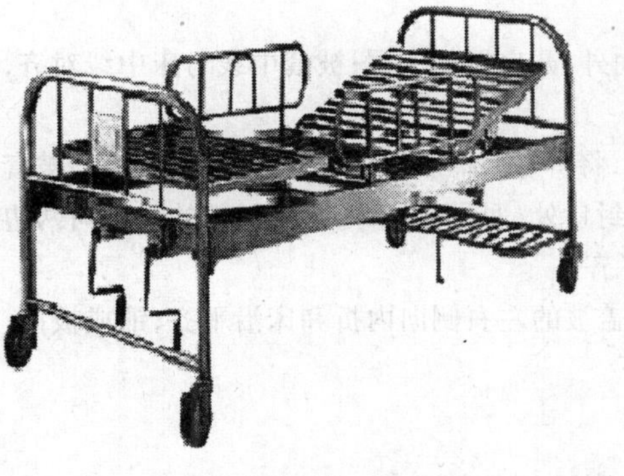

图 1-2　不锈钢床

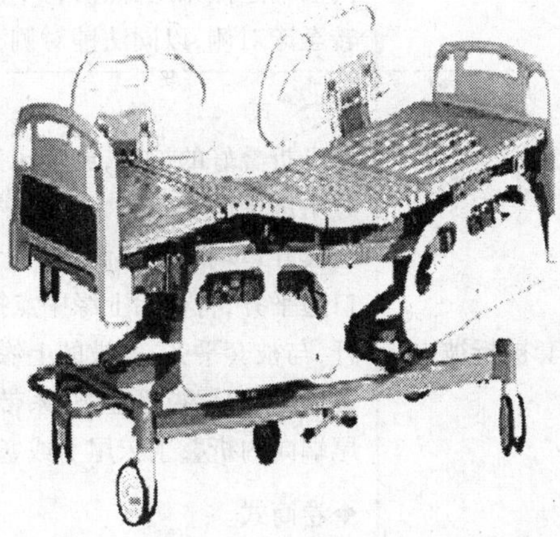

图 1-3　电动控制多功能床

【操作程序】

(一)用物准备

备齐用物，按取用顺序放于治疗车上(由下而上放置枕芯、枕套、棉胎、被套、大单、床褥)。

(二)护士准备

仪表端庄、衣帽整齐，操作前洗手、戴口罩。

(三)操作步骤

操作步骤与方法(见表1-2)。

表1-2 铺备用床(被套式)

操作步骤	操作方法
备物检查	备齐用物携至床旁,检查床、床垫的功能是否完好,有脚轮的床应先固定,调整床至合适高度
移开桌椅	移开床旁桌,离床约20 cm,移椅至床尾正中,离床15 cm,将用物放椅上
翻垫扫床	纵翻或横翻,上缘紧靠床头,自床头至床尾清扫床垫
铺褥铺单	将床褥齐床头平铺于床垫上 取折叠好的大单放于床正中处,中线与床中线对齐,分别向床头、床尾、近侧、对侧展开
包折床角	铺近侧床头:面向床角,两脚前后分开成弓步,一手将床头床垫托起,一手伸过床头中线,将大单包塞于床垫下(见图1-4 a) ◆斜角法 在距床头30 cm处,向上提起大单边缘,使其同床边垂直,以床沿为界,上半三角覆盖于床上,下半三角平整地塞于床垫下,再将上半三角翻下塞于床垫下(见图1-4 b~g) ◆直角法 将上半三角底边直角部分拉出,拉出部分的边缘与地面垂直,将拉出部分塞于垫下 同法铺近侧床尾,然后将中部下垂的大单拉紧平塞于床垫下 转至床对侧,以同法铺对侧大单
套被折被	◆"S"式 取已折叠好的被套,放于床头,正面向外,开口端朝床尾;被套中线与床中线对齐,展开平铺于床上 被套开口端的上层倒转向上翻约1/3,将折好的棉胎置于被套开口处,底边与被套开口边平齐,将棉胎上缘中点拉至被套封口处(见图1-5),并将竖折的棉胎向两边展开,与被套平齐;盖被的上缘与床头平齐 至床尾,逐层拉平盖被,系带,然后将盖被的左右侧向内折和床沿平齐,铺成被筒;将尾端向内折叠于床尾上或塞于床垫下 ◆卷筒式 被套正面向内,平铺于床上,开口端向床尾 棉胎平铺于被套上,上缘与被套封口边齐;将棉胎与被套上层一并自床尾卷至床头,自开口处翻转;至床尾,拉平各层,系带;余同上(见图1-6)
套枕平放	于床尾处套枕套于枕芯上,四角充实,系带轻拍枕头,平放于床头,枕套开口处背门(见图1-7)
还原桌椅	移回床旁桌椅,保持床单位整齐美观
消毒洗手	用消毒液按照六步洗手法进行手消

【注意事项】

1. 病人进餐或治疗时暂停铺床。

2. 铺床前要检查床的各部有无损坏,以保证安全。

3. 操作中正确应用节力原则,达到省时省力,提高工作效率的目的;操作时动作轻巧,减少走动次数,减少尘埃飞扬。

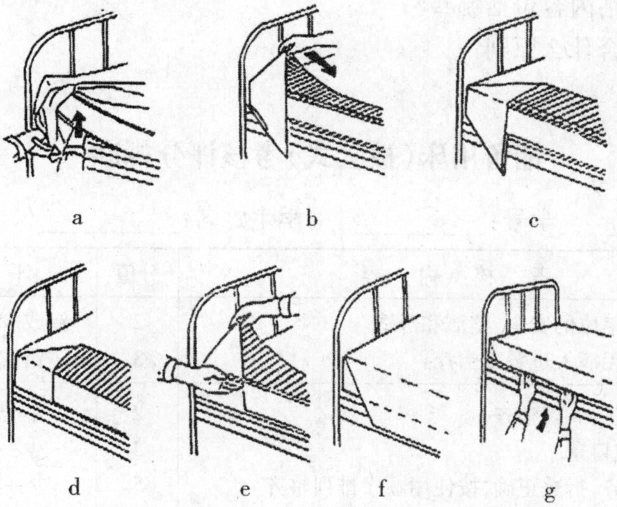

图1-4　包床角法

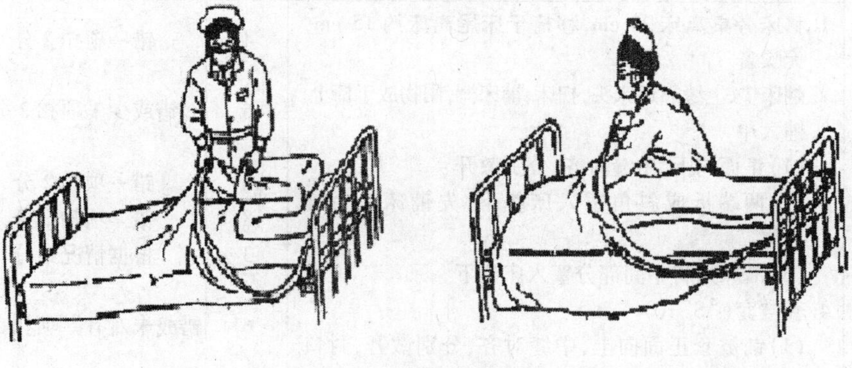
图1-5　"S"式套被套

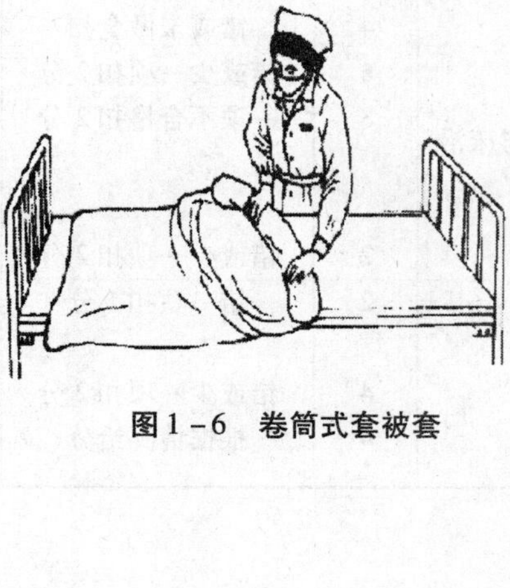
图1-6　卷筒式套被套

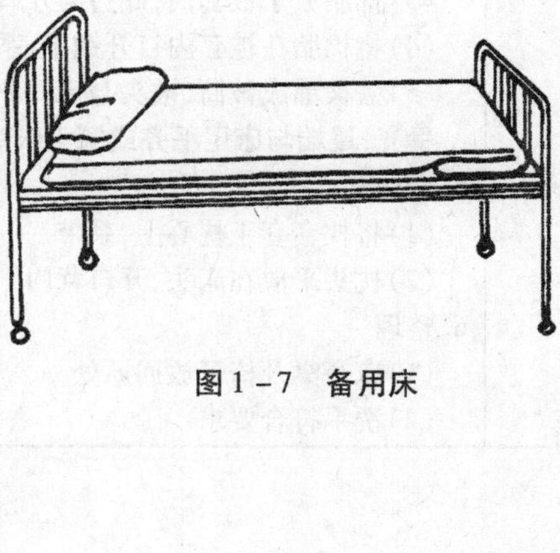
图1-7　备用床

任务评价

1. 评价表　见铺备用床(被套式)考核评分标准

2. 思考题

(1)铺床中如何注意节力原则?

(2)操作前的评估内容包括哪些?

(3)病床必须符合什么原则?

铺备用床(被套式)考核评分标准

班级:__________　学号:__________　学生姓名:__________　得分:__________

项目总分	考　核　内　容	分值	评 分 标 准	扣分
评估 (5分)	1. 检查床单位的安全、整洁和舒适	2	错或少一项扣1分	
	2. 检查有无病人进餐或治疗	3	错或未做全扣	
操作前准备 (10分)	1. 仪表端庄,衣帽整齐	2	不合格扣2分	
	2. 洗手,戴口罩	3	少一项扣1分	
	3. 用物备齐,折叠正确,按使用顺序排列整齐	5	少一项扣1分、放置折叠错一项扣2分	
操作过程 (65)	1. 移床旁桌离床20 cm,移椅于床尾离床约15 cm,无噪音	4	错一项扣2分	
	2. 翻床垫、上缘靠近床头,扫床,铺床褥,用物放于椅上	6	错或少1项扣2分	
	3. 铺大单			
	(1)正面向上,中缝对齐,分别散开	4	错一项扣2分	
	(2)两端折成斜角塞入床垫下,先铺床头后铺床尾	8	错一项扣2分	
	(3)沿床边将中间部分塞入床垫下	3	根据情况给分	
	4. 套被套("S"式)			
	(1)铺被套正面向上,中缝对齐,分别散开,封口端与床头平齐	6	错或未对齐一项扣2分	
	(2)开口端上层被套倒转向上1/3	4	错或未做全扣	
	(3)棉胎放于被套内,底边与开口边平齐	4	错或未做全扣	
	(4)将棉胎在被套内打开铺平,系带	6	错或少一项扣2分	
	(5)盖被铺成被筒,被头与床头平齐,两边与床沿平齐,尾端与床尾平齐或塞于床垫下	8	一项不合格扣2分	
	5. 套枕套			
	(1)将枕套套于枕心上,系带	2	错或少一项扣2分	
	(2)枕头平放在床头,开口背门	2	错一项扣1分	
	6. 整理			
	(1)床旁桌及椅子放回原处	4	错或少一项扣2分	
	(2)洗手符合要求	4	根据情况给分	

续表

项目总分	考核内容	分值	评分标准	扣分
评价（20分）	1. 大单平紧，中线对齐，每个角紧正 2. 被套中线对齐，平整，被头不空虚 3. 枕套四角不空虚，不歪不斜 4. 操作动作轻巧、准确、节力，姿势美观 5. 无掀抖、重复和物品落地的动作 6. 时间为5分钟 7. 熟悉相关知识	5 2 2 3 3 2 3	一项不合格扣2分 一项不合格扣1分 一项不合格扣2分 按完成情况给分 按完成情况给分 超过30秒扣1分 按实际情况给分	
总分（100分）		100		

子任务二 铺暂空床

【情景】

吴冰淼，男，55岁，既往患慢性支气管炎近10年，近日咳嗽、咳痰加重，门诊初步诊断为慢性支气管炎急性发作而收入住院。病人在家属的陪同下持医生签发的住院证到住院处办理人院手续，现病房已接到病人入住通知。请为该病人准备床单位，铺好暂空床。

【任务目标】

1. 概述铺暂空床的目的及注意事项。

2. 独立完成铺暂空床的用物准备。

3. 能在规定时间内完成铺暂空床。做到态度认真，方法正确，步骤有序，过程完整，并灵活运用人体力学原则，符合平、整、美、实的要求。

【任务评估】

1. 操作目的 保持病室整洁、美观；供新入院或暂离床活动的病人使用。

2. 床单位评估 病床是否完好、安全、舒适；床上用品是否洁净、齐全；床旁设施是否齐全完好。

3. 环境评估 病室清洁、通风，无病人进行治疗或进餐。

【任务演练准备】

1. 物品准备 床、床垫、床褥、大单、被套、棉胎、枕芯、枕套、床刷及床刷套、弯盘、必要时备橡胶单与中单。

2. 场地准备 护理实训室，分26个演练小组，26张模拟病床及床旁设施。

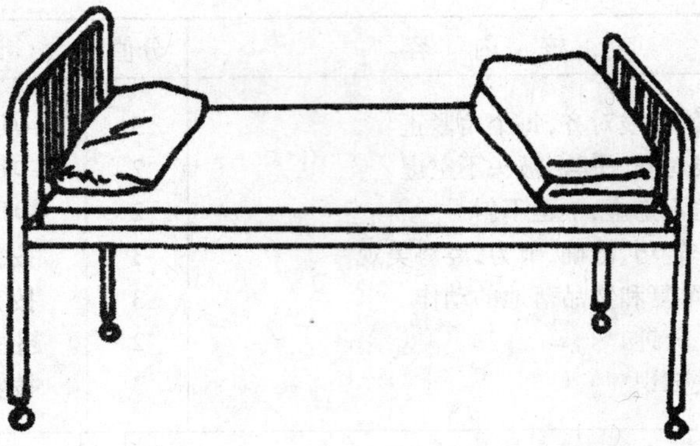

图 1－8　暂空床

【操作程序】

(一) 用物准备

备齐用物，按取用顺序放于治疗车上（由下而上放置枕芯、枕套、棉胎、被套、中单、橡胶中单、大单、床褥）。

(二) 护士准备

仪表端庄、衣帽整齐，操作前洗手、戴口罩。

(三) 操作步骤

操作步骤与方法（见表 1－3）。

表 1－3　铺暂空床

操作步骤	操作方法
◆改备用床为暂空床	
备物放置	备齐用物，按顺序放置，携至床旁
折叠盖被	移床旁椅至床尾正中，距床约 15 cm 将备用床的盖被上端向内折 1/4，然后扇形三折于床尾，并使之平齐（见图 1－8）
酌情铺单	取橡胶中单放于床上，上缘距床头 45 cm～50 cm（相当于肘至指端），中线与床中线齐铺开，床缘下垂 布中单以同法铺在橡胶中单上，床缘与橡胶中单下垂部分一并塞于床垫下。至对侧同上法拉紧铺好
整理洗手	移回床旁椅，用消毒液按照六步洗手法进行手消
◆铺暂空床法	
备物检查	同备用床法
移开桌椅	同备用床法

续表 1-3

操作步骤	操作方法
翻扫床垫	同备用床法
铺单折角	将床褥齐床头平铺于床垫上 按备用床法展开大单,铺近侧大单(床头、床尾、中部),需要时按改备用床为暂空床法铺近侧橡胶中单和中单,转至床对侧,同法铺大单,拉紧橡胶中单和中单 同备用床法
套被折齐	按备用床法套被套,折成被筒 按改备用床为暂空床法折叠盖被
套枕平放	同备用床法
整理洗手	移回床旁桌椅,保持床单位整齐美观,用消毒液按照六步洗手法进行手消

【注意事项】

1. 橡胶中单和中单上端应距床头 45 cm~50 cm。
2. 其他同备用床。

任务评价

1. 评价表　见铺暂空床考核评分标准
2. 思考题
(1)铺暂空床的目的?
(2)铺暂空床时加铺橡胶中单和中单有何作用?为何需距床头 45 cm~50 cm?

铺暂空床考核评分标准

班级:＿＿＿＿＿　学号:＿＿＿＿＿　学生姓名:＿＿＿＿＿　得分:＿＿＿＿＿

项目总分	考核内容	分值	评分标准	扣分
评估 (5分)	1. 检查床单位的安全、整洁和舒适 2. 检查有无病人进餐或治疗	2 3	错或少一项扣1分 错或未做全扣	
操作前准备 (10分)	1. 仪表端庄,衣帽整齐 2. 洗手,戴口罩 3. 用物备齐,折叠正确,按使用顺序排列整齐	2 3 5	不合格扣2分 少一1项扣1分 少一项扣1分、放置折叠错一项扣2分	

续表

项目总分	考 核 内 容	分值	评 分 标 准	扣分
操作过程（65）	1. 移床旁桌离床 20 cm，移椅于床尾离床约 15 cm，无噪音	4	错一项扣 2 分	
	2. 翻床垫、上缘靠近床头，扫床，铺床褥，用物放于椅上	6	错或少一项扣 2 分	
	3. 铺大单			
	（1）正面向上，中缝对齐，分别散开	4	错一项扣 2 分	
	（2）两端折成斜角塞入床垫下，先铺床头后铺床尾	8	错一项扣 2 分	
	（3）沿床边将中间部分塞入床垫下	3	根据情况给分	
	4. 铺橡胶中单及中单			
	（1）取橡胶中单放于床上，上缘距床头 45 cm～50 cm，中线与床中线齐铺开，床缘下垂	2	距离错扣 2 分	
	（2）布中单以同法铺在橡胶中单上，床缘与橡胶中单下垂部分一并塞于床垫下	2	错一项扣 1 分	
	5. 套被套（"S"式）			
	（1）铺被套正面向上，中缝对齐，分别散开，封口端与床头平齐	4	错或未对齐一项扣 2 分	
	（2）开口端上层被套倒转向上 1/3	2	错或未做全扣	
	（3）棉胎放于被套内，底边与开口边平齐	4	错或未做全扣	
	（4）将棉胎在被套内打开铺平，系带	6	错或少一项扣 2 分	
	（5）盖被铺成被筒，被头与床头平齐，两边与床沿平齐，尾端与床尾平齐	8	一项不合格扣 2 分	
	（6）盖被上端向内折 1/4，然后扇形三折于床尾	2	一项不合格扣 2 分	
	5. 套枕套			
	（1）将枕套套于枕心上，系带	2	错或少一项扣 2 分	
	（2）开口背门，枕头平放在床头	2	错或少一项扣 1 分	
	6. 整理			
	（1）床旁桌及椅子放回原处	2	错或少一项扣 2 分	
	（2）洗手符合要求	4	根据情况给分	
评价（20 分）	1. 大单平紧，中线对齐，每个角紧正	5	一项不合格扣 2 分	
	2. 被套中线对齐，平整，被头不空虚	2	一项不合格扣 1 分	
	3. 枕套四角不空虚，不歪不斜	2	一项不合格扣 2 分	
	4. 操作动作轻巧、准确、节力，姿势美观	3	按完成情况给分	
	5. 无掀抖、重复和物品落地的动作	3	按完成情况给分	
	6. 时间为 5 分钟	2	超过 30 秒扣 1 分	
	7. 熟悉相关知识	3	按实际情况给分	
总分（100 分）		100		

子任务三　铺麻醉床

【情景】

陈力生,男,36 岁,因车祸,在腰椎麻醉下行脾破裂急诊手术,术后收住普外科 6 床,预计 30 分钟后术毕将送入病房,请为陈力生准备床单位,铺好麻醉床。

【任务目标】

1. 概述铺麻醉床的目的及注意事项。

2. 独立完成铺麻醉床的用物准备,并说明用物的摆放要求。

3. 能辨别麻醉护理盘内各种用物的名称并尝试说明其用途。

4. 能在规定时间内完成铺麻醉床。做到态度认真,方法正确,步骤有序,过程完整,并灵活运用人体力学原则,符合平、整、美、实的要求。

【任务评估】

1. 操作目的

(1)便于接收和护理手术后病人。

(2)使病人安全、舒适、预防并发症。

(3)保护被褥不被沾污,便于更换。

2. 病人评估　年龄、病情、诊断、手术部位、麻醉方法、术后所需物品。

3. 床单位评估　病床是否完好、安全、舒适;床上用品是否洁净、齐全;床旁设施是否齐全完好。

4. 环境评估　病室清洁、通风,无病人进行治疗或进餐。

【任务演练准备】

1. 物品准备　同备用床,但需加橡胶中单、中单各 2 条,另备心电监护仪、输液架、胃肠减压器、吸引器、热水袋及布套、麻醉护理盘(铺有无菌巾)等。

(1)麻醉护理盘无菌巾内置:开口器、压舌板、治疗碗、拉舌钳、牙垫、短镊、输氧管、纱布、吸痰管。

(2)麻醉护理盘无菌巾外置:血压计、听诊器、手电筒、胶布、棉签、护理记录单及病历夹。

2. 场地准备　护理实训室,分 26 个演练小组,26 张模拟病床及床旁设施。

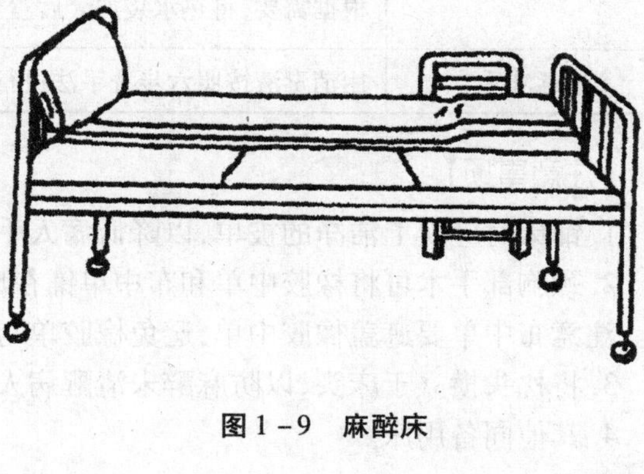

图 1-9　麻醉床

【操作程序】

(一)用物准备

备齐用物,按取用顺序放于治疗车上(由下而上放置枕芯、枕套、棉胎、被套、中单、橡胶中单、中单、橡胶中单、大单、床褥)。

(二)护士准备

仪表端庄、衣帽整齐,操作前洗手、戴口罩。

(三)操作步骤

操作步骤与方法(见表1-4)。

表1-4 铺麻醉床

操作步骤	操作方法
拆除污单	将床上原有各单全部撤下置于污衣袋内
洗手备物	洗手,备齐用物,放置合理,携用物至床旁
移开桌椅	同备用床法
翻垫铺褥	同备用床法
铺单折角	铺妥一侧大单(同备用床铺法) 铺妥一侧橡胶中单、布中单(同暂空床铺法);然后根据病情和手术部位将另一橡胶中单、布中单铺于床头或床尾,使上端平齐床头或床尾,下端压在中部橡胶中单及中单上,下垂边缘部分一并塞于床垫下,至对侧,同法依次铺妥各单
套被折被	套被及两侧铺法同备用床,尾端系带后,向里折叠与床尾齐;将盖被纵向三折叠于一侧床边,开口处向门(见图1-9)
套枕立放	套枕套同备用床法 将枕头横立于床头,开口背门
还原桌椅 置麻醉盘	移回床旁桌,椅子放于盖被折叠侧 麻醉护理盘置于床旁桌上,其他用物放于妥善处 根据需要,将热水袋加套后置于床中部及床尾的盖被内
消毒洗手	用消毒液按照六步洗手法进行手消

【注意事项】

1. 铺床时应换上洁净的被单,以降低病人手术后感染的危险,使病人舒适。

2. 颈胸部手术可将橡胶中单和布中单铺在床头;腹部手术铺在床中部;下肢手术铺在床尾。注意布中单要遮盖橡胶中单,避免橡胶单与病人的皮肤接触而引起病人不适。

3. 将枕头横立于床头,以防麻醉未清醒病人因躁动而撞伤头部。

4. 其他同备用床。

任务评价

1. 评价表　见铺麻醉床考核评分标准

2. 思考题

(1)铺麻醉床的目的？如何确定麻醉床橡胶中单和中单的位置？

(2)麻醉护理盘需备哪些用物？这些用物有何作用？

附:拆床单法

1. 移开床旁桌椅。

2. 拆下枕套,反面向外,置于床尾或污衣袋,枕芯放于椅上。

3. 抬起近侧床垫中部,自垫下从床中部、床头、床尾依次松单。将近侧棉被向上反折1/3,在被套外纵行分离棉胎与被套。

4. 转至对侧,同法松开大单、棉被,分离棉胎。

5. 一手插入棉胎下方前1/3 处,一手抓住棉胎上方的被套,呈"s"形折叠取出,放于椅上。

6. 将大单、被套由两端和两侧污面向内卷起,放入拆下的枕套内或放入污衣袋内。

7. 枕芯、棉胎放于床尾,移回床旁桌椅。

铺麻醉床考核评分标准

班级:＿＿＿＿＿ 学号:＿＿＿＿＿ 学生姓名:＿＿＿＿＿ 得分:＿＿＿＿＿

项目总分	考核内容	分值	评分标准	扣分
评估(5分)	1. 检查床单位的安全、整洁和舒适	2	错或少一项扣1分	
	2. 检查有无病人进餐或治疗	3	错或未做全扣	
操作前准备(10分)	1. 仪表端庄,衣帽整齐	2	不合格扣2分	
	2. 洗手,戴口罩	3	少一项扣1分	
	3. 用物备齐,折叠正确,按使用顺序排列整齐	5	少一项扣1分、放置折叠错一项扣2分	
操作过程(65)	1. 将床上原有各单全部撤下置于污衣袋内,洗手	4	错或少一项扣2分	
	2. 移床旁桌离床20 cm,移椅于床尾离床15 cm,无噪音	2	错一项扣1分	
	3. 翻床垫、上缘靠近床头,扫床,铺床褥,用物放椅上	6	错或少一项扣2分	

续表

项目总分	考核内容	分值	评分标准	扣分
操作过程（65）	4. 铺大单			
	(1)正面向上，中缝对齐，分别散开	4	错一项扣2分	
	(2)两端折成斜角塞入床垫下，先铺床头后铺床尾	6	错一项扣2分	
	(3)沿床边将中间部分塞入床垫下	2	根据情况给分	
	5. 铺橡胶中单及中单			
	(1)取橡胶中单放于床上，上缘距床头45 cm～50 cm，中线与床中线齐铺开，床缘下垂	2	距离错扣2分	
	(2)中单以同法铺在橡胶中单上，床缘与橡胶中单下垂部分一并塞于床垫下	2	错一项扣1分	
	(3)根据病情铺妥另一块橡胶中单及中单	2	错或未做全扣	
	6. 套被套（“S”式）			
	(1)铺被套正面向上，中缝对齐，分别散开，封口端与床头平齐	4	错或未对齐一项扣2分	
	(2)开口端上层被套倒转向上1/3	4	按实际情况给分	
	(3)棉胎放于被套内，底边与开口边平齐	2	错或少一项扣2分	
	(4)将棉胎在被套内打开铺平，系带	4	一项不合格扣2分	
	(5)盖被铺成被筒，被头与床头平齐，两边与床沿平齐，尾端与床尾平齐	6	一项不合格扣2分	
	(6)将盖被纵向三折叠于一侧床边，开口处向门	4	错或少一项扣2分	
	7. 套枕套			
	(1)将枕套于枕心上，系带	2	按实际情况给分	
	(2)开口背门，枕头横立放在床头	3	错一项扣2分	
	8. 整理			
	(1)移回床旁桌，椅子放于折叠被的同一侧	2	错或少一项扣2分	
	(2)洗手符合要求	4	根据情况给分	
评价（20分）	1. 大单平紧，中线对齐，每个角紧正	5	一项不合格扣2分	
	2. 被套中线对齐，平整，被头不空虚	2	一项不合格扣1分	
	3. 枕套四角不空虚，不歪不斜	2	一项不合格扣2分	
	4. 操作动作轻巧、准确、节力，姿势美观	3	按完成情况给分	
	5. 无掀抖、重复和物品落地的动作	3	按完成情况给分	
	6. 时间为8分钟	2	超过30秒扣1分	
	7. 熟悉相关知识	3	按实际情况给分	
总分（100分）		100		

任务二 运送病人

不能自行移动的病人在入院、出院及接受检查和治疗时,需要护理人员借助各种运输工具进行运送。在移动和运送病人过程中,护理人员应将人体力学原理正确运用于操作中,以避免发生损伤,减轻护理人员和病人的疲劳,提高工作效率,减轻病人的痛苦,保证病人的安全,增进舒适。

子任务一 轮椅运送

【情景】

王华,男,50岁,因为摔跤导致跟骨疼痛,吴医生让他去放射科做X线摄片检查,以确定跟骨是否骨折。由于疼痛,王华不能下地行走,护士方芳用轮椅送他去做检查。

【任务目标】

1. 说出轮椅运送的目的、适用范围及注意事项。

2. 能正确使用轮椅运送病人。

【任务评估】

1. 操作目的

(1)护送不能行走但能坐起的病人入院、出院、检查、治疗或室外活动。

(2)帮助病人下床活动,促进血液循环和体力的恢复。

2. 病人评估　年龄、病情、治疗情况、心理状态、意识、自理能力、合作程度、对轮椅运送了解程度。

3. 轮椅评估　车轮、椅座、椅背、脚踏板、制动闸等各部件性能是否完好,保证安全。

4. 环境评估　病室清洁、宽敞,光线充足,床旁无多余用物。

【任务演练准备】

1. 物品准备　模拟病床、轮椅、毛毯(根据季节酌情准备)、软枕(根据病人需要)、别针。

2. 场地准备　护理示教室,环境整洁、干燥、平坦、宽敞,便于轮椅通行。

【操作程序】

(一)用物准备

备齐用物,放置合理,轮椅各部件性能良好。

(二)病人准备

清楚轮椅运送的目的、过程、注意事项及配合方法,取得病人和(或)家属的知情同意。

(三)护士准备

仪表端庄、衣帽整齐,操作前剪指甲、洗手、戴口罩。

(四)操作步骤

操作步骤与方法(见表2-1)。

表2-1　轮椅运送技术

操作步骤	操作方法
核对解释	携用物至床边,核对床号、姓名、手腕带,向病人及家属解释,以取得合作,按需给予便器
固定轮椅	移开床旁椅;推轮椅至床边,椅背与床尾平齐,面向床头,翻起脚踏板;拉起车闸,以固定车轮,如无车闸,则护士站在轮椅后面固定轮椅以防止前倾;天气寒冷时铺毛毯于轮椅上,毛毯上端高过病人颈部15 cm
协助坐起	摇高床头,放下床档,将盖被扇形折叠至床尾(暂空床);安置好病人身上的管道,护士一手伸入病人颈肩下,另一手伸入病人的腘窝,移病人的双脚垂于床沿,使病人坐起,病人以手掌撑住床面维持坐姿
移动病人	护士协助病人穿衣、穿袜和穿鞋,然后面对病人双脚分开站立,环抱着病人的腰部,病人双手放于护士的肩上,护士的膝盖顶住病人的膝盖,协助病人的站立
坐上轮椅	护士保持膝盖屈曲及背部伸直的姿势,支持病人一起转身,使病人坐于轮椅上,翻下脚踏板,协助病人将脚放于脚踏板上
坐稳保暖	嘱病人手扶轮椅扶手,尽量靠向椅背坐稳,系好安全带;寒冷时将毛毯翻折围在病人颈部,用别针固定,两侧用毛毯围住双臂,做成两个袖筒,各用别针固定腕部,再用毛毯将身体和下肢包裹好(见图2-1)
轮椅推送	打开车闸,嘱病人勿向前倾身或自行下车,下坡时要减慢速度,坡陡时应调转方向,背面先下;上坡或过门槛时,应翘起前轮,使病人头、背部后倾,并抓住扶手;注意观察病情

续表 2-1

操作步骤	操作方法
协助回床	轮椅推至床尾,轮椅背与床尾平齐,病人面向床头 固定轮椅,翻起脚踏板,解除病人身上固定的别针和毛毯 扶病人站立、转身、坐于床沿,病人脱去鞋和外衣,取舒适卧位
整理记录	整理床单位,观察病情,将轮椅推回原处放置,洗手,必要时做好记录

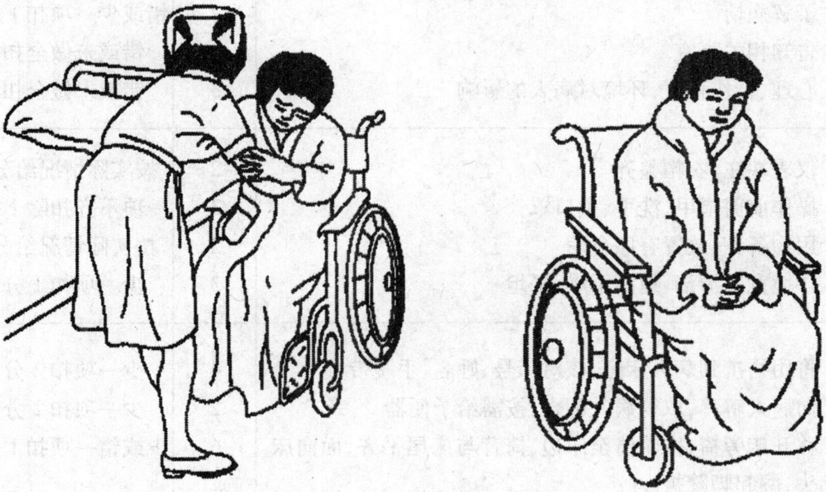

图 2-1 轮椅运送法

【注意事项】

1. 使用前,检查轮椅性能,保持其完好。
2. 根据室外温度适当增加病人衣物及盖被。
3. 推轮椅时速度要慢,保持平稳,确保安全。
4. 运送过程中注意观察病人的病情变化,遇有不适及时处理。

任务评价

1. 评价表　见轮椅运送技术考核评分标准
2. 思考题
(1)什么样的病人适用轮椅运送?
(2)推轮椅至床边,应如何放置?

轮椅运送技术考核评分标准

班级:________ 学号:________ 学生姓名:________ 得分:________

项目总分	考核内容	分值	评分标准	扣分
评估（10分）	1. 核对床号、姓名、手腕带	3	错或未做全扣	
	2. 了解病情	2	错或少一项扣1分	
	3. 告知相关事宜	2	错或未做全扣	
	4. 心理、合作程度,环境对病人的影响	3	错或未做全扣	
操作前准备（10分）	1. 仪表端庄,衣帽整齐	2	按实际情况给分	
	2. 操作前剪指甲、洗手、戴口罩	3	一项不齐扣除1分	
	3. 用物备齐,放置有序合理	2	按实际情况给分	
	4. 环境宽敞清洁、地面干燥、平坦	3	少一项扣1分	
操作过程（60）	1. 将用物携到病人床旁,核对床号、姓名、手腕带	4	少一项扣2分	
	2. 向病人解释,取得病人配合,按需给予便器	2	少一项扣2分	
	3. 移开床旁椅,推轮椅至床边,椅背与床尾平齐,面向床头,翻起脚踏板	6	少或错一项扣1分	
	4. 拉起车闸,固定车轮,如无车闸,则护士站在轮椅后面固定轮椅以防止前倾	2	少一项扣1分	
	5. 摇高床头,放下床档,将盖被扇形折叠至床尾(暂空床)	4	错或少一项扣2分	
	6. 安置好病人身上的管道	2	错或少一项扣2分	
	7. 移病人的双脚垂于床沿,使病人坐起	2	少或错全扣	
	8. 协助病人穿衣、穿袜和穿鞋,协助病人的站立	4	错或少一项扣2分	
	9. 支持病人一起转身,使病人坐于轮椅上,翻下脚踏板,协助病人将脚踏于脚踏板上	4	错或少一项扣2分	
	10. 嘱病人手扶轮椅扶手,尽量靠向椅背坐稳,系好安全带	4	错或少一项扣2分	
	11. 寒冷时将毛毯翻折围在病人颈部,用别针固定,两侧用毛毯围住双臂,做成两个袖筒,各用别针固定腕部,再用毛毯将身体和下肢包裹好	6	错或少一项扣2分	
	12. 打开车闸,嘱病人勿向前倾身或自行下车	2	错或少一项扣2分	
	13. 下坡时要减慢速度,并注意观察病情	2	错或少一项扣2分	
	14. 上床时轮椅推至床尾,轮椅背与床尾平齐,病人面向床头	4	错或少一项扣2分	

续表

项目总分	考核内容	分值	评分标准	扣分
操作过程（60分）	15. 固定轮椅，翻起脚踏板，解除病人身上固定的别针和毛毯	4	错或少一项扣2分	
	16. 扶病人站立、转身、坐于床沿，协助病人脱去鞋和外衣，取舒适卧位	4	错或少一项扣2分	
	17. 整理床单位，观察病情，将轮椅推回原处放置，洗手，必要时做好记录	4	错或少一项扣2分	
评价（20分）	1. 关注病人舒适、保暖及安全	4	一项不合格扣2分	
	2. 与病人交流用语规范、自然、针对性强	4	一项不合格扣2分	
	3. 动作轻柔，协调一致，未造成损伤	4	一项不合格扣2分	
	4. 注意遵循节力原则	2	按完成情况给分	
	5. 病床整洁	2	按完成情况给分	
	6. 操作熟练，爱护病人	2	一项不合格扣2分	
	7. 速度为6分钟完成	2	超过30秒扣1分	
总分（100分）		100		

子任务二 平车运送

【情景】

张卫军，男，45岁，骑车上班途中遭遇车祸，多发性骨折伴创伤性休克急诊入院，给予氧气吸入、静脉输液，须立即手术治疗。病房护士需用平车运送病人去手术室。

【任务目标】

1. 能说出平车运送的目的、适用范围及注意事项。

2. 能说出正确移动病人的方法及搬运时的注意事项。

3. 搬运病人时，动作轻稳、方法正确、态度认真，体现爱伤观念，使病人感到舒适；应用力学原理，省力，避免个人受伤。

【任务评估】

1. 操作目的　运送不能起床的病人入院，做各种特殊检查、治疗、手术或转运。

2. 病人评估　年龄、病情、治疗情况、心理状态、意识、自理能力、合作程度、对搬运及平车运送的了解程度。

3. 平车评估　车架、护栏、车轮、车闸等各部件性能是否完好，保证安全。

4. 环境评估　病室清洁、宽敞，光线充足，床旁无多余用物。

【任务演练准备】

1. 物品准备　模拟病床、平车（性能良好，上置用橡胶中单和大单包好的垫子及枕头）、带套的毛毯或棉被，按需备大单、中单和木板。如为骨折病人，应有木板垫于床上，如系颈椎、腰椎骨折或病情较重的病人，应备有帆布中单或布中单（质量牢固，能承受病人的体重）。

2. 场地准备　护理示教室，地面整洁、干燥、平坦，环境宽敞，便于平车通行。

【操作程序】

（一）用物准备

备齐用物，放置合理，平车各部件性能良好。

（二）病人准备

清楚平车运送的目的、过程、注意事项及配合方法，取得病人和（或）家属的知情同意。

（三）护士准备

仪表端庄、衣帽整齐，操作前剪指甲、洗手、戴口罩。

（四）操作步骤

操作步骤与方法（见表2－2）。

表2－2　平车运送技术

操作步骤	操作方法
核对解释	携用物至床边，核对床号、姓名、手腕带，向病人及家属解释，以取得合作，按需给予便器
检查导管	检查病人身上的导管是否通畅，避免脱落、受压或液体逆流
◆挪动法	适用于病情允许，能在床上适当配合的病人（见图2－2）
放置平车	移开床旁桌椅，将盖被扇形折叠至床尾（暂空床） 护士站于平车侧，将平车与床平行紧靠，大轮靠床头，固定车闸或抵住平车
搬运病人	嘱病人自行移至床边，协助病人将上身、臀部和下肢依次向平车挪动 协助病人躺好，用毛毯或棉被包裹病人，先将脚端向上反折，再向上反折对侧和近侧，将颈部盖被折成衣领 打开车闸，平稳推送病人至目的地
协助回床	先移动下肢，再移动病人臀部和上肢回床，安置合适卧位
◆一人搬运法	适用于小儿或体重较轻，不能自行移动的病人（见图2－3）
放置平车	移开床旁桌椅，将盖被扇形折叠至床尾（暂空床） 使平车头端与床尾成钝角，固定车闸

续表 2－2

操作步骤	操作方法
搬运病人	搬运者一臂自病人腋下伸至肩部外侧,另一臂伸入病人大腿下,病人双臂交叉依附于搬运者颈后,搬运者抱起病人移步转身,将病人轻放于平车上 协助病人躺好,包裹病人(方法同上) 打开车闸,平稳推送病人至目的地
协助回床	回床时与离床搬运法相同
◆二人搬运法	适用于体重较重,不能活动的病人(见图 2－4)
放置平车	同一人搬运法
搬运病人	搬运者甲、乙站于床的同侧,将病人双手置于胸腹部;搬运者甲一臂托住病人头颈肩部,另一臂托住病人的腰部;搬运者乙一臂托住病人臀部,另一臂托住病人的腘窝,由一人发出口令,两人同时抬起病人,使病人身体向护士侧倾斜,移步将病人轻放于平车中央 协助病人躺好,包裹病人(方法同上) 打开车闸,平稳地推病人至目的地
协助回床	回床时与离床搬运法相同
◆三人搬运法	适用于病情较重或不能活动、体重超重的病人(见图 2－5)
放置平车	同一人搬运法
搬运病人	搬运者甲、乙、丙站于床的同侧,将病人双手置于胸腹部;搬运者甲一臂托住病人头、颈、肩部,另一臂托住病人的背部,搬运者乙一臂托住病人腰部,另一臂托住病人的臀部;搬运者丙一臂托住病人腘窝,另一臂托住病人的小腿,由一人发出口令,三人同时抬起病人,使病人身体向护士侧倾斜,移步将病人轻放于平车中央 协助病人躺好,包裹病人(方法同上) 打开车闸,平稳推送病人至目的地
协助回床	回床时与离床搬运法相同
◆四人搬运法	适用于颈椎、腰椎骨折的病人或病情危重的病人(见图 2－6)
放置平车	同挪动法
搬运病人	在病人腰部、臀部下方铺帆布中单,搬运者甲站于床头,托住病人头、颈、肩部;搬运者乙站于床尾,托住病人的两腿;搬运者丙、丁分别站于病床及平车两侧,紧握中单四角,由一人发出口令,四人同时抬起,将病人轻放于平车中央。 协助病人躺好,包裹病人(方法同上) 打开车闸,平稳推送病人至目的地
协助回床	回床时与离床搬运法相同

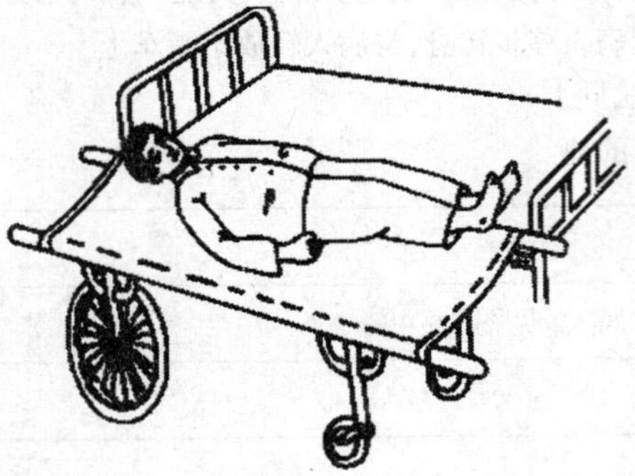

图 2－2　挪动法

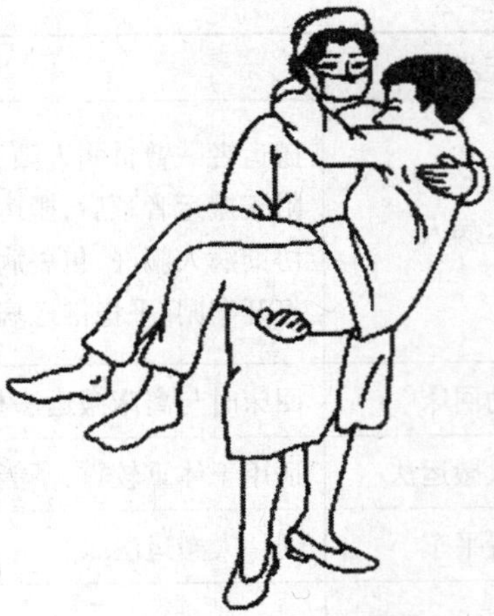

图 2－3　一人搬运法

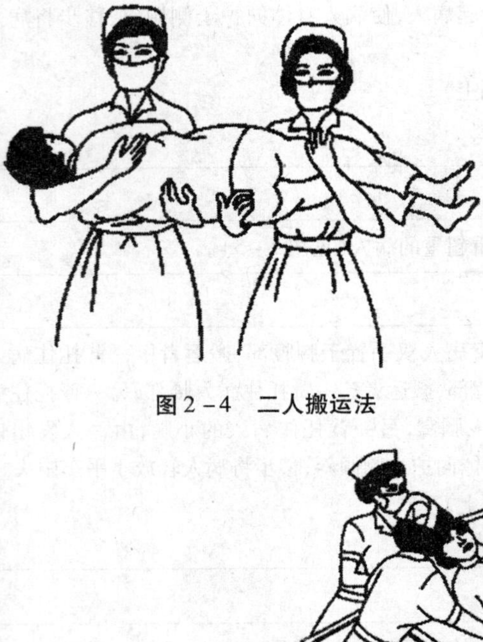

图 2－4　二人搬运法

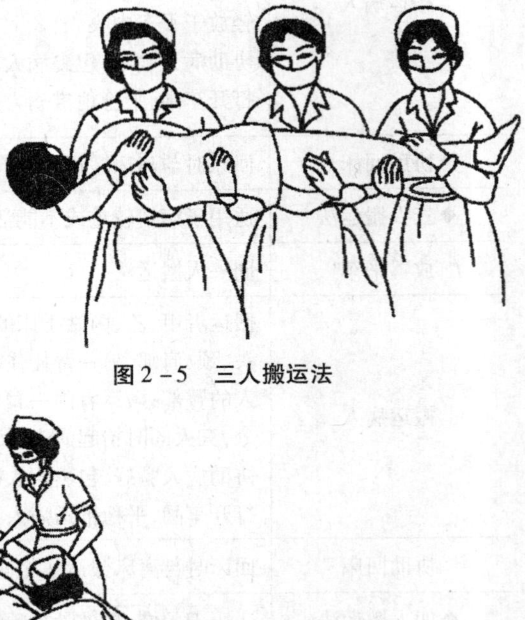

图 2－5　三人搬运法

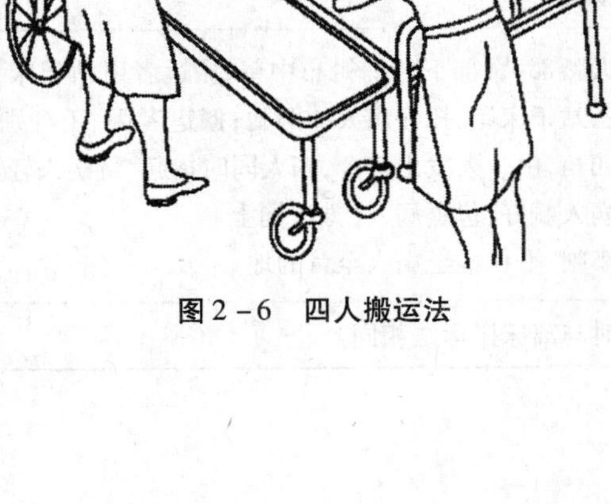

图 2－6　四人搬运法

【注意事项】

1. 搬运时，动作应轻稳，协调一致，尽量使病人身体靠近搬运者，注意省力。

2. 搬运及推车时都应注意病人面色、呼吸及脉搏的变化，避免造成损伤。推车时，护士应站在病人头侧，便于观察病情。

3. 如果病人有输液、吸氧等治疗应继续保持，保证病人的持续性治疗不受影响。

4. 确保病人安全、舒适　平车上下坡时，病人头部应在高处一端；如平车一端为小轮，一端为大轮，病人头部应卧于大轮端，因小轮转弯灵活，大轮转动次数少，以减少颠簸；车速要适宜，并嘱病人抓紧扶手，确保病人安全、舒适；冬季注意保暖，避免受凉；搬运骨折病人时，车上需垫木板，并固定好骨折部位；有输液管及引流管时，需保持通畅；推车进出门时，应先将门打开，不可用车撞门，以免震动病人及破坏建筑物。

5. 对颅脑损伤、头面部外伤及昏迷病人，应将病人头偏向一侧。

任务评价

1. 评价表　见平车运送技术考核评分标准

2. 思考题

(1)张某，女，65 岁，脑出血后左侧肢体偏瘫住院，处于昏迷状态，你如何运送该病人去做检查？

(2)李某，女，35 岁，脊椎骨折，意识清醒，作为该病人的责任护士，如何运送病人做检查？

(3)欧某，女，25 岁，右下肢骨折，意识清醒，作为该病人的责任护士，你如何运送病人去做检查？

(4)王某，男，46 岁，重症肌无力病人，较为肥胖，意识昏迷，作为该病人的责任护士，你如何运送病人去做检查？

附：担架运送法

同平车运送法。由于担架位置较低，故应先由两人将担架抬起，使之与床沿平齐，便于搬动病人。搬运时尽量保持平稳，忌过分摆动。

平车运送技术考核评分标准

班级：__________ 学号：__________ 学生姓名：__________ 得分：__________

项目总分	考核内容	分值	评分标准	扣分
评估（10分）	1. 核对床号、姓名、手腕带	3	错或未做全扣	
	2. 了解病情，能否主动配合操作，体重的轻重；根据病人情况选择适当的搬运方法	2	错或少一项扣1分	
	3. 告知相关事宜	2	错或未做全扣	
	4. 心理、合作程度，环境对病人的影响	3	错或未做全扣	
操作前准备（10分）	1. 仪表端庄，衣帽整齐	2	按实际情况给分	
	2. 操作前剪指甲、洗手、戴口罩	3	一项不齐扣除1分	
	3. 用物备齐，放置有序合理	2	按实际情况给分	
	4. 环境宽敞清洁、地面干燥、平坦	3	少一项扣1分	
操作过程（60）	1. 将用物携到病人床旁，核对床号、姓名、手腕带	4	少一项扣2分	
	2. 向病人解释，取得病人配合，按需给予便器	4	少一项扣2分	
	3. 移开床旁桌椅，将盖被扇形折叠至床尾	6	少或错一项扣2分	
	4. 协助病人穿好衣裤，妥善固定各种管道	4	少一项扣2分	
	5. 将带套的毛毯或棉被平铺于平车上	2	错或少一项扣2分	
	6. 选择其中一种搬运法进行评分			
	◆挪动法			
	·将平车与床平行并紧靠床边，大轮端靠床头，固定车闸	6	错或少一项扣4分	
	·帮助病人按上半身、臀部、下肢的顺序向平车移动	8	错或少一项扣4分	
	·盖好盖被，使病人躺卧舒适	6	错或少一项扣2分	
	·打开车闸，平稳推送病人至目的地	8	错或少一项扣2分	
	·自平车移回床时，顺序相反，先移动下肢，再移上半身	8	错或少一项扣4分	
	◆单人搬运法			
	·将平车推至床尾，使平车头端与床尾呈钝角，固定车闸	6	错或少一项扣4分	
	·一只前臂自病人腋下伸到肩部外侧	4	错或少一项扣2分	
	·另一只前臂伸到病人大腿下	4	错或少一项扣2分	
	·嘱咐病人将双手交叉于护士颈后	4	错或少一项扣2分	
	·抱起病人移步转身，将病人轻放于平车上	4	错或少一项扣2分	
	·盖好盖被，使病人躺卧舒适	6	错或少一项扣2分	
	·打开车闸，平稳推送病人至目的地	4	错或少一项扣2分	
	·回床时与离床搬运法相同	4	错或少一项扣2分	

续表

项目总分	考核内容	分值	评分标准	扣分
操作过程（60分）	◆二人搬运法			
	·将平车推至床尾，使平车头端与床尾呈钝角，固定车闸	6	错或少一项扣4分	
	·护士站在病床边，将病人两手交叉置于胸腹部	2	错或少一项扣2分	
	·护士甲一手臂托住病人的颈肩部，另一手臂托住腰部	4	错或少一项扣2分	
	·护士乙一手臂托住臀部，另一手臂托住病人腘窝处	4	错或少一项扣2分	
	·两人合力抬起，并使病人身体稍向护士侧倾斜	2	错或少一项扣2分	
	·两人同时移步至平车，轻放于平车上	4	错或少一项扣2分	
	·盖好盖被，使病人躺卧舒适	6	错或少一项扣2分	
	·打开车闸，平稳推送病人至目的地	4	错或少一项扣2分	
	·回床时与离床搬运法相同	4	错或少一项扣2分	
	◆三人搬运法			
	·将平车推至床尾，使平车头端与床尾呈钝角，固定车闸	6	错或少一项扣4分	
	·护士站在病床边，将病人两手交叉置于胸腹部	2	错或少一项扣2分	
	·护士甲一手臂托住病人的头颈肩部，另一手臂托住背部	4	错或少一项扣2分	
	·护士乙一手臂托住腰部，另一手臂托住病人臀部	4	错或少一项扣2分	
	·护士丙一手臂托住腘窝，另一手臂托住病人小腿部	2	错或少一项扣2分	
	·三人合力抬起，并使病人身体稍向护士侧倾斜	4	错或少一项扣2分	
	·三人同时移步至平车，轻放于平车上	2	错或少一项扣2分	
	·盖好盖被，使病人躺卧舒适	6	错或少一项扣2分	
	·打开车闸，平稳推送病人至目的地	4	错或少一项扣2分	
	·回床时与离床搬运法相同	2	错或少一项扣2分	
	◆四人搬运法			
	·将平车与床平行并紧靠床边，大轮端靠床头，固定车闸	6	错或少一项扣2分	
	·在病人腰、臀下铺中单	4	错或少一项扣2分	
	·护士站在病床边，将病人两手交叉置于胸腹部	2	错或少一项扣2分	
	·护士甲站于床头，托住病人的头及颈肩部	2	错或少一项扣2分	
	·护士乙站于床尾托住病人的双腿	2	错或少一项扣2分	
	·护士丙和丁分别站于病床和平车的两侧	2	错或少一项扣2分	
	·四人合力抬起，并使病人身体稍向护士侧倾斜	4	错或少一项扣2分	
	·四人同时移步至平车，轻放于平车上	2	错或少一项扣2分	
	·盖好盖被，使病人躺卧舒适	6	错或少一项扣2分	
	·打开车闸，平稳地推病人至目的地	4	错或少一项扣2分	
	·回床时与离床搬运法相同	2	错或少一项扣2分	
	7.搬运过程中注意观察病情，保证输液及管道通畅	4	错或少一项扣2分	

续表

项目总分	考核内容	分值	评分标准	扣分
评价 (20分)	1.关注病人舒适、保暖及安全 2.与病人交流用语规范、自然、针对性强 3.动作轻柔,协调一致,未造成损伤等并发症 4.注意遵循节力原则 5.病床整洁 6.操作熟练,爱护病人 7.时间为6分钟	4 4 4 2 2 2 2	一项不合格扣2分 一项不合格扣2分 一项不合格扣2分 按完成情况给分 按完成情况给分 一项不合格扣2分 超过30秒扣1分	
总分 (100分)		100		

任务三　病人卧位和安全护理技术

某些病人由于活动能力减弱或丧失,需要长期卧床,容易出现各种并发症。如:局部组织持续受压,血液循环障碍,局部营养不良容易发生压疮;呼吸道分泌物不易咳出,易发生坠积性肺炎。此外,还易出现营养不良、肌肉萎缩等。这时,需要护理人员根据病人的病情、治疗与护理的需要定时为病人变换体位。维持病人正确、安全的卧位,可预防各种并发症、增进病人的舒适感、减轻疲劳、利于各种检查,提高病人生活质量。

子任务一　协助病人翻身侧卧

【情景】

神经内科3床病人,李明,男,70岁,脑出血,右侧肢体偏瘫,长期卧床,责任护士在评估了病人病情后建立了床头翻身卡,定时给病人翻身。

【任务目标】

1. 能说出翻身的目的、适用范围及注意事项。

2. 能正确协助病人翻身侧卧,动作轻柔,具有科学性,使病人安全舒适。

【任务评估】

1. 操作目的

(1)使病人安全舒适,减轻局部受压程度,预防并发症。

(2)适应治疗护理需求。

(3)利于更换床单和整理床单位。

2. 病人评估　年龄、病情、治疗情况、皮肤受压情况、体重、心理状态、意识、自理能力、合作程度。

3. 环境评估　病室清洁、宽敞,光线充足,温度适宜,酌情关闭门窗,必要时进行遮挡。

【任务演练准备】

1. 物品准备　翻身软枕,酌情备小棉垫。

2. 场地准备　护理实训室,分26个演练小组,26张模拟病床,环境整洁、安静,光线充足。

【操作程序】

(一)用物准备

备齐用物,放置合理。

(二)病人准备

清楚更换卧位的目的、过程、注意事项及配合方法,取得病人和(或)家属的知情同意。

(三)护士准备

仪表端庄、衣帽整齐,操作前剪指甲、洗手、戴口罩。

(四)操作步骤

操作步骤与方法(见表3-1)。

表3-1　协助病人翻身侧卧

操作步骤	操作方法
核对解释	携用物至床旁,核对病人床号、姓名、手腕带,向病人及家属解释操作目的、过程、注意事项及配合要点,以取得病人合作
固定装置	固定床脚轮,将各种导管及输液装置等安置妥当,必要时将盖被折叠至床尾或床的一侧
病人卧位	病人仰卧位,两手放于腹部,两腿屈曲
◆一人协助翻身法	适用于体重较轻的病人(见图3-1)
移至床沿	护士一手放在病人的颈肩下,另一手放在病人臀下,将病人肩部、臀部移向护士侧,再将其双下肢移向靠近护士侧床沿
翻身侧卧	一手托肩,一手托膝,轻轻将病人推向对侧,使病人背向护士
◆二人协助翻身法	适用于体重较重或病情较重的病人(见图3-2)
移至床沿	两名护士站在床的同一侧,一人托住病人颈肩部和腰部,另一人托住病人臀部和腘窝处,两人同时将病人抬起移向近侧
翻身侧卧	分别托住病人的肩、腰和臀、膝等部位,同时轻推,使病人转向对侧,背向护士
◆二人协助轴线翻身	适用于脊椎受损或脊椎手术后病人
移至床沿	两名护士站在床的同侧,小心地将大单置于病人身下,分别抓紧靠近病人肩、腰背、髋部、大腿等处的大单,将病人拉至近侧,并放置床档
安置卧位	护士绕至对侧,将病人近侧手臂放在头侧,远侧手臂放于胸前,两膝间放一软枕

续表 3-1

操作步骤	操作方法
翻身侧卧	护士双脚前后分开，两人双手抓紧病人肩、腰背、髋部、大腿等处的远侧大单，由一名护士发口令，两人动作一致地将病人整个身体以圆滚轴式翻转至侧卧，使病人面向护士
◆三人协助轴线翻身	适用于颈椎损伤的病人
移至床沿	一名护士固定病人头部，纵轴向上略加牵引，使头、颈随躯干一起慢慢移动 另一名护士将双手分别置于病人肩、背部 第三名护士将双手分别置于病人腰部、臀部，使病人头、颈、腰、髋保持在同一水平线上，移至近侧
转向对侧	保持病人脊椎平直，翻转至侧卧位，翻转角度不超过 60°
放置软枕	按侧卧位要求，在病人的背部、胸前及两膝间放置软枕，扩大支撑面，必要时使用床档，确保病人卧位安全、舒适
检查安置	检查并安置病人，使病人肢体各关节处于功能位置，身上放置多种导管，保持各管道通畅
记录交班	洗手，记录翻身时间、皮肤情况，做好交接班

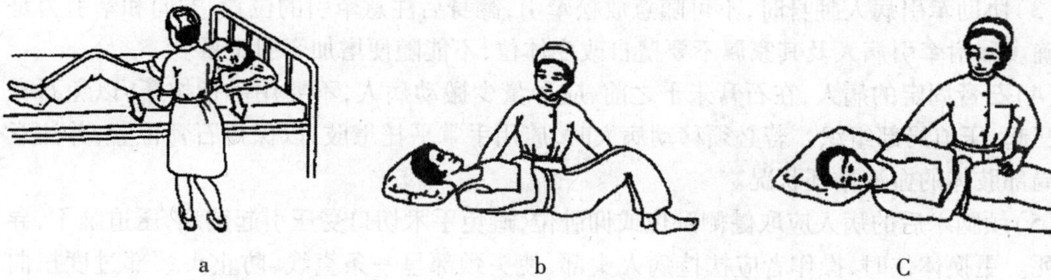

a　　　b　　　C

图 3-1　一人协助翻身法

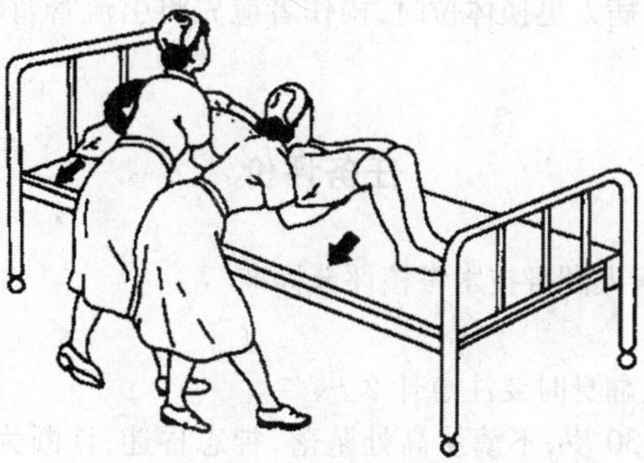

图 3-2　二人协助翻身

【注意事项】

1. 注意节力原则,护士在翻身时两脚前后分开,降低重心,尽量让病人靠近护士,缩短重力臂而省力,防止护士的腰部发生职业性损伤。

2. 不可拖拉病人,以免擦伤皮肤,应将病人身体稍抬起,再行翻身;二人移动时应注意动作协调一致。翻身时注意为病人保暖并防止病人坠床。

3. 根据病情及局部皮肤受压情况决定更换卧位的间隔时间。如发现皮肤发红或破损,应及时处理,增加翻身次数,并做好交接班工作。

4. 若病人身上置有多种管道,翻身时应先将导管安置妥当;翻身后检查各导管是否扭曲或连接处脱落,注意保持导管通畅。

5. 为手术后病人翻身前应先检查敷料是否脱落或潮湿,如敷料脱落或被分泌物浸湿,应先更换敷料再行翻身,翻身后注意伤口不可受压。

6. 特殊病人体位更换术

(1)为四肢骨折的病人更换体位时,应根据病人的具体情况,选择合适的体位,适当抬高患肢,促进静脉回流。对损伤部位重点扶托保护,缓慢移至舒适体位,避免引起病人疼痛和造成新的损伤。如股骨颈骨折的病人,应保持肢体外展中立位,防止患肢内收、外旋造成髋部屈曲,防止骨折移位。

(2)脊柱损伤的病人翻身时应采用轴线翻身法,即翻转病人时,应注意保持脊椎平直,以维持脊柱的正确生理弯度。避免由于躯干扭曲,加重脊柱骨折、脊柱损伤和关节脱位。

(3)协助牵引病人翻身时,不可随意放松牵引,翻身后注意牵引的位置、方向和牵引力是否正确。嘱咐牵引病人及其家属不要擅自改变体位,不能随便增加牵引重量。

(4)石膏固定的病人,在石膏未干之前,应尽量少搬动病人,不要用手指按压,以免石膏向内凸起,压迫局部组织。若必须移动病人时,应用手掌平托患肢,以保持石膏位置,并注意观察局部肢体的血液循环状况。

(5)颅脑术后的病人应取健侧卧位或仰卧位,避免手术切口受压引起脑疝,压迫脑干,导致猝死。更换体位时,操作者应扶持病人头部,使头颈部呈一条直线,防止头颈部过度扭曲或震动。

(6)为有脑室引流的病人更换体位时,操作者应先将引流管暂时夹闭,防止脑脊液反流引起逆行性感染。

任务评价

1. 评价表　见协助病人翻身技术考核评分标准

2. 思考题

(1)为手术后的病人翻身时要注意什么?

(2)病人林某、男性、30 岁,不慎从高处坠落,神志昏迷,诊断为颈椎骨折,左下肢骨折,行颅骨牵引,左下肢石膏固定,留置导尿,静脉输液,为此病人翻身时,应注意什么?

协助病人翻身技术考核评分标准

班级:________　学号:________　学生姓名:________　得分:________

项目总分	考核内容	分值	评分标准	扣分
评估（10分）	1.核对床号、姓名、手腕带	3	错或未做全扣	
	2.了解病情	2	错或少一项扣1分	
	3.告知相关事宜	2	错或未做全扣	
	4.心理、合作程度,环境对病人的影响	3	错或未做全扣	
操作前准备（10分）	1.仪表端庄,衣帽整齐	2	按实际情况给分	
	2.操作前剪指甲、洗手、戴口罩	3	一项不齐扣除1分	
	3.用物备齐,放置有序合理	2	按实际情况给分	
	4.调节室温,酌情关闭门窗,屏风遮挡	3	少一项扣1分	
操作过程（60）	1.携用物到病人床旁,核对床号、姓名、手腕带	4	少一项扣2分	
	2.向病人解释,取得病人配合,按需给予便器	4	少一项扣2分	
	3.固定床脚轮,将各种导管及输液装置等安置妥当,必要时将盖被折叠至床尾或床的一侧	6	少或错一项扣2分	
	4.病人仰卧位,两手放于腹部,两腿屈曲	4	少一项扣2分	
	5.选择其中一种方法进行评分			
	◆一人协助翻身法			
	·护士一手放在病人的颈肩下,另一手放在病人臀下	8	错或少一项扣4分	
	·将病人肩部、臀部移向护士侧,再将其双下肢移向靠近护士侧床沿	8	错或少一项扣4分	
	·一手托肩,一手托膝,轻轻将病人推向对侧	4	错或少一项扣2分	
	·使病人背向护士	2	错或少一项扣2分	
	◆二人协助翻身法			
	·两名护士站在床的同一侧	4	错或少一项扣2分	
	·一人托住病人颈肩部和腰部,另一人托住病人臀部和腘窝处	8	错或少一项扣4分	
	·两人同时将病人抬起移向近侧	4	错或少一项扣4分	
	·分别托住病人的肩、腰和臀、膝等部位,同时轻推	4	错或少一项扣2分	
	·使病人转向对侧,背向护士	2	错或少一项扣2分	
	6.在病人的背部、胸前及两膝间放置软枕	4	错或少一项扣2分	
	7.必要时使用床档	2	错或少一项扣2分	
	8.检查并安置病人,使病人肢体各关节处于功能位置	4	错或少一项扣2分	
	9.检查病人的多种导管,保持各管道通畅	4	错或少一项扣2分	
	10.洗手,记录	4	错或少一项扣2分	
	11.做好交接班	2	错或少一项扣2分	

续表

项目总分	考 核 内 容	分值	评分标准	扣分
评价 (20分)	1.关注病人舒适、保暖及安全	4	一项不合格扣2分	
	2.与病人交流用语规范、自然、针对性强	4	一项不合格扣2分	
	3.动作轻柔,协调一致,未造成损伤等并发症	4	一项不合格扣2分	
	4.注意遵循节力原则	2	按完成情况给分	
	5.病床整洁	2	按完成情况给分	
	6.操作熟练,爱护病人	2	一项不合格扣2分	
	7.时间为6分钟	2	超过30秒扣1分	
总分 (100分)		100		

子任务二　协助病人移向床头

【情景】

骨科20床病人,魏明,男,20岁,诊断为胫骨骨折,主治医生给他做了跟骨牵引。今日责任护士巡视病房时发现该病人身体已逐渐滑向床尾,导致脚抵住了床尾栏杆,牵引绳也松了,故护士须协助病人移向床头。

【任务目标】

1.能说出协助病人移向床头的目的。

2.能正确实施操作,使病人安全舒适。

【任务评估】

1.操作目的　协助滑向床尾而不能自行移动的病人移向床头,恢复安全而舒适的卧位;适应治疗、护理的需求。

2.病人评估　年龄、病情、治疗情况、体重、皮肤受压情况、心理状态、意识、自理能力、合作程度。

3.环境评估　病室清洁、宽敞,光线充足,温度适宜,酌情关闭门窗,必要时进行遮挡。

【任务演练准备】

1.物品准备　翻身软枕,酌情备小棉垫。

2.场地准备　护理实训室,分26个演练小组,26张模拟病床,环境整洁、安静,光线充足。

【操作程序】

(一)用物准备

备齐用物,放置合理。

(二)病人准备

清楚移向床头的过程、注意事项及配合方法,取得病人和(或)家属的知情同意。

(三)护士准备

仪表端庄、衣帽整齐,操作前剪指甲、洗手。

(四)操作步骤

操作步骤与方法(见表3-2)。

表3-2　协助病人移向床头

操作步骤	操作方法
核对解释	携用物至床旁,核对病人床号、姓名、手腕带,向病人及家属解释操作目的、过程、注意事项及配合要点,以取得病人合作
固定装置	根据病情放平床头支架,枕头横立于床头,防止头撞伤 将各种导管及输液装置等安置妥当,必要时将盖被折叠至床尾或床的一侧
病人姿势	病人仰卧位,两手放于腹部,视病情两腿屈曲
◆一人协助移向床头法	适用于生活能部分自理或体重较轻的病人
护士姿势	嘱病人仰卧屈膝,双手握住床头栏杆或两侧床缘,双脚蹬床面 护士靠近床一侧,两腿适当分开,一手托住病人肩背部,一手托住病人臀部,在护士抬起病人的同时,病人脚蹬床面,使身体上移(见图3-3)
◆二人协助移向床头法	适用于生活不能自理或体重较重的病人
护士姿势	两名护士站于床的同侧,一人托住病人颈肩及腰部,另一人托住臀部及腘窝部;也可以两人分别站于床的两侧,两人双手相接,手指相互交叉,托住病人颈肩部和臀部(见图3-4)
合力上移	两名护士同时用力,轻轻将病人抬起,移向床头
检查安置	放回枕头,视病情需要支起靠背架,整理床单位 检查并安置病人,使病人肢体各关节处于功能位置,身上放置多种导管,保持各管道通畅
洗手记录	洗手,记录翻身时间、皮肤情况,做好交接班

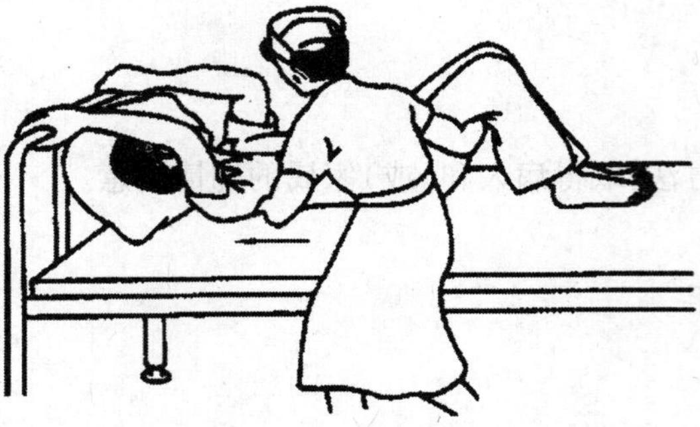

图3－3 一人协助移向床头法

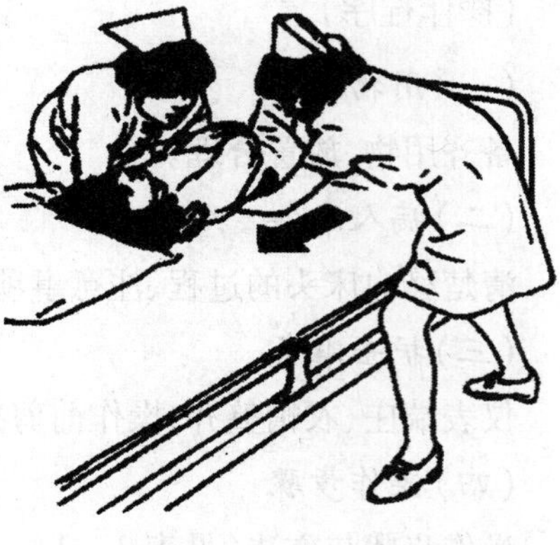

图3－4 二人协助移向床头法

【注意事项】

1. 护士应运用人体力学原理，操作轻稳、节力、安全，两人操作时动作应协调一致。
2. 移动病人时不可拖拉，以减少病人与床之间的摩擦力，避免组织受伤。
3. 枕头横立于床头，避免撞伤病人，二人操作时应注意保护病人的头部并予以支持。

任务评价

1. 评价表　协助病人移向床头技术考核评分标准
2. 思考题　你如何帮助情景案例中的病人魏明移向床头？操作中应注意什么？

协助病人移向床头技术考核评分标准

班级：__________　学号：__________　学生姓名：__________　得分：__________

项目总分	考　核　内　容	分值	评分标准	扣分
评估（10分）	1. 核对床号、姓名、手腕带	3	错或未做全扣	
	2. 了解病情	2	错或少一项扣1分	
	3. 告知相关事宜	2	错或未做全扣	
	4. 心理、合作程度，环境对病人的影响	3	错或未做全扣	
操作前准备（10分）	1. 仪表端庄，衣帽整齐	2	按实际情况给分	
	2. 操作前剪指甲、洗手、戴口罩	3	一项不齐扣除1分	
	3. 用物备齐，放置有序合理	2	按实际情况给分	
	4. 调节室温，酌情关闭门窗，屏风遮挡	3	少一项扣1分	

续表

项目总分	考　核　内　容	分值	评分标准	扣分
操作过程（60）	1. 携用物到病人床旁，核对床号、姓名、手腕带	4	少一项扣2分	
	2. 向病人解释，取得病人配合，按需给予便器	2	少或错一项扣2分	
	3. 根据病情放平床头支架	2	少或错一项扣2分	
	4. 将枕头横立于床头	4	少或错一项扣4分	
	5. 固定床脚轮，将各种导管及输液装置等安置妥当，必要时将盖被折叠至床尾或床的一侧	4	少一项扣2分	
	6. 病人仰卧位，两手放于腹部，两腿屈曲	4	错或少一项扣2分	
	7. 选择其中一种方法进行评分			
	◆一人协助移向床头法			
	·嘱病人仰卧屈膝，双手握住床头栏杆或两侧床缘，双脚蹬床面	4	错或少一项扣2分	
	·护士靠近床一侧，两腿适当分开，一手托住病人肩背部，一手托住病人臀部	8	错或少一项扣4分	
	·护士抬起病人的同时，病人脚蹬床面，使身体上移	4	错或少一项扣2分	
	◆二人协助移向床头法			
	·两名护士站在床的同一侧，一人托住病人颈肩部和腰部，另一人托住病人臀部和腘窝处	4	错或少一项扣4分	
	·也可以两人分别站于床的两侧，两人双手相接，手指相互交叉，托住病人颈肩部和臀部	4	错或少一项扣2分	
	·两名护士同时用力，轻轻将病人抬起，移向床头	8	错或少一项扣4分	
	8. 放回枕头	4	错或少一项扣4分	
	9. 视病情需要支起靠背架	4	错或少一项扣2分	
	10. 检查并安置病人，使病人肢体各关节处于功能位置	4	错或少一项扣2分	
	11. 检查病人的多种导管，保持各管道通畅	4	错或少一项扣2分	
	12. 整理床单位	4	错或少一项扣2分	
	13. 洗手，记录	4	错或少一项扣2分	
评价（20分）	1. 关注病人舒适、保暖及安全	4	一项不合格扣2分	
	2. 与病人交流用语规范、自然、针对性强	4	一项不合格扣2分	
	3. 动作轻柔，协调一致，未造成损伤等并发症	4	一项不合格扣2分	
	4. 注意遵循节力原则	2	按完成情况给分	
	5. 病床整洁	2	按完成情况给分	
	6. 操作熟练，爱护病人	2	一项不合格扣2分	
	7. 时间为5分钟	2	超过30秒扣1分	
总分（100分）		100		

子任务三　保护具的应用

在临床护理工作中，对于烦躁不安、意识不清、精神异常失去控制等容易发生意外的病人，护士可使用保护工具，限制病人的肢体活动，以满足病人安全的需要、确保医疗活动的顺利进行。

【情景】

患儿王睿，男，6 岁，患腮腺炎，高热头痛，体温 39℃ ~40℃，持续 6 天不退，现精神萎靡，四肢抽搐，颈项强直。护士暂时给予保护具，以保证患儿安全。

【任务目标】

1. 能说出保护具应用的目的、适用范围及注意事项。

2. 能说出观察血运的要点。

3. 能正确实施操作，使病人安全舒适。

【任务评估】

1. 操作目的　为了防止小儿、高热、谵妄、昏迷、躁动及危重病人因意识不清或其他原因而发生坠床、撞伤、抓伤等意外，确保病人的安全，保证治疗和护理工作的顺利进行。

2. 病人评估　年龄、病情、治疗情况、心理状态、意识、自理能力、合作程度。

3. 环境评估　病室清洁、宽敞，光线充足，温度适宜。

【任务演练准备】

1. 物品准备　床档、宽绷带、棉垫、肩部约束带、膝部约束带或尼龙搭扣约束带、支被架。

2. 场地准备　护理示教室，宽敞、整洁、安静、光线充足。

【相关理论知识】

（一）适应证

1. 儿科病人，因认知及自我保护能力尚未发展完善，尤其是未满 6 岁的儿童，易发生坠床、撞伤、抓伤等意外或不配合治疗等行为。

2. 坠床概率高的病人，如麻醉后未清醒、意识不清、躁动不安、失明、痉挛或年老者。

3. 施行了某些手术的病人。如白内障摘除术后病人、虹膜牵张术病人。

4. 皮肤瘙痒者，包括全身或局部瘙痒难忍的病人。

5. 精神病病人，如躁狂症病人、自我伤害者。

6. 长期卧床、极度消瘦、虚弱及其他压疮易发者。

（二）保护具的种类

1. 床档　也称床栏，主要用于预防病人坠床。医院常用的床档根据不同设计，可有多种样式。如多功能床档(见图 3－5)、半自动床档(见图 3－6)、木杆床档(见图 3－7)、儿科床配备的高位床档等。

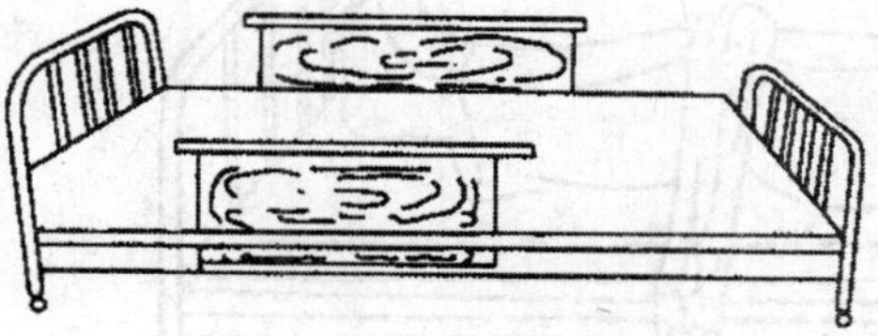
图 3－5 多功能床档

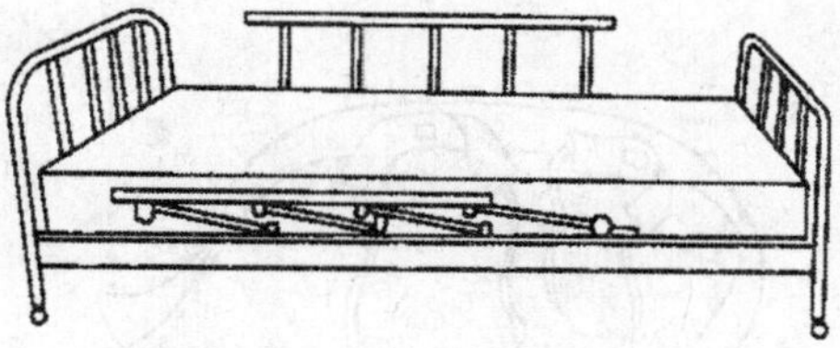
图 3－6 半自动床档

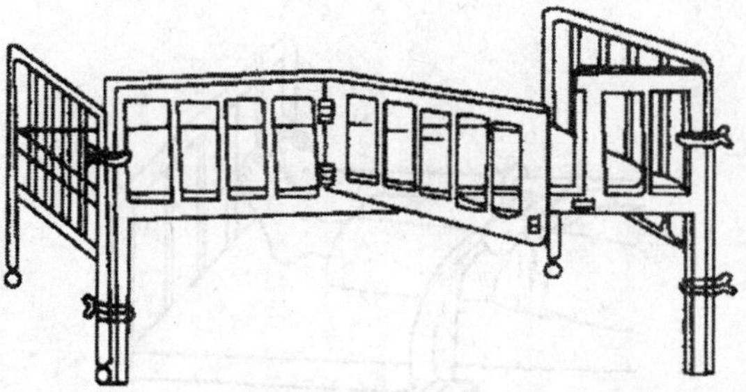
图 3－7　木杆床档

2. 约束带　主要用于保护躁动的病人,约束失控的肢体活动,防止病人自伤、伤人、坠床等或治疗时需要固定身体某一部位,限制其身体及肢体的活动。根据使用部位的不同,可分为宽绷带、肩部约束带、膝部约束带、尼龙搭扣约束带等。

(1)宽绷带:常用于固定手腕及踝部。(见图 3－8)

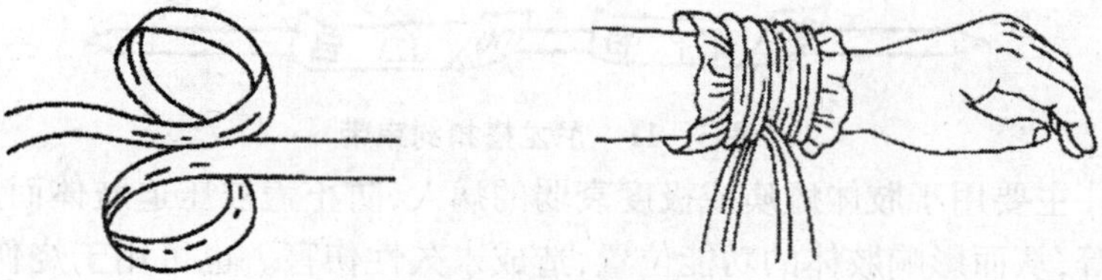
图 3－8　宽绷带约束法

(2)肩部约束带:常用于固定肩部,限制病人坐起。肩部约束带用宽布制成,宽 8cm,长 120cm,一端制成袖筒(见图 3－9),也可以用床单代替使用。

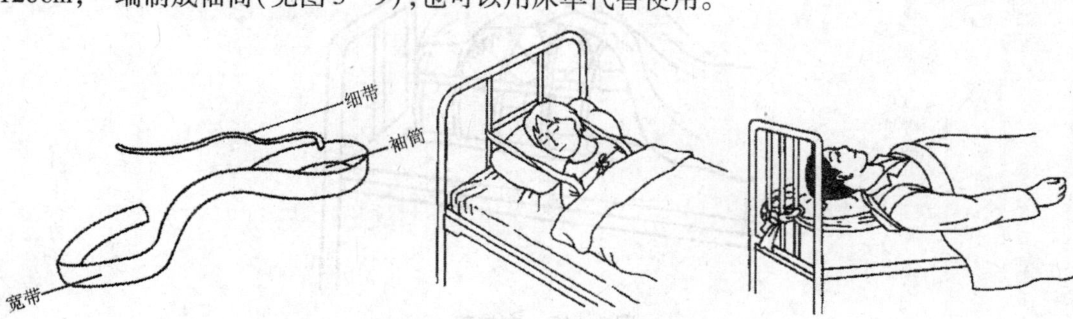

图 3－9　肩部约束法

(3)膝部约束带:用于固定膝部,限制病人下肢活动。膝部约束带用宽布制成,宽10 cm,

长 250 cm,宽带中间相距 15 cm,分别钉两条两头带(见图 3－10)。

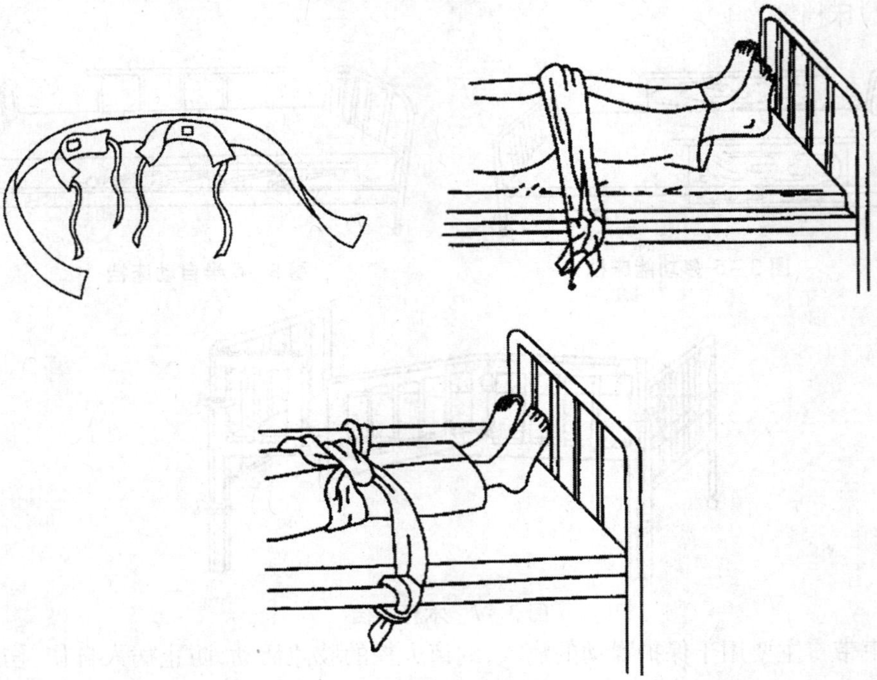

图 3－10　膝部约束带

(4)尼龙搭扣约束带:可用于固定手腕、上臂、膝部、踝部。约束带由宽布和尼龙搭扣制成。(见图 3－11)

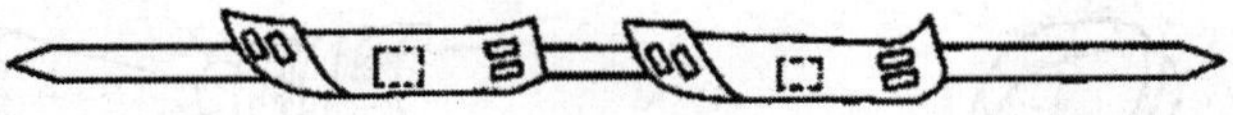

图 3－11　尼龙搭扣约束带

3. 支被架　主要用于肢体瘫痪或极度衰弱的病人,防止盖被压迫肢体而造成足下垂、足尖压疮和不适等,从而影响肢体的功能位置,造成永久性伤害。也可用于烧伤病人暴露疗法需保暖时(见图 3－12)。

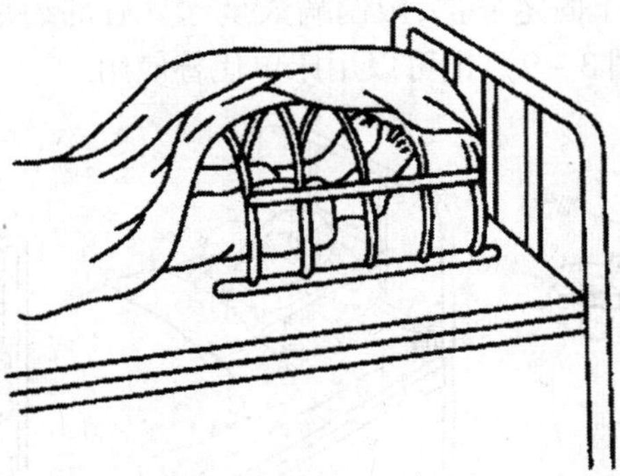

图 3－12　支被架

【操作程序】

(一)用物准备

备齐用物,放置合理。

(二)病人准备

清楚约束的必要性、注意事项及配合要点,取得病人和(或)家属的知情同意。

(三)护士准备

仪表端庄、衣帽整齐,剪指甲、操作前洗手、戴口罩。

(四)操作步骤

操作步骤与方法(见表3-3)。

表3-3　保护具的应用

操作步骤	操作方法
核对解释	携用物至床旁,核对病人床号、姓名、手腕带,向病人或家属解释操作目的、过程、注意事项及配合要点,以取得病人或家属的理解与合作,并在保护具使用知情同意书上签字
移开桌椅	移开床旁桌椅,放于适当的位置
各种保护具使用	◆床档的使用 多功能床档:使用时插入两侧床缘,不用时插于床尾。必要时可将床档取下垫于病人背部,紧急时做胸外心脏按压使用 半自动床档:按需升降 木杆床档:使用时将床档稳妥固定于两侧床边,床档中间的活动门在操作时打开,不用时关闭 ◆约束带的使用 宽绷带:先用棉垫包裹手腕或踝部,再用宽绷带打成双套结,套在棉垫外,稍拉紧,使之不脱出(以不影响肢体血液循环为度),然后将绷带系于床沿 肩部约束带:在病人两侧肩部套上袖筒,腋窝衬棉垫,两袖筒上的细带在胸前打结固定,将两条宽的长带系于床头,必要时将枕头横立于床头。亦可用大单斜折成长条代替 膝部约束带:两膝衬棉垫,将约束带横放于两膝上,宽带上的两头系带各固定一侧膝关节,然后将宽带系于床沿 尼龙搭扣约束带:将约束带置于关节处,被约束部位衬好棉垫,对合约束带上的尼龙搭扣,松紧度适宜,然后将带子系于床沿 ◆支被架的使用 支被架放置在防止受压部位的上方,盖好盖被
检查安置	检查并安置病人,使病人肢体各关节处于功能位置,保持肢体血运通畅
洗手记录	洗手,记录使用时间、血运情况,做好交接班

【注意事项】

1. 严格掌握保护具应用的适应证，维护病人自尊。使用前应向病人及家属说明使用保护具的原因、目的和方法，取得同意及配合，避免护患纠纷；使用时做好心理护理。

2. 保护具只能在病情需要时短期使用，使用时应保证肢体各关节处于功能位置，使病人安全、舒适，并协助病人经常更换体位。病情稳定或治疗结束后应及时解除约束。

3. 约束带下放棉垫，松紧适度，能伸入1～2个手指为宜。每15分钟～30分钟观察受约束部位的末梢循环情况1次，2小时放松约束带1次，必要时进行局部按摩，促进血液循环。如发现肢体苍白、麻木、冰冷时，应立即放松约束带。

4. 约束带打结处不让病人双手触及，也不能只约束单侧上肢或下肢，以免病人解开套结发生意外。

5. 确保病人能随时与医护人员联系，如呼叫对讲器放在病人可触及的地方，或有人陪护等，并保证被约束者不受他人侵犯，保证病人安全。

6. 做好记录，包括约束的原因、目的、时间、约束带的数目、约束部位、每次观察的结果、护理措施和解除约束的时间等，操作者签名，并做好交接班。

任务评价

1. 评价表　见保护具应用考核评分标准

2. 思考题

(1) 哪些病人要使用保护具？

(2) 使用保护具时要注意什么？

保护具应用考核评分标准

班级：__________　学号：__________　学生姓名：__________　得分：__________

项目总分	考核内容	分值	评分标准	扣分
评估（10分）	1. 核对床号、姓名、手腕带	3	错或未做全扣	
	2. 了解病情	2	错或少一项扣1分	
	3. 告知相关事宜	2	错或未做全扣	
	4. 心理、合作程度，环境对病人的影响	3	错或未做全扣	
操作前准备（10分）	1. 仪表端庄，衣帽整齐	2	按实际情况给分	
	2. 操作前剪指甲、洗手、戴口罩	3	一项不齐扣除1分	
	3. 用物备齐，放置有序合理	2	按实际情况给分	
	4. 环境宽敞、整洁、安静，光线充足	3	少一项扣1分	

续表

项目总分	考核内容	分值	评分标准	扣分
操作过程（60）	1. 将用物携到病人床旁，核对床号、姓名、手腕带	2	少一项扣1分	
	2. 解释，病人或家属签字	2	少一项扣1分	
	3. 移开床旁桌椅	2	少或错一项扣1分	
	4. 床档的使用			
	·多功能床档：使用时插入两侧床缘，不用时插于床尾	2	错或少一项扣2分	
	·半自动床档：按需升降	2	错或少一项扣2分	
	·木杆床档：稳妥固定于两侧床边，床档中间的活动门在操作时打开，不用时关闭	2	错或少一项扣4分	
	5. 宽绷带的使用			
	·先用棉垫包裹手腕或踝部	2	错或少一项扣2分	
	·宽绷带打成双套结，套在棉垫外，稍拉紧，使之不脱出（以不影响肢体血液循环为度）	4	错或少一项扣2分	
	·然后将绷带系于床沿	4	错或少一项扣2分	
	6. 肩部约束带的使用			
	·在病人两侧肩部套上袖筒，腋窝衬棉垫	4	错或少一项扣2分	
	·两袖筒上的细带在胸前打结固定	2	错或少一项扣1分	
	·将两条宽的长带系于床头	2	错或少一项扣1分	
	·必要时将枕头横立于床头	2	错或少一项扣1分	
	7. 膝部约束带的使用			
	·两膝衬棉垫	2	错或少一项扣2分	
	·将约束带横放于两膝上，宽带上的两头系带各固定一侧膝关节	4	错或少一项扣2分	
	·将宽带系于床沿	2	错或少一项扣2分	
	8. 尼龙搭扣约束带的使用			
	·将约束带置于关节处，被约束部位衬好棉垫	2	错或少一项扣2分	
	·对合约束带上的尼龙搭扣，松紧度适宜	4	错或少一项扣2分	
	·然后将带子系于床沿	2	错或少一项扣2分	
	9. 支被架的使用支被架放置在防止受压部位的上方，盖好盖被	4	错或少一项扣2分	
	10. 检查并安置病人，使病人肢体各关节处于功能位置	4	错或少一项扣2分	
	11. 洗手，记录	2	错或少一项扣2分	
	12. 做好交接班	2	错或少一项扣2分	
评价（20分）	1. 关注病人舒适、保暖及安全	4	一项不合格扣2分	
	2. 与病人交流用语规范、自然、针对性强	4	一项不合格扣2分	
	3. 动作轻柔，协调一致，未造成损伤等并发症	2	一项不合格扣2分	
	4. 注意观察血运、肢体处于功能位置	4	按完成情况给分	

续表

项目总分	考　核　内　容	分值	评分标准	扣分
评价 （20分）	5. 病床整洁 6. 操作熟练，爱护病人 7. 时间为8分钟	2 2 2	按完成情况给分 一项不合格扣2分 超过30秒扣1分	
总分 （100分）		100		

任务四　无菌技术基本操作

无菌技术广泛应用于临床医疗、护理的操作中，正确的无菌技术是预防医院感染的重要环节。无菌技术及操作规程是根据相关科学原则规定的，每个医护人员必须严格遵守，以确保病人的安全，防止医源性感染。

【情景】

吴连生，男，76岁，脑中风，偏瘫，长期卧床，生活不能自理，因发现骶尾部压疮入院接受治疗。护士林兰根据该病人情况给予换药，换药前应如何准备所需物品？

【任务目标】

1. 能说出无菌技术基本概念、无菌技术操作原则。
2. 能区分无菌物品与非无菌物品、无菌区与非无菌区。
3. 能说出无菌技术基本操作的种类及操作注意事项。
4. 能正确实施操作，严格遵守无菌操作原则。

【任务评估】

1. 物品评估　无菌物品存放是否合理，无菌包或容器外标签是否清楚、是否在有效期内。

2. 环境评估　操作区域是否清洁、宽敞、光线充足、温湿度适宜。操作台面清洁、干燥，物品放置合理。

【任务演练准备】

1. 物品准备　无菌持物钳、盛放无菌持物钳的无菌容器、无菌治疗巾包（内放治疗巾2块）、无菌敷料罐（内装纱布块或棉球）、治疗盘、无菌溶液、启瓶器、棉签、碘伏、小毛巾、卡片、笔、一次性无菌手套、弯盘、标签、化学指示胶带、无菌治疗碗。

2. 场地准备　护理实训室，分20个演练小组，20个操作台面和区域。

【相关理论知识】

（一）基本概念

1. 无菌技术　在医疗、护理操作中，防止一切微生物侵入人体和防止无菌物品、无菌区域被污染的操作技术。

2. 无菌物品　经过物理或化学方法灭菌后保持无菌状态的物品。

3. 无菌区　经过灭菌处理且未被污染的区域。

4. 非无菌区　未经灭菌处理,或经灭菌处理后被污染的区域。

（二）无菌技术操作原则

1. 操作前准备

（1）环境准备:无菌操作环境宽敞、清洁、定期消毒。操作前 30 分钟,须停止清扫、更换床单等工作,减少人员走动,防止尘埃飞扬。

（2）操作者准备:操作前,工作人员衣帽整洁,修剪指甲、洗手、戴口罩。必要时穿无菌衣、戴无菌手套。

2. 无菌物品保管原则

（1）无菌物品和非无菌物品应分别放置,并有明显标志。

（2）无菌物品不可长时间暴露于空气中,必须存放于无菌包或无菌容器内;无菌包外注明物品名称、灭菌日期,并按有效期先后顺序排放和使用。

（3）无菌包应放置在清洁、干燥、固定的地方,在未被污染的情况下有效期为 7 天,过期或潮湿应重新进行灭菌处理。

3. 操作中保持无菌的原则

（1）进行无菌操作时,必须明确无菌区和非无菌区。操作者应面向无菌区,身体与无菌区保持 20 cm 的距离;手臂应保持在腰部或治疗台台面以上;不可触及无菌物品或跨越无菌区域;不可面对无菌区讲话、咳嗽、打喷嚏。

（2）取无菌物品时应使用无菌持物钳(镊);无菌物品取出后,不可过久暴露也不可放回无菌包或无菌容器内;无菌物品使用后,必须重新灭菌方可使用。

（3）无菌操作中,无菌物品被污染或疑有污染,不得使用。

（4）一套无菌物品,只供一个病人使用,以防交叉感染。

（三）无菌技术基本操作

无菌技术基本操作法包括无菌持物钳(镊)的使用、无菌容器的使用、无菌包的使用、取用无菌溶液、铺无菌盘和戴脱无菌手套。

1. 无菌持物钳　用于取用和传递无菌物品。

（1）持物钳的种类:①镊子:用于夹取棉球、棉签、针头、注射器、缝针等小无菌物品(见图 4 - 1)。②卵圆钳:用于夹取刀、剪、钳、镊、治疗碗及弯盘等无菌物品(见图 4 - 2)。③三叉钳;用于夹取盆、盒、瓶、罐等较重的无菌物品(见图 4 - 3)。

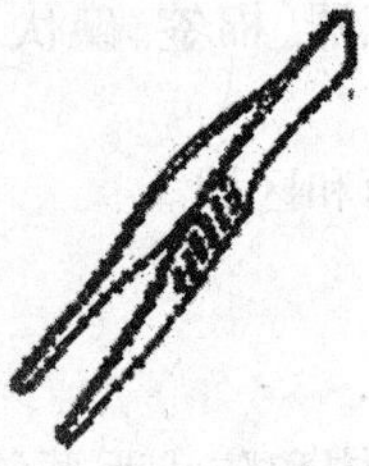

图 4 - 1　镊子

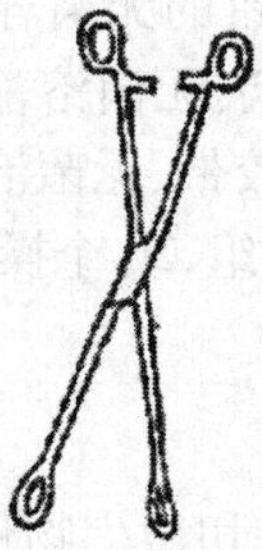

图 4 - 2　卵圆钳

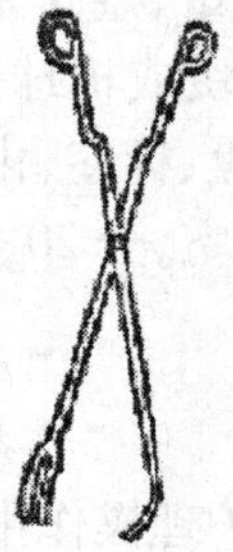

图 4 - 3　三叉钳

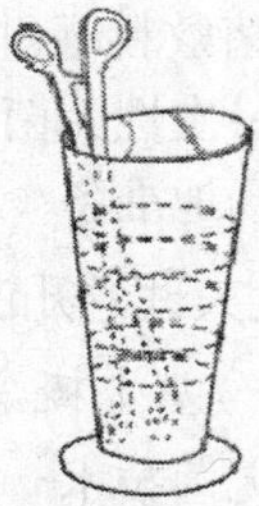

图 4 - 4　无菌钳浸泡

(2)无菌持物钳的存放:①湿式保存法:使用时将已进行灭菌处理的无菌持物钳(镊)浸泡在盛有器械消毒液的大口有盖容器内,消毒液液面高度应浸没持物钳轴节以上2cm～3cm或镊子长度的1/2(见图4-4),每一容器内只能放置一把无菌持物钳(镊)。无菌持物钳和浸泡容器每周灭菌1次,同时更换消毒液;使用较多的部门如手术室、门诊注射室、换药室等应每日灭菌一次。②干式保存法:是目前医院积极宣传、推广使用的存放方法。运用无菌干罐保存无菌持物钳(镊),在进行集中治疗前开包,取出无菌持物钳(镊)使用,一般4小时～8小时更换一次。这种方法避免了湿法保存时消毒液易被污染、消毒液的浓度及微生物学检测手续繁杂的缺陷。无菌持物钳(镊)的干式存放法能减少污染,节约医疗费用,并能大大减少化学消毒剂对人体的毒性作用。

2. 无菌容器　存放无菌物品,如棉球、纱布、治疗碗等,并使其在一定时间内保持无菌状态。常用的无菌容器有无菌盒、罐、储槽等。

3. 无菌溶液取用法　保持无菌溶液在一定时间内处于无菌状态,保证治疗的需要。

4. 无菌包的使用　保持无菌包内物品的无菌状态。无菌包布选用质厚、致密、未脱脂的双层纯棉布制成。一般敷料与器械应包于包布内高压灭菌后备用。

5. 无菌盘的使用　将无菌治疗巾铺在清洁、干燥的治疗盘内,使其内面为无菌区,可放置无菌物品,以供治疗和护理操作时用。

6. 戴、脱无菌手套　在进行某些医疗护理操作时为确保无菌效果,操作者需戴无菌手套。接触病人身体或血液时需戴手套进行自我保护。

【操作程序】

(一)用物准备

备齐用物,按医院感染控制要求合理放于治疗车上、下层。注意生活垃圾桶和医用垃圾桶的区分。

(二)护士准备

仪表端庄、衣帽整齐,修剪指甲、取下手表、操作前洗手、戴口罩。熟悉无菌技术操作目的及要求。

(三)操作步骤

操作步骤与方法(见表4-1)。

表4-1　无菌技术基本操作

操作步骤	操作方法
评估准备	护士自身准备符合无菌操作要求,评估环境符合无菌操作要求,物品准备齐全,无菌物品符合灭菌要求均在有效期内,放置合理
检查开盖	◆无菌持物钳使用法 检查有效日期,一手打开浸泡容器盖

续表 4-1

操作步骤	操作方法
取持物钳	另一手持无菌持物钳上 1/3 处(无菌面以上),将钳移至容器中央并使钳端闭合垂直取出;钳端不可触及容器口缘及液面以上的容器内壁,以免污染,同时手不可触及消毒液浸泡部位
正确使用	使用时保持钳端向下,不可倒转向上,以免消毒液倒流而造成钳端污染
及时放回	闭合钳端,垂直放回容器内,避免触及容器口周围,然后松开轴节、盖上容器盖
	◆无菌容器的使用
检查开盖	检查无菌容器标签、灭菌日期,打开容器盖,盖内面向上置于稳妥处或将盖的内面向下拿在手中,手不可触及容器边缘和内面(见图 4-5)
夹取物品	用无菌持物钳取出无菌物品放入无菌区域内
用毕盖严	物品取出后立即将容器盖严,避免容器内无菌物品在空气中暴露过久
手持容器	手持无菌容器时,应托住底部(见图 4-6、图 4-7)
	◆无菌溶液取用法
溶液"四查"	擦净无菌溶液瓶外灰尘,查瓶签上的溶液名称、浓度、剂量、有效期;查瓶盖有无松动;查瓶口、瓶壁有无裂痕;查溶液有无沉淀、混浊、变色、絮状物等,符合要求方可使用
开盖消毒	用启瓶器开启无菌溶液瓶外盖,取棉签蘸碘伏(棉签不能倒转),由内向外螺旋形涂擦消毒瓶盖及边缘 2 遍
开取瓶塞	用无菌持物钳在无菌罐内取一块无菌纱布盖在瓶塞上,一手握住瓶体,防止瓶倾倒,另一手放在无菌纱布上将瓶塞打开,手不可触及瓶塞内面,将瓶塞用纱布拿好(见图 4-8、图 4-9)
冲洗瓶口	一手拿起溶液瓶,标签朝向掌心,先倒少量溶液于弯盘中,旋转冲洗瓶口
倒取溶液	在冲洗瓶口原处倒出所需要的溶液于无菌容器内
塞盖记录	塞上橡胶塞,取下纱布,在瓶签上注明开瓶时间和日期(有效期 24 小时)、签名,放回原处
	◆无菌包的使用 ◆包扎法
放置物品	取大小合适包布,将待灭菌物品放在包布中央,化学指示卡放于包中央
包扎封包	将包布近侧内角盖住物品,然后折盖左右两角(角尖端向外翻折),最后折盖对侧角后,用系带"十"字形扎紧(如包布无系带则直接用化学指示胶带粘贴封包)(见图 4-10)
标记灭菌	包外贴上标签,注明物品名称及灭菌日期并粘贴化学指示胶带,送灭菌处理

续表 4－1

操作步骤	操作方法
	◆开包法
核对检查	取出无菌包，核对无菌包名称、灭菌有效期、化学指示胶带颜色、有无潮湿及破损
开包取物	将无菌包置于清洁、干燥的操作台面上，解开系带卷好放妥（或撕开粘贴的胶带）用拇指和食指揭开包布外角，再揭开左右两角，最后揭开内角，手不能触碰包布内面；检视化学指示卡颜色，用无菌持物钳取出所需物品，放在准备好的无菌区域内
原折包回	如包内物品一次未用完，应按原折痕包好，用"一"字形扎好系带
记录签名	注明开包日期及时间（有效期 24 小时）、签名
手上开包	需将小包内物品全部取出时，可将包托在手上依次打开包布的四角，另一手将包布四角抓住，稳妥地将包内物品放入无菌区内（见图 4－11）
	◆铺无菌盘的方法
开包取巾	打开无菌包，用无菌持物钳从包内取出一块治疗巾（见图 4－12）放于清洁、干燥治疗盘内，治疗巾内面为无菌区
铺无菌巾	双手捏住无菌巾上层两角的外面，轻轻抖开，双折铺于治疗盘上，上面一层向远端呈扇形折叠，开口边向外，治疗巾内面构成无菌区（见图 4－13）
放物盖巾	放入无菌物品后，双手捏住无菌巾上层两角的外面，将无菌巾拉平盖于无菌物品上，上、下层边缘对齐，将开口处向上翻折两次，两侧边缘分别向下翻折一次，以保持无菌
记录签名	填写铺盘记录卡，记录无菌盘名称、铺盘日期及时间（有效期 4 小时）并签名
	◆戴、脱无菌手套法
核对检查	核对手套袋外的号码、灭菌日期、包装是否完好
开袋擦粉	从“撕开处”将手套袋撕开，取出手套内包，放于操作台上（见图 4－14），取出滑石粉涂擦双手
取戴手套	两手同时提起手套袋开口处上层，分别捏住两只手套的反折部分，取出手套，将两只手套掌心相对，先戴一只手，再用已戴手套的手指插入另一手套的反折部分内面（手套的外面），同法将手套戴好（见图 4－15）
调整手套	将手套的反折部扣套在工作服衣袖口上，双手对合交叉调整手套位置，冲净手套外面的滑石粉
翻转脱下	用戴手套的手捏住另一手套腕部外面翻转脱下，再用已脱下手套的手插人另一手套内，将其往下翻转脱下，手不可触及手套外面
处置洗手	将用过的手套丢人医疗垃圾袋内按医疗废物处理，洗手

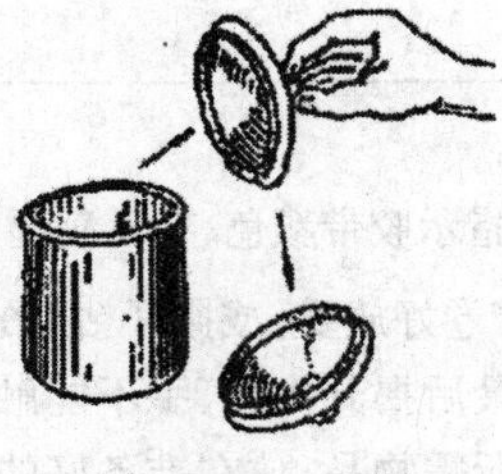

图 4－5　打开无菌容器

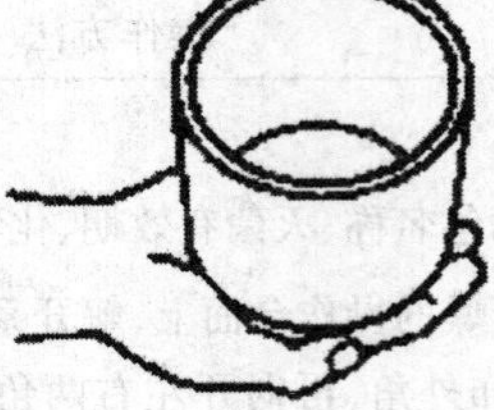

图 4－6　单手托容器

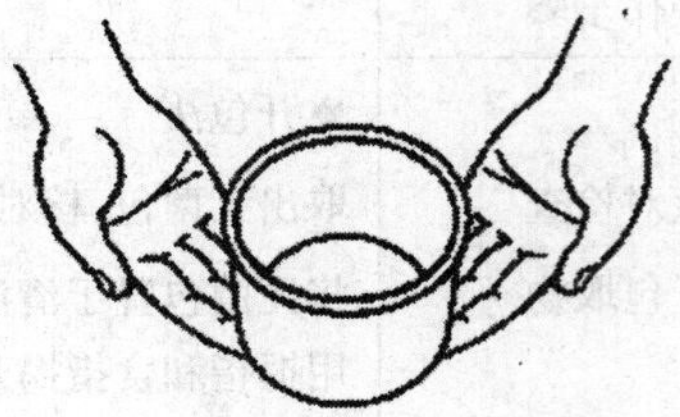

图 4－7　双手托容器

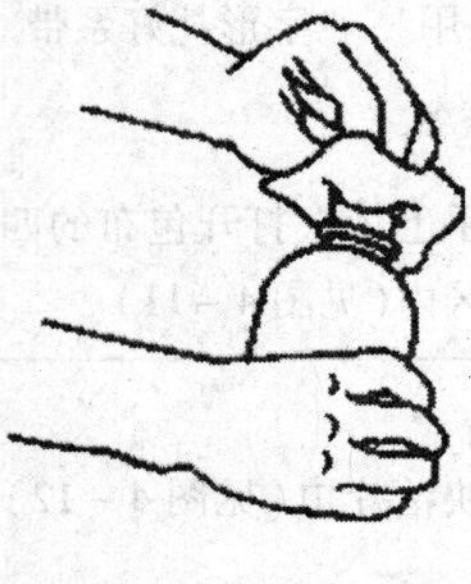

图 4－8　开瓶塞法

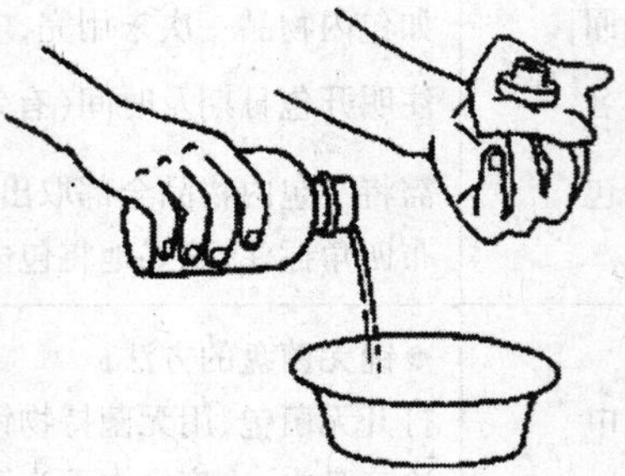

图 4－9　倒无菌溶液

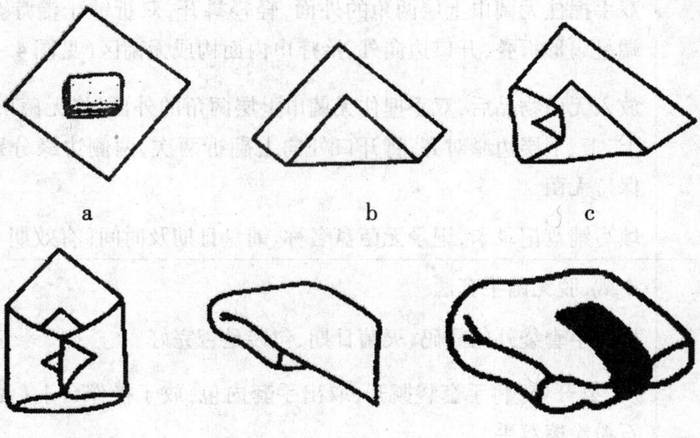

图 4－10　无菌包包扎法

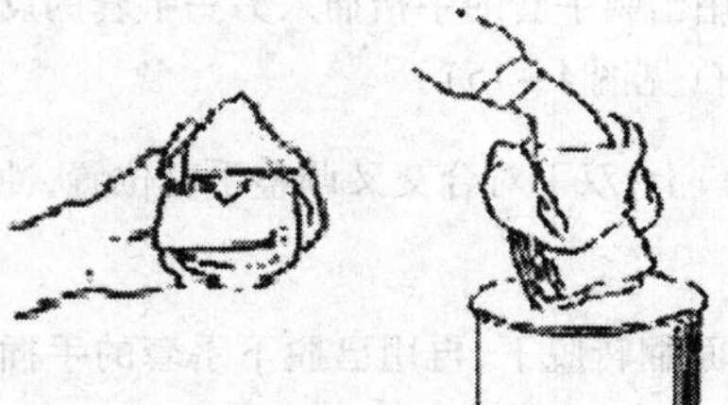

图 4－11　手上开包

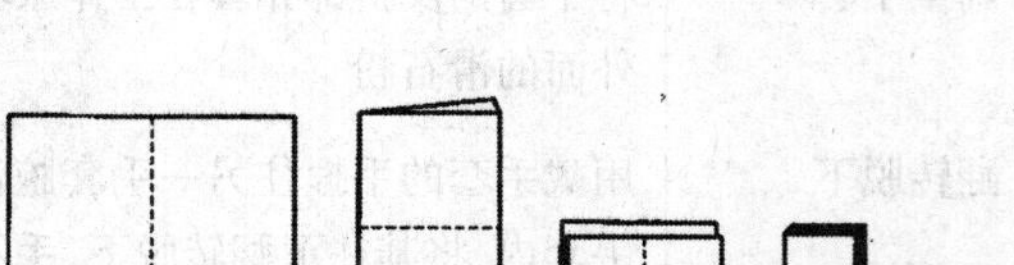

图 4－12　治疗巾横折法

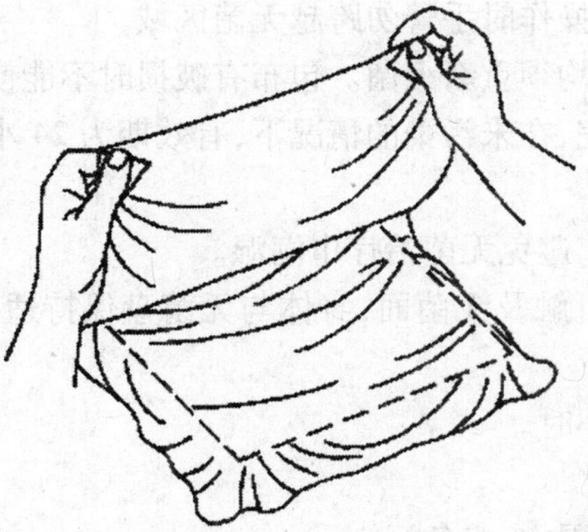

图 4－13　铺无菌盘

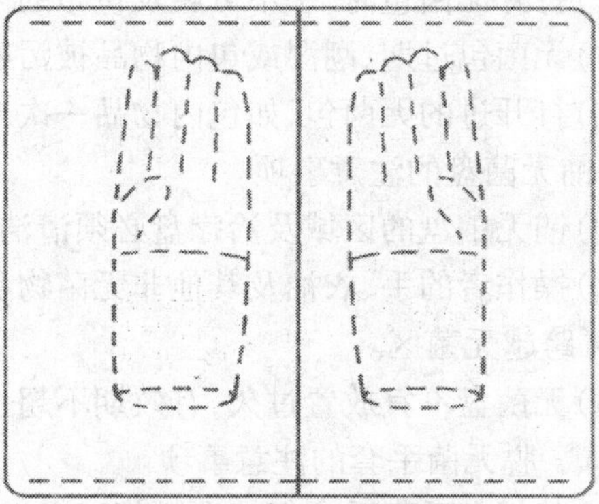

图 4－14　一次性无菌手套

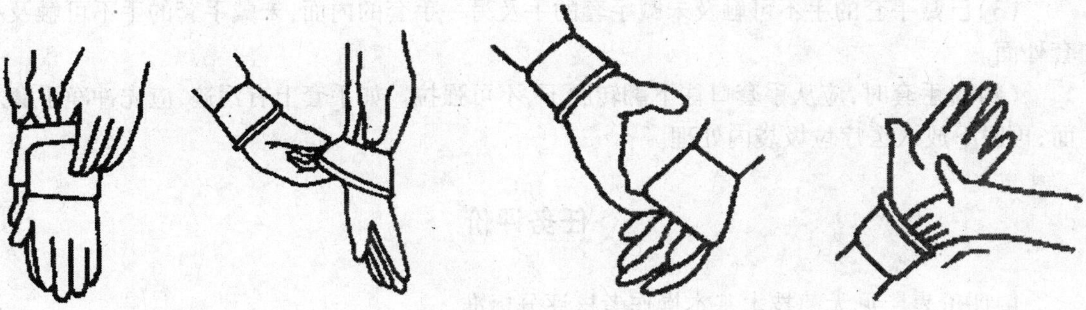

a　b　c　d

图 4－14　戴无菌手套法

【注意事项】

1. 无菌持物钳使用的注意事项

(1)无菌持物钳只能用于夹取无菌物品，不能触碰非无菌物品。

(2)无菌持物钳不能用于换药或消毒皮肤，防止污染；也不可用于夹取无菌油纱布，防止油黏而影响消毒效果。

(3)取远处无菌物品时，无菌持物钳应连同容器一起移至无菌物品旁使用。

2. 无菌容器使用的注意事项

(1)使用无菌容器时，不可污染盖的内面、容器边缘及容器内面。

(2)无菌容器一经打开，使用时间最长不得超过 24 小时。

(3)无菌容器上应有醒目标签，注明容器内的物品。

3. 取用无菌溶液的注意事项

(1)不能将无菌敷料、器械直接伸入瓶内蘸取，也不能将无菌敷料接触瓶口倾倒溶液。

(2)已倒出的无菌溶液，即使未用也不可再倒回瓶内，以免污染剩余的无菌溶液。

(3)已打开的无菌溶液，如未污染可保持 24 小时。

4. 无菌包使用的注意事项

(1)包扎无菌包方法应正确，松紧适宜。

(2)打开无菌包时,手不可触及包布的内面,操作时手臂勿跨越无菌区域。

(3)无菌包过期、潮湿或包内物品被污染时,均须重新灭菌。包布有破损时不能使用。

(4)打开过的无菌包,如包内物品一次未用完,在未污染的情况下,有效期为24小时。

5. 铺无菌盘的注意事项

(1)铺无菌盘的区域及治疗盘必须清洁干燥,避免无菌治疗巾潮湿。

(2)操作者的手、衣袖及其他非无菌物品不可触及无菌面,身体与无菌盘保持适当的距离,不可跨越无菌区。

(3)无菌盘不宜放置过久,有效期不超过4小时。

6. 戴、脱无菌手套的注意事项

(1)戴好套后双手应保持在腰部以上视线范围内,避免污染。

(2)戴手套时或无菌操作过程中,如发现手套有破损,应立即更换。

(3)已戴手套的手不可触及未戴手套的手及另一手套的内面,未戴手套的手不可触及手套外面。

(4)脱手套时,应从手套口往下翻转脱下,不可强拉。如手套上有污迹,应先冲净手套表面,再脱下放入医疗垃圾袋内处理。

任务评价

1. 评价表　见无菌技术基本操作考核评分标准

2. 思考题

(1)未被污染的无菌包、无菌盘、开启过的无菌溶液、干燥存放的无菌持物钳有效期分别是多久?

(2)试述无菌技术操作原则?

无菌技术基本操作考核评分标准

班级:________　学号:________　学生姓名:________　得分:________

项目总分	考核内容	分值	评分标准	扣分
评估(10分)	1. 环境清洁、宽敞、通风,操作前30分钟停止清扫	3	少一项或不合格扣1分	
	2. 治疗台面清洁、干燥	3	错或未做全扣	
	3. 检查物品符合无菌标准	4	错或少一项扣1分	
操作前准备(10分)	1. 仪表端庄,衣帽整齐	3	少一项或不合格扣2分	
	2. 操作前剪指甲、洗手,戴口罩	3	少一项或不合格扣2分	
	3. 用物备齐,放置有序合理	4	少一项扣1分	

续表

项目总分	考　核　内　容	分值	评分标准	扣分
操作过程（60）	1. 打开无菌包使用无菌钳			
	（1）将治疗盘放置操作台上，取出无菌物品	2	错或未做全扣	
	（2）查看无菌包名称、灭菌日期、化学指示胶带、无菌包无潮湿及包布内面是否外露	4	错或少一项扣 2 分	
	（3）打开无菌包，放于清洁、干燥处	4	错一项扣 2 分	
	（4）分别揭开左右两角，再揭内角	2	少一项扣 1 分	
	（5）检查并取出内置化学指示条	2	错或未取全扣	
	（6）取治疗巾放于治疗盘内	2	错或未取全扣	
	（7）将包内剩余物品按原折痕包好	4	按实际情况给分	
	（8）标注开包日期时间，放于操作台上	3	未注明或答错扣 2 分	
	2. 铺无菌盘			
	（1）双手握住治疗巾中部边缘的外面，双折铺于治疗盘上，上面一层向远端呈扇形三折，开口边缘向外	4	错或少一项扣 2 分	
	（2）取无菌物品于无菌盘内（打开治疗碗包取一个治疗碗、打开无菌容器取纱布、棉球、镊子两把）	4	错或未取扣 2 分	
	3. 取无菌溶液			
	（1）核对瓶签，检查溶液质量、用纱布擦拭瓶上灰尘	3	少一项或答错扣 2 分	
	（2）打开瓶盖，方法正确、不污染	4	错或少一项扣 2 分	
	（3）倒取溶液不外溅，盖瓶塞不污染	3	错或少一项扣 2 分	
	4. 覆盖无菌治疗巾			
	（1）将上层治疗巾盖于物品上，边缘对齐，开口处向上翻折两次，两侧边缘向下翻 1 次	4	顺序颠倒方法错少 1 项全扣	
	（2）注明铺盘日期、时间、有效期	3	未注明或答错扣 2 分	
	5. 戴无菌手套			
	（1）核对手套号码及灭菌日期、有效期	3	少一项或答错扣 1 分	
	（2）打开手套包，取滑石粉擦手	3	错或少一项扣 2 分	
	（3）取、戴、脱手套方法正确	6	错一项扣 2 分	
评价（20 分）	1. 正确使用无菌持物钳：取、拿、放	3	错或污染一次扣 2 分	
	2. 正确使用无菌容器：开、盖、取物、拿	3	错或污染一次扣 2 分	
	3. 无菌观念强：无菌区、有菌区概念明确	2	污染或跨越一次扣 2 分	
	4. 无菌包按原折痕包得很好，方法正确	2	错或不正确各扣 2 分	
	5. 无菌盘铺好后平整，美观	2	按实际情况给分	
	6. 操作熟练，动作轻稳，准确	3	碰响一次扣 1 分	
	7. 时间为 8 分钟	2	超过 30s 扣 1 分	
	8. 熟悉相关知识	3	按实际情况给分	
总分（100 分）		100		

任务五 隔离技术

隔离的目的是切断感染链中感染源、传播途径和易感宿主的联系，防止病原微生物的扩散，是预防医院感染的重要措施之一。

【情景】

姜昆民，男，62岁，长期低热、盗汗、消瘦，经医生检查后诊断为肺结核入院。主班护士应如何安置病人？如何实施隔离措施？

【任务目标】

1. 能说出隔离技术的概念、隔离区域的设置要求。

2. 能区分清洁区、半污染区、污染区。

3. 能说出隔离原则的要求、隔离种类。

4. 能正确实施基本的隔离技术操作，严格遵守隔离操作原则。

【任务评估】

1. 病人评估　病情、隔离的种类。

2. 环境评估　环境整洁、宽敞、安全，确定隔离区域、区分清洁区、半污染区、污染区，隔离单位的布置符合隔离技术操作要求。

【任务演练准备】

1. 物品准备　清洁口罩、圆顶帽、消毒液和清水各一盆、消毒手刷4把、消毒小毛巾、隔离衣、挂衣架、污物袋、避污纸、垃圾桶。

2. 场地准备　护理实训室，分20个演练小组，20个操作区域。

【相关理论知识】

(一)隔离基本知识

1. 隔离的概念

隔离是将传染病病人和高度易感人群安置在指定的地方，暂时避免与周围人群接触，以达到控制传染源、切断传播途径、保护易感人群的目的。对传染病病人采取的隔离称为传染源隔离，防止传染病的蔓延；对易感人群采取的隔离称为保护性隔离，使其免受感染，如器官移植病人。

2. 隔离区域的设置

隔离区域与普通病区应分开，远离食堂、水源和其他公共场所。传染病区应有多个出入口，工作人员和病人分道进出。病人的安置可以病人为单位或以病种为单位。隔离病室门外及病床尾应设有隔离标志，门口放有消毒液浸湿的脚垫，备有消毒手的用物、避污纸，并有挂衣架及隔离衣。

3. 隔离区域的划分及要求

(1) 清洁区：指未被病原微生物污染的区域。如治疗室、更衣室、库房、值班室、配餐室等工作人员使用的场所。

隔离要求：病人及病人接触过的物体不得进入清洁区；工作人员接触病人后，需洗手、脱去隔离衣才能进入清洁区。

(2) 半污染区：指有可能被病原微生物污染的区域。如内走廊、化验室、医护办公室等。

隔离要求：病人或穿隔离衣的工作人员通过内走廊时不得接触墙面、家具等物；污染物品固定存放在一定位置。

(3) 污染区：指病人直接或间接接触，被病原微生物污染的区域。如病房、洗手间、病人浴室、外走廊等。

隔离要求：污染区的物品未经消毒不得带出；工作人员进入污染区时，要穿隔离衣、戴口罩、帽子，离开前脱衣、消毒。

（二）隔离消毒原则

1. 一般消毒隔离

(1) 根据隔离种类，应在病室或病床前挂隔离标志。病室门口应设置浸泡消毒液的脚垫、消毒手的设备及避污纸。

(2) 凡进入隔离单位必须戴帽子、口罩、穿隔离衣，只能在规定的范围内活动，不同病种不能共用一件隔离衣。一切操作要严格执行隔离技术，每接触一位病人或污染物品后必须消毒双手。

(3) 穿隔离衣前必须将所需用物备齐，将各项操作集中进行，以减少反复穿脱隔离衣及消毒洗手的次数。不易消毒的物品，应放入塑料袋内避污。

(4) 病人接触过的物品或落地的物品视为污染，必须经过消毒后再用。病人的信件、票证、书籍等须经熏蒸消毒处理后才能递交家人或重新使用。病人的排泄物、分泌物，呕吐物须经消毒处理后排放。

(5) 严格执行探视和陪伴制度，向家属宣传、解释遵守隔离制度的重要性。

(6) 病室每日进行空气消毒，可用紫外线照射或消毒液喷雾；每日晨间护理后，用消毒液擦拭病床、床旁桌椅。

(7) 病人的传染性分泌物经培养3次，结果均为阴性或已渡过隔离期，经医生开出医嘱后解除隔离。

2. 终末消毒处理　终末消毒是对转科、出院或死亡的病人及其所住病房、医疗器械和用物进行消毒处理。

(1) 病人的终末消毒：出院或转科的病人应洗澡、更换清洁衣裤，将个人用物消毒后一并带出。死亡的病人,应用消毒液擦拭尸体,并用浸有消毒液的棉球填塞口、鼻、耳、阴道、肛门等孔道,再用一次性尸单包裹尸体,送传染科的太平间。

(2)病室的终末消毒(见表5-1)

表5-1 病室的终末消毒处理法

物品	消毒方法
病室空间	消毒剂熏蒸、喷雾消毒
病室地面、墙壁、家具	消毒剂喷雾、擦拭消毒
金属、橡胶、搪瓷、玻璃类	消毒剂浸泡、煮沸消毒、高压蒸汽灭菌
血压计、听诊器、手电筒	甲醛、环氧乙烷熏蒸消毒或消毒剂擦拭
体温计	75%乙醇或过氧乙酸浸泡消毒
餐具、茶具、药杯	消毒剂浸泡、煮沸或微波消毒
信件、书报、票证	甲醛、环氧乙烷熏蒸消毒
布类、衣物	消毒剂浸泡、煮沸、高压蒸汽灭菌
枕芯、被褥、毛纺织品	环氧乙烷气体消毒、熏蒸,日光暴晒
排泄物、分泌物	漂白粉消毒,痰盛于蜡纸盒内焚烧
便盆、痰杯、尿壶等	漂白粉溶液、过氧乙酸溶液浸泡
剩余食物	煮沸30min后弃去
垃圾	焚烧

(三)隔离种类

根据病原体传播途径的不同常将隔离分为以下几种,并按不同种类实施相应的隔离措施(见表5-2)。

表5-2 隔离种类及措施

隔离种类	适应范围	隔离措施
严密隔离	适用于经飞沫、分泌物、排泄物直接或间接传播,传染性强、死亡率高的烈性传染病,如霍乱、鼠疫、非典型肺炎(SARS)等	①病人应住单间病室,通向过道的门窗须关闭。室内物品力求简单、耐消毒,门上挂有明显隔离标志,禁止探视、陪护及病人出病室;②接触病人时必须戴帽子、口罩、穿隔离衣和隔离鞋,必要时戴手套,消毒措施必须严密;③病人的分泌物、呕吐物及排泄物须严格消毒处理。污染敷料装袋标记后进行焚烧处理;④病室内空气及地面每天消毒1次
呼吸道隔离	适用于通过空气中的飞沫传播的感染性疾病,如肺结核、麻疹、百日咳、流行性脑脊髓膜炎等	①同一病原菌感染者可住同一病室,有条件时尽量使隔离病室远离其他病室,通向过道的门窗须关闭;②医务人员进入病室时需戴口罩,并保持口罩干燥,必要时穿隔离衣;③病人禁止随地吐痰,应吐在专用的痰杯内,痰液或口、鼻分泌物须经严格消毒处理后排放。病人离开病室时需戴口罩;④病室内空气每天消毒1次

续表 5－2

隔离种类	适应范围	隔离措施
肠道隔离	适用于由病人的排泄物直接或间接污染的食物或水源而引起传播的疾病，如伤寒、甲型肝炎、细菌性痢疾等	①不同病种病人最好分室居住，如同居一室，须做好床边隔离，病人之间不可互换物品，以防交叉感染；②接触不同病种病人时需分别穿隔离衣，接触污物时戴手套；③病室应有防蝇设备，无蟑螂、无鼠；④病人专用食具、便器，严格消毒，剩余食物及排泄物均应消毒处理后才能排放
接触隔离	适用于经体表或伤口直接或间接接触而感染的疾病，如破伤风、气性坏疽、狂犬病等	①病人应住单间病室，禁止接触他人；②接触病人时需戴帽子、口罩、手套，穿隔离衣。医务人员的手或皮肤有破损时应避免接触病人或进行诊疗、护理操作，必要时戴手套；③凡病人接触过的一切物品，如床单、被套、衣物、换药器械均应先灭菌，然后再进行清洁、消毒、灭菌；④被病人污染的敷料应装袋，做好标记后送焚烧处理
血液—体液隔离	适用于直接或间接接触血液、体液传播的传染性疾病，如艾滋病、梅毒、乙型肝炎等	①同种病原体感染者可住同一病室；②工作人员接触或有可能接触血液、体液时，应穿隔离衣，戴口罩、帽子、护目镜及手套。护理病人前、后应严格洗手或消毒手，若手被血液和体液污染或可能污染时，应立即用消毒液洗手；③被血液和体液污染或高度怀疑被污染的物品，应装袋做好标记后送消毒或焚烧；被血液和体液污染的物品，立即用消毒液擦拭或喷洒；④病人用过的针头、尖锐物品应放入防水、防刺破、有标记的容器内，直接送消毒或焚烧处理
昆虫隔离	适用于以蚊、虱、蚤等昆虫为媒介传播的疾病，如疟疾、乙型脑炎、伤寒等	①病室内应有纱窗、纱门、蚊帐或其他防虫设施，并定期采取灭虫措施；②病人人院时要沐浴更衣，换下的衣物须经煮沸或高压蒸汽灭菌处理
保护性隔离	也称反向隔离，适用于抵抗力低下或极易感染的病人，如早产儿及严重烧伤、白血病、脏器移植、免疫缺陷等病人，避免由他人（包括医务人员）将病室外的致病菌带进病室内	①在相应病区设专用隔离空间，病人住单间病室隔离；②凡是进入病室人员，应穿灭菌后的隔离衣（外面为清洁面，内面为污染面）、拖鞋、帽子、口罩、手套。接触病人前、后或护理另一位病人前均要洗手。凡患呼吸道疾病或咽部带菌者，包括医务人员，均应避免接触病人。探视者应采取相应的隔离措施；③未经消毒处理的物品不得带入隔离区；④病室内空气、地面、家具等均应严格消毒并通风换气

（四）常用隔离技术

1. 口罩、帽子的使用　口罩常用的有纱布口罩（6 层～8 层纱布缝制）、一次性使用口罩、

N95口罩;帽子为圆筒帽。口罩可以保护病人和医务人员,以避免相互传染,并防止飞沫污染无菌物品或清洁的食物等;帽子可以防止医务人员头发散落、头屑飘落或头发被污染。

2.避污纸的使用　避污纸即为清洁纸片。使用避污纸拿取物品或作简单操作,可以保持双手或用物不被污染,以省略消毒手续。如收取污染的药杯、拿病人用过的物品、开关水龙头、电源或门窗或拾取掉在污染区地面上的物件等。

3.手的清洁与消毒　清除手上的污垢及病原微生物,避免感染和交叉感染,避免污染无菌物品及清洁物品。

4.穿脱隔离衣　保护工作人员和病人,使之免受病原体的侵袭;防止病原体的传播,避免交叉感染。传染病区隔离衣的衣领和衣内面为清洁面;如为保护性隔离,则隔离衣外面为清洁面。

【操作程序】

(一)用物准备

备齐用物,按医院感染控制要求合理放于治疗车上、下层。注意生活垃圾桶和医用垃圾桶的区分。

(二)护士准备

仪表端庄、衣帽整齐,修剪指甲、洗手,取下手表。熟悉隔离技术操作目的及要求。

(三)操作步骤

操作步骤与方法(见表5-3)。

表5-3　隔离技术操作

操作步骤	操作方法
评估准备	护士自身准备符合隔离技术操作要求,评估环境符合隔离技术操作要求,物品准备齐全,放置合理。
	◆口罩、帽子的使用
戴工作帽	洗手后取出大小合适、清洁的帽子戴上,帽子应遮住全部头发
取戴口罩	洗手后取出清洁口罩,罩住口鼻,将上端两条带子系于头顶(见图5-1),或绕于耳后在下巴打结(见图5-2),下端带子系于颈后,系带松紧适宜,口罩的下半部遮住下颌
摘下口罩	洗手后解开口罩带子,取下口罩,将污染面向内折叠,放入胸前小口袋或存放在小塑料袋内,一次性口罩取下后弃于医疗污物桶内
	◆避污纸的使用
	取避污纸时,从页面抓取,不可掀开撕取(见图5-3) 使用完毕随即丢入污物桶

续表 5－3

操作步骤	操作方法
	◆卫生洗手 适用于各种操作前、后手的清洁
润湿双手	打开水龙头、湿润双手
取洗手液	取适量洗手液或肥皂液于掌心
揉搓双手	揉搓双手，顺序为掌心→手背→指缝→指背→拇指→指尖→手腕，时间不少于10s～15s，范围超过腕上 10 cm，注意指尖、指缝、拇指、指关节等处的清洁
流水冲净	打开水龙头，让流水从前臂流向指尖进行冲洗，洗净后关闭水龙头
擦干双手	用小毛巾自上而下擦干双手或用干手机烘干
	◆刷手法 适用于接触感染源后的手的消毒
刷洗冲净	用手刷蘸消毒液，按前臂→腕部→手背→手掌→手指→指缝→指尖顺序刷洗，范围应超过被污染的范围，每只手刷 30s，换刷同法再刷一遍，共刷 2 分钟，再用水冲净
擦干双手	用小毛巾自上而下擦干双手
	◆穿隔离衣法
准备工作	备齐操作用物，避免穿隔离衣后到清洁区取物；戴好口罩及帽子，取下手表，卷袖过肘（冬季卷过前臂中段）
持领取衣	手持衣领取下隔离衣，清洁面朝自己；将衣领两端向外折齐，露出袖内口
穿两衣袖	一手持衣领，另一手伸入袖内，举起手臂，将衣袖抖上；换手持衣领，依上法穿好另一袖
扣领袖口	由领子中央顺着边缘向后将领扣扣好，再扣好袖口（此时手已经污染）
折襟系带	松腰带活结，将隔离衣一边约在腰下 5cm 处渐向前拉，见边缘后用同侧手捏住衣外面边缘，同法捏住另一侧。注意：手勿触及衣内面；然后双手在背后将边缘对齐，向一侧折叠，一手按住折叠处，另一手将腰带拉至背后压住折叠处，将腰带在背后交叉，回到前面打一活结（见图 5－4）
	◆脱隔离衣法
松带打结	解开腰带，在前面打一活结
解扣塞袖	解开两袖口，在肘部将部分衣袖塞入工作服袖内，以便于消毒双手
消毒双手	用刷手法消毒双手并擦干
解开领口	由领子中央顺着边缘向后解开领扣（污染的袖口不可触及衣领、面部和帽子）

续表 5－3

操作步骤	操作方法
脱袖退手	一手伸入另一侧袖口内，拉下衣袖遮住手，再用裹住的手握住另一衣袖的外面将袖拉下，两手在袖内对齐衣袖，并轮换从袖管中退出
持领挂衣	双手握住领子，将隔离衣两边对齐（若挂在半污染区，隔离衣的清洁面向外；若挂在污染区，则污染面朝外），挂在衣钩上（见图 5－5）
换衣处理	如脱下的隔离衣需要更换时，应清洁面向外，卷好投入污物袋中
处置洗手	用物分类处理，洗手

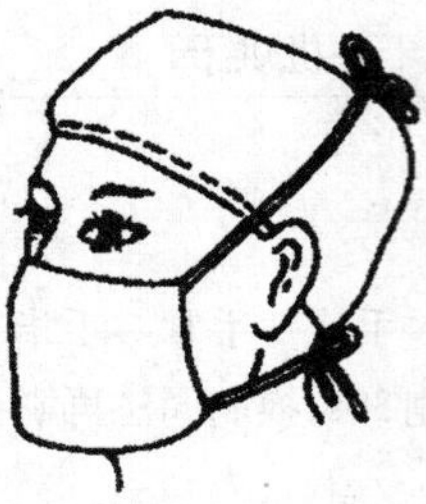

图 5－1　戴帽子、口罩法

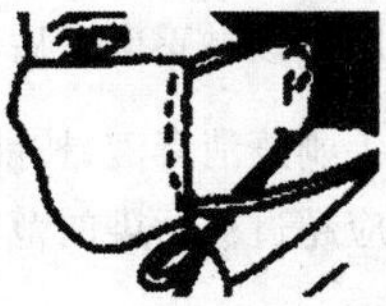

图 5－2　戴口罩法

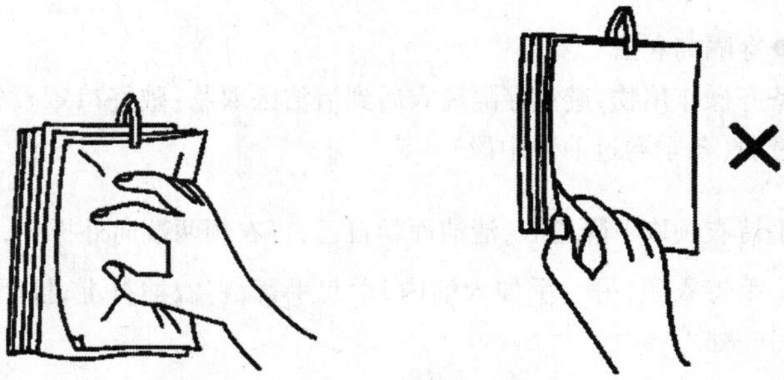

图 5－3　取用避污纸

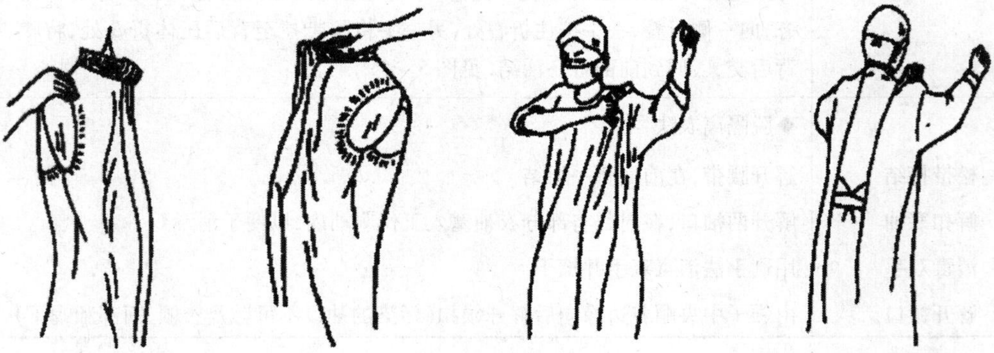

a　b　c　d

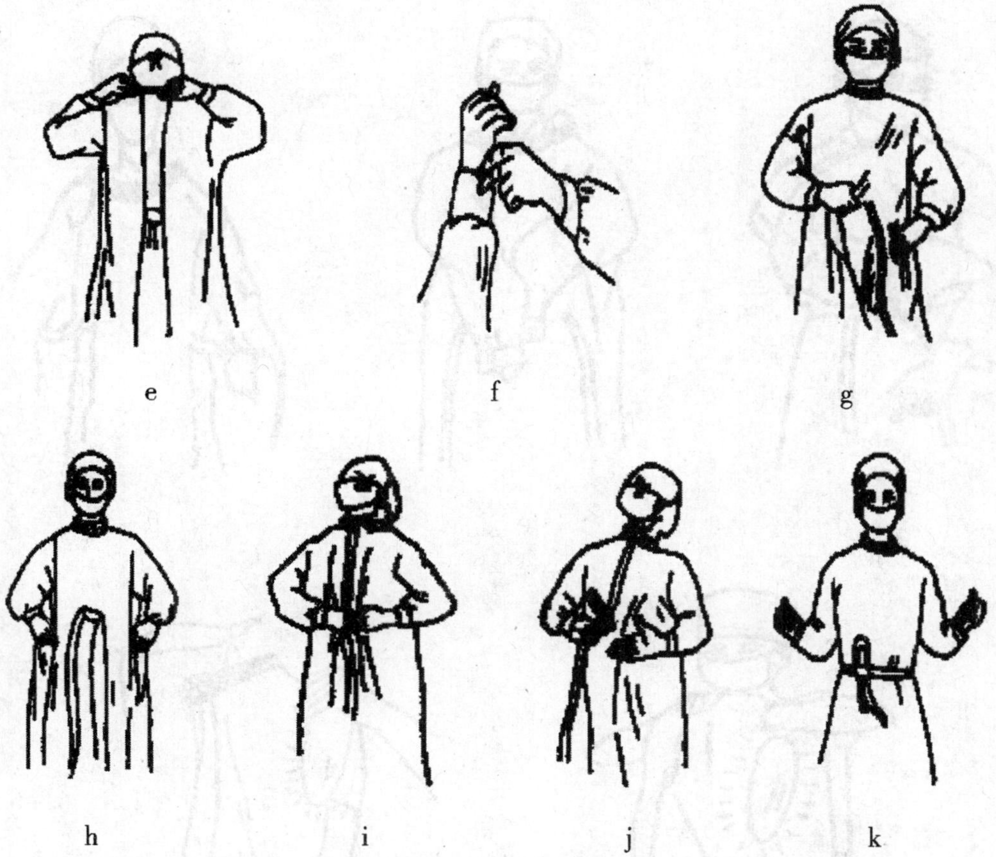

图5－4　穿隔离衣法

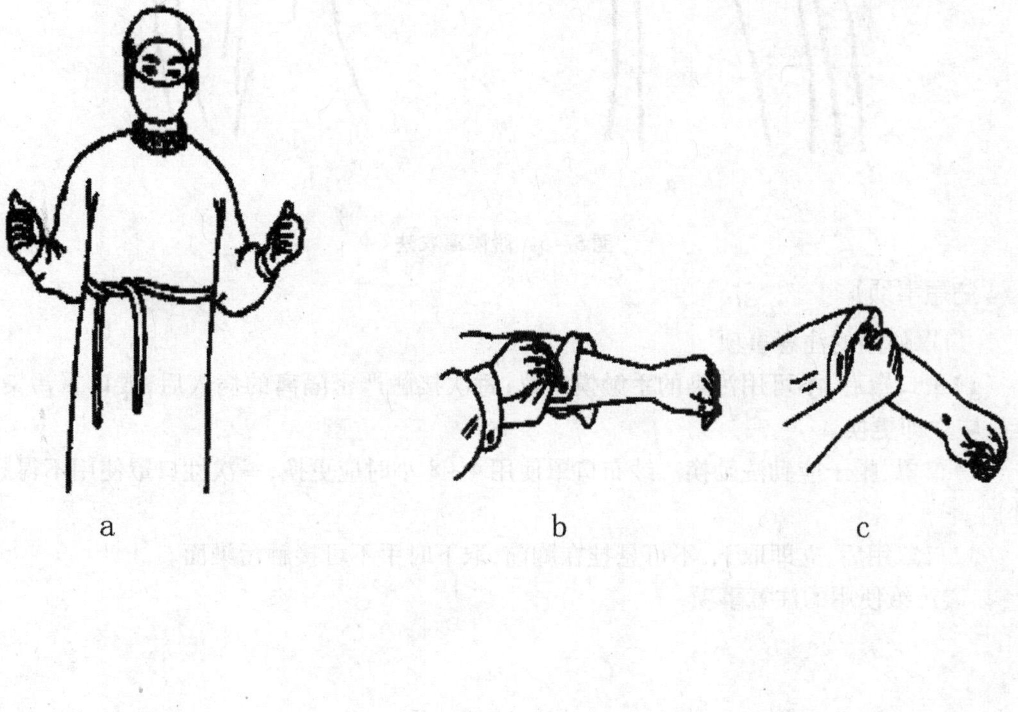

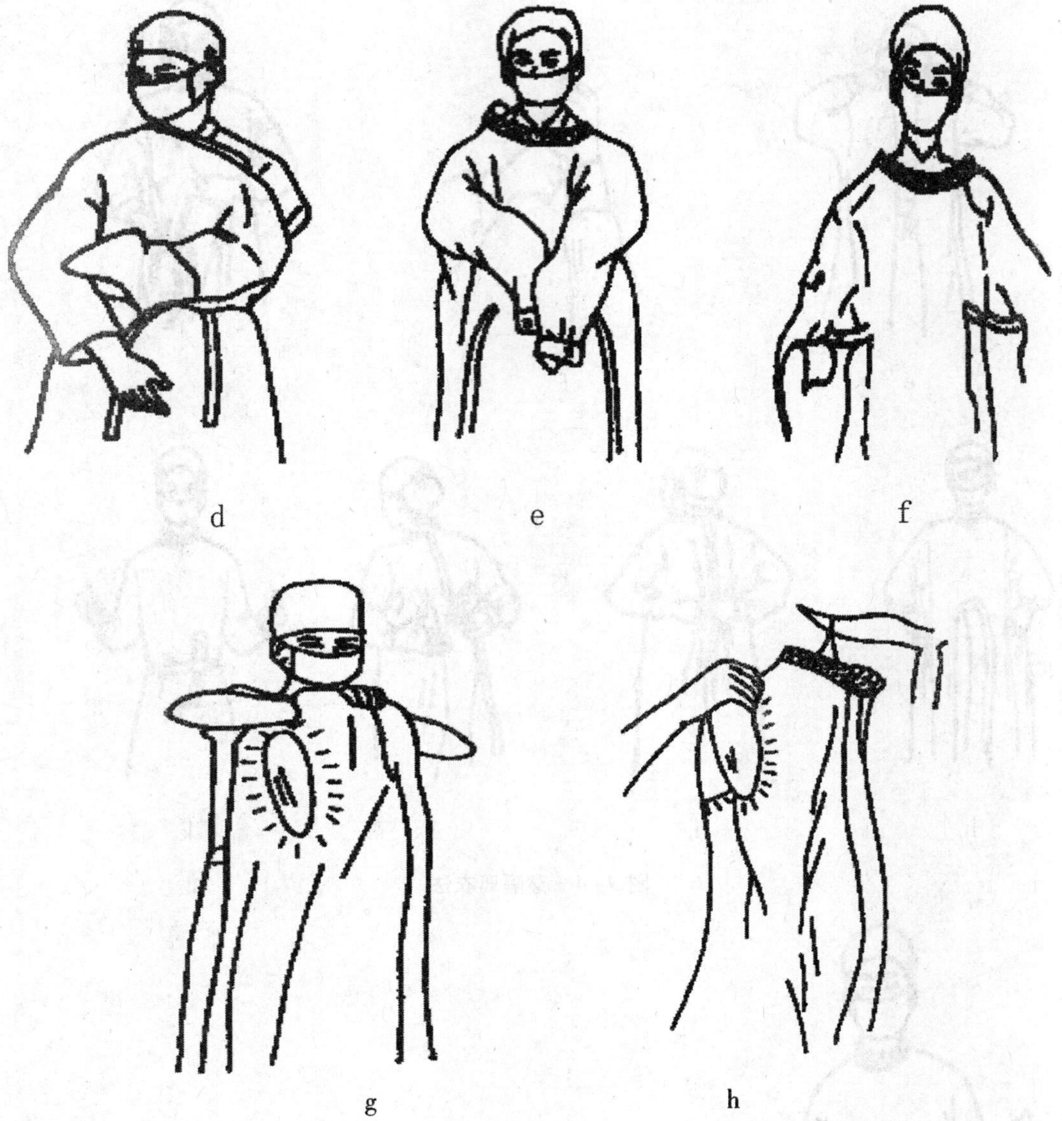

图5-5 脱隔离衣法

【注意事项】

1. 口罩使用的注意事项

(1)戴口罩后,不可用污染的手触摸口罩;每次接触严密隔离的病人后,或口罩污染、潮湿后,应立即更换。

(2)口罩、帽子应勤洗勤换。纱布口罩使用4~8小时应更换,一次性口罩使用不得超过4小时。

(3)口罩用后,立即取下,不可悬挂在胸前,取下时手不可接触污染面。

2. 避污纸使用的注意事项

(1)避污纸使用完毕随即丢入污物桶,集中焚烧处理。

(2)使用前和使用中应保持避物纸清洁,以防交叉感染。

3.手的清洁与消毒的注意事项

(1)洗手时身体勿靠近水池,以免隔离衣污染水池边缘或溅湿工作服。

(2)流水冲洗时,腕部要低于肘部,使污水从前臂流向指尖,避免水流入衣袖内。

(3)消毒液应每日更换,手刷及容器应每日消毒。

4.穿脱隔离衣的注意事项

(1)隔离衣长短要合适,需全部盖过工作服;有破洞则不可使用。

(2)隔离衣内面及衣领为清洁面(如反向隔离,则内面为污染面),穿脱时要注意避免污染。

(3)隔离衣挂在半污染区,清洁面向外;挂在污染区,则污染面向外。

(4)穿隔离衣后,只能在规定区域内活动,不得进入清洁区。

(5)隔离衣应每天更换,如有潮湿或被污染时,应立即更换。

任务评价

1.评价表 见隔离技术基本操作考核评分标准

2.思考题

(1)隔离种类有哪些?

(2)清洁区、半污染区、污染区是指哪些区域?包括哪些?

(3)李先生,28岁,因持续高热、相对缓脉、腹胀、便秘等拟诊为“伤寒”,请问:对此病人应采用何种隔离?护理操作中应遵守哪些隔离原则?其隔离措施有哪些?

隔离技术基本操作考核评分标准

班级:________ 学号:________ 学生姓名:________ 得分:________

项目总分	考核内容	分值	评分标准	扣分
评估 (10分)	1.光线适宜、整洁、宽敞、安全	3	少一项或不合格扣1分	
	2.根据传播途径采用相应的隔离措施	3	错或未做全扣	
	3.隔离衣的大小、长短,无破损、潮湿、放置的区域	4	错或少一项扣1分	
操作前准备 (10分)	1.仪表端庄,戴圆筒帽	2	少一项或不合格扣2分	
	2.操作前剪指甲、洗手,取下手表,卷袖过肘	5	少一项或不合格扣2分	
	3.用物备齐,放置有序合理	3	少一项扣1分	

续表

项目总分	考核内容	分值	评分标准	扣分
操作过程（60）	1.戴口罩			
	(1)取出清洁口罩，罩住口鼻，将上端两条带子系于头顶，下端带子系于颈后	3	少一项或答错扣2分	
	(2)系带松紧适宜，口罩的下半部遮住下颌	2	错或少一项扣2分	
	2.使用避污纸			
	(1)取避污纸时，从页面抓取	3	少一项或答错扣2分	
	(2)使用完毕随即丢入污物桶	2	错或少一项扣1分	
	3.穿隔离衣			
	(1)手持衣领取下隔离衣，清洁面朝自己	2	错或少一项扣1分	
	(2)将衣领两端向外折齐，露出袖内口	2	错或少一项扣1分	
	(3)一手持衣领，另一手伸入袖内，举起手臂，将衣袖抖上	2	错或少一项扣1分	
	(4)换手持衣领，依上法穿好另一袖	2	错或少一项扣1分	
	(5)由领子中央顺着边缘向后将领扣扣好，再扣好袖口	4	错或少一项扣2分	
	(6)松腰带活结，将隔离衣一边约在腰下5cm处渐向前拉，见边缘后用同侧手捏住衣外面边缘，同法捏住另一侧	4	错或少一项扣2分	
	(7)双手在背后将边缘对齐，向一侧折叠，一手按住折叠处，另一手将腰带拉至背后压体折叠处，将腰带在背后交叉，回到前面打一活结	3	错或少一项扣1分	
	4.脱隔离衣			
	(1)解开腰带，在前面打一活结	2	错或少一项扣1分	
	(2)解开两袖口，在肘部将衣袖塞入工作服袖内	3	错或少一项扣2分	
	(3)用手刷蘸消毒液，按前臂→腕部→手背→手掌→手指→指缝→指尖顺序刷洗，范围应超过被污染的范围，每只手刷30s，换刷同法再刷一通，共刷2分钟	4	错一项扣2分	
	(4)再用水冲净，用小毛巾自上而下擦干双手	2	错或少一项扣1分	
	(5)由领子中央顺着边缘向后解开领扣	4	错或少一1项扣2分	
	(6)一手伸入另一侧袖口内，拉下衣袖遮住手，再用裹住的手握住另一衣袖的外面将袖拉下	2	错或少一项扣1分	
	(7)两手在袖内对齐衣袖，并轮换从袖管中退出	2	错或少一项扣1分	
	(8)双手握住领子，将隔离衣两边对齐，挂在衣钩上	2	错或少一1项扣1分	
	5.取口罩			
	(1)解开口罩带子，取下口罩，将污染面向内折叠	2	错或少一项扣1分	
	(2)放入胸前小口袋或存放在小塑料袋内	2	错或少一项扣1分	
	(3)一次性口罩取下后弃于医疗污物桶内	2	错或少一项扣1分	
	6.用物分类处理，洗手	4	错或少一项扣2分	

续表

项目总分	考 核 内 容	分值	评 分 标 准	扣分
评价 (20 分)	1. 正确戴、脱口罩 2. 正确使用避污纸 3. 隔离观念强:清洁区、半污染区、污染区概念明确 4. 隔离衣领口、衣内面未污染 5. 隔离衣干燥,未潮湿 6. 操作熟练,动作轻稳,准确 7. 时间为 8min 8. 未污染环境及物品	3 2 2 2 2 4 2 3	错或污染一次扣 2 分 错或污染一次扣 2 分 污染或跨越一次扣 2 分 错或污染一次扣 2 分 错或污染一次扣 2 分 错或污染一次扣 2 分 超过 30s 扣 1 分 按实际情况给分	
总分 (100 分)		100		

任务六　病人清洁护理

清洁是人类最基本的生理需要之一。清洁可以去除身体的表面污垢，保护皮肤的防御功能，促进血液循环。同时，清洁还可以改善自我形象，使人拥有自信和自尊，感觉舒适、安全及心情轻松愉快。健康人都有能力满足自己的卫生需求，而患病或身体不适的人则需要协助。因此为使病人在住院期间身心处于最佳状态，做好病人的清洁卫生工作成为护士的重要职责之一。病人的清洁卫生内容包括口腔护理、头发护理、皮肤护理及晨晚间护理。护士在为病人提供清洁护理时，需与病人密切接触，有助于建立治疗性护患关系。同时，护士在清洁护理过程中应尽可能确保病人的独立性，保护病人的隐私，尊重病人并增进病人身心的舒适。

子任务一　口腔护理

【情景】

姜美云，女，37 岁，已婚，公务员，入院诊断为急性胰腺炎，暂禁食，病人神志清楚，精神较差，不方便自行刷牙，医嘱如下：

临时医嘱单

姓名：姜美云　　病室：普外科　　床号：15　　住院号：201301003

开始		医嘱内容	医师签名	执行时间	护士签名
日期	时间				
2013-10-3	8am	特殊口腔护理，st	王明		

护士王丽执行医嘱，准备为病人进行特殊口腔护理。

【任务目标】

1. 说出特殊口腔护理的目的、评估内容,独立完成其环境、用物和病人准备。

2. 能根据病人的口腔情况选择正确的漱口溶液。

3. 熟练完成特殊口腔护理操作,操作中尊重、关心、爱护病人,同时进行健康教育。

4. 说出活动义齿的清洁与护理。

5. 学会牙线剔牙法。

【任务评估】

1. 操作目的

(1)保持口腔清洁、湿润,去除口臭、牙垢,使病人舒适。

(2)增进食欲,保持口腔正常功能。

(3)观察口腔黏膜、舌苔、牙龈等处的变化及特殊的口腔气味,了解病情的动态变化。

2. 病人评估　年龄、意识、自理能力、对口腔清洁的需要、合作程度、口腔状况及 PH 值、有无活动义齿。对特殊口腔护理及口腔卫生的相关知识的了解情况。

3. 环境评估　病室整洁、安静、温湿度适宜、光线充足。

【任务演练准备】

1. 物品准备

(1)治疗盘内备:治疗碗(内有棉球数个、镊子、弯止血钳)、压舌板、漱口溶液、漱口杯(内盛温开水)、吸管、治疗巾、棉签、石蜡油、手电筒、PH 试纸、弯盘(昏迷病人另备开口器、拉舌钳)。

(2)外用药:按需准备。常用的有锡类散、新霉素、液状石蜡、冰硼散、西瓜霜、制霉素甘油等。

2. 场地准备　护理实训室,分 26 个演练小组,26 张模拟病床,模拟病人及口腔模型。环境整洁、安静,温湿度适宜、光线充足。

【相关理论知识】

(一)口腔护理的意义

口腔是病原菌、微生物侵入人体的主要途径之一。口腔的温度、湿度和食物残渣是微生物繁殖的良好条件。健康人由于机体抵抗力强,经常进行饮水、进食、漱口、刷牙等活动,对口腔中的细菌起到一定的清除、抑制作用,所以通常不会引起口腔问题。但是当机体患病时,抵抗力降低,饮水、进食、漱口、刷牙等活动减少,细菌在口腔内迅速繁殖,引起口腔的局部炎症、溃疡、口臭等,导致食欲减退、消化功能下降、疼痛等并发症以及一些社交心理障碍。因此,口腔护理是护理人员在临床工作的重要组成部分。

(二)一般口腔护理

1. 指导刷牙　彻底刷牙可以去除有利于细菌繁殖的食物碎屑,同时还可促进牙床部位的血液循环,是保持口腔健康的重要措施。指导病人每日早晨、晚上睡前刷牙,餐后漱口;睡前不应进食对牙有刺激性或腐蚀性的食物;减少食物中精制糖类及糖类(碳水化合物)的含量。

(1)刷牙用具选择:应选用外形较小,刷毛软硬适中,表面光滑的牙刷刷牙。牙刷应每隔3个月更换1次,在使用期间注意保持牙刷干燥、清洁。硬毛牙刷或已磨损的牙刷不仅清洁效果不佳,而且易导致牙齿磨损及牙龈损伤。牙膏应不具腐蚀性,且不宜常用一种,应轮换使用。

(2)刷牙方法:正确的方法是上下颤动刷牙法。将牙刷的毛面轻轻放于牙齿及牙龈沟上,刷毛与牙齿成45°,快速环形来回震颤,每次只刷2颗~3颗牙,刷完一处再刷临近部位。前排牙齿的内面,可用牙刷毛面的顶端震颤刷洗(见图6－1);刷牙齿咬合面时,刷毛与牙齿平行来回刷洗;刷洗牙齿后,再刷洗舌面。刷牙后应彻底漱口,清除口腔内的食物碎屑和残余的牙膏。

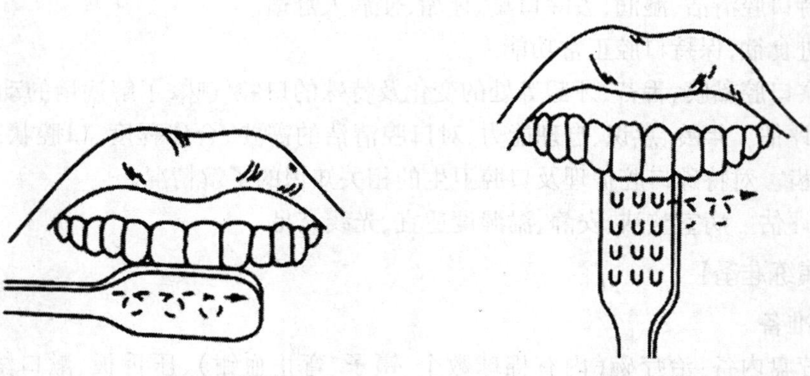

A. 牙齿外表面刷洗法　　B. 牙齿内侧面刷洗法

图6－1　刷牙方法

2. 牙线剔牙法　可清除牙齿间的牙菌斑,预防牙周病。协助清除口腔碎屑。尼龙线、丝线、涤纶线均可作牙线材料。将牙线缠绕于两手中指第一关节处,两手示指与拇指配合控制牙线,以拉锯式将牙线嵌入两齿间,然后用力弹出,每个牙缝反复数次,直至清洁为止(见图6－2)。使用牙线后,彻底漱口以清除口腔内的碎屑。

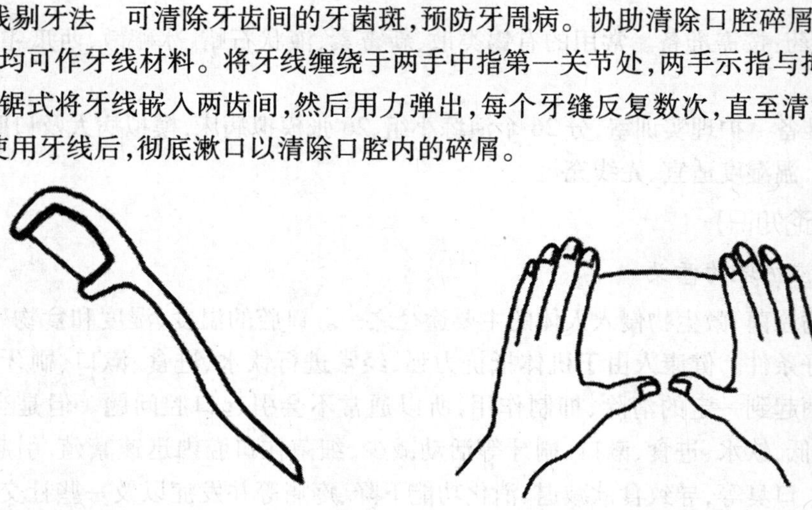

A. 牙签线　　B. 手置牙线法

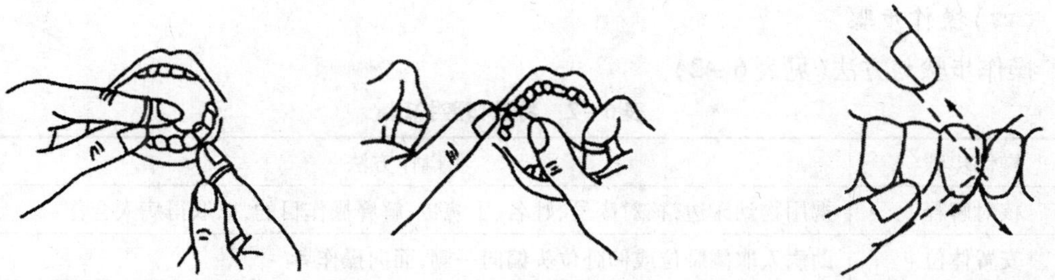

C. 拉锯式使用牙线清洁下牙　D. 拉锯式使用牙线清洁上牙　E. 将牙线用力弹出，每个牙缝反复数次

图 6－2　牙线剔牙法

3. 义齿的护理　使用义齿者应白天佩戴，以增进咀嚼功能，并保持良好的口腔外观。晚上将义齿取下，使牙床得以保养、休息。义齿放于盛有冷水的杯中，以防丢失和损伤，每日换水 1 次。义齿不可浸入热水中，不可用消毒液浸泡，以免变色、变形和老化。餐后应清洗义齿，其清洗的方法与刷牙方法相同，每次取下义齿后，可漱口，使用质软的尼龙小牙刷或纱布，刷洗口腔各处，清洗后协助病人戴上义齿。

(三) 口腔护理常用漱口溶液(见表 6－1)

表 6－1　常用漱口溶液

溶液名称	作用
0.9% 氯化钠溶液	清洁口腔、预防感染
1% ~3% 过氧化氢溶液	抗菌除臭
2% ~3% 硼酸溶液	酸性防腐剂，抑菌
1% ~4% 碳酸氢钠溶液	碱性药剂，用于真菌感染
0.02% 呋喃西林溶液	清洁口腔，广谱抗菌
0.1% 醋酸溶液	用于铜绿假单胞菌感染
0.01% 氯己定(洗必泰)	清洁口腔，广谱抗菌
0.08% 甲硝唑溶液	用于厌氧菌感染

【操作程序】

(一) 用物准备

备齐用物，按医院感染控制要求合理放于治疗车上、下层。注意生活垃圾桶和医用垃圾桶的区分。倒漱口溶液浸湿棉球，清点棉球数。

(二) 病人准备

清楚特殊口腔护理的目的、过程以及需要注意的问题，得病人和(或)家属的知情同意；协助排便排尿，取舒适卧位。

(三) 护士准备

仪表端庄、衣帽整齐，操作前洗手、戴口罩。

（四）操作步骤

操作步骤与方法（见表6-2）。

表6-2 特殊口腔护理

操作步骤	操作方法
核对解释	携用物到床边，核对床号、姓名、手腕带，解释操作目的，以取得病人合作
安置体位	助病人取侧卧位或仰卧位头偏向一侧，面向操作者
铺巾置盘	将治疗巾围于颌下，弯盘置口角旁（图6-3）
润唇漱口	取一个棉球湿润口唇，协助病人漱口
检查口腔	用手电筒检察口腔情况（有义齿者取下）
清洗口腔	擦洗对侧牙齿外侧面（由磨牙到门齿纵向擦洗），同法擦洗近侧 擦洗对侧牙齿上内侧面→上咬合面→下内侧面→下咬合面→颊部（弧形擦洗），同法擦洗近侧 擦洗上腭（由内向外Z字形擦洗） 擦洗舌面（由内向外Z字形擦洗），舌下
清点棉球	清点棉球数量，必须与备物时一致
漱口检查	协助病人漱口，擦净面部（昏迷病人禁忌漱口） 用手电筒检查口腔情况
涂外用药	必要时涂外用药
还原整理	协助病人取舒适体位 整理床单位
用物处理	用物按院感要求分类处理
洗手记录	洗手，脱口罩，记录

【注意事项】

1. 擦洗动作要轻，特别对凝血功能差的病人，防止碰伤黏膜和牙龈。

2. 昏迷病人禁止漱口，用张口器时从臼齿处放入，血管钳夹棉球不可过湿，以防止因水分过多造成误吸。操作前后清点棉球，防止棉球遗留口腔。

3. 操作中要随时询问病人感受，如棉球的干湿程度，止血钳操作时是否产生不适，体位是否舒适，有无其他要求等。

4. 对使用抗生素者应特别注意观察口腔黏膜有无真菌感染。

5. 传染病病人按隔离原则处理。

6. 漱口溶液应根据病人口腔状况选择。

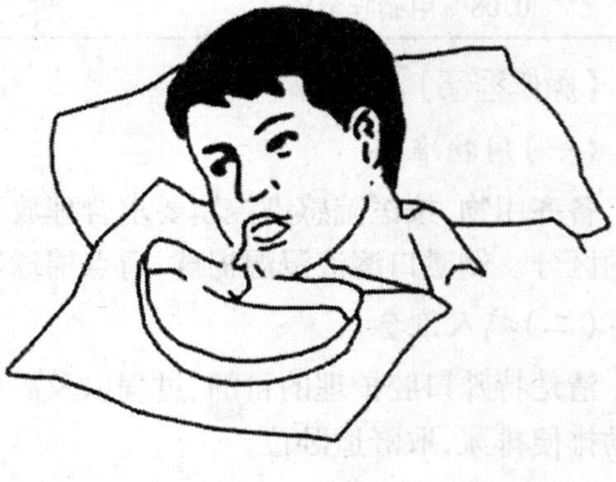

图6-3 治疗巾围于颌下，弯盘置于口角旁

7. 擦洗硬腭及舌面时，勿触及咽部，以免引起恶心。

任务评价

1. 评价表　见口腔护理考核评分标准

2. 思考题

(1)给昏迷病人做口腔护理还需要哪些用物,要注意什么?

(2)对长期应用激素、抗生素者做口腔护理要注意观察什么?应选用什么漱口溶液?

(3)给凝血功能差的病人做口腔护理时要注意什么?

口腔护理考核评分标准

班级:________　学号:________　学生姓名:________　得分:________

项目总分	考　核　内　容	分值	评 分 标 准	扣分
评估 (10 分)	1. 转抄医嘱并核对	2	错或未做全扣	
	2. 核对床号、姓名及腕带(了解病情、意识)	3	错或少一 1 项扣 1 分	
	3. 评估口腔情况及有无活动义齿,测 PH 值	3	错或少一项扣 1 分	
	4. 问二便,按需要给予便盆器	2	错或少一项扣 1 分	
操作前准备 (10 分)	1. 仪表端庄,衣帽整齐	2	按实际情况给分	
	2. 操作前洗手、戴口罩	2	少一项或不合格扣 1 分	
	3. 用物备齐,放置有序合理	2	一项不齐扣 1 分	
	4. 选择的漱口液及棉球数符合要求(清点棉球)	2	错或未做全扣	
	5. 环境安静、整洁、舒适、光线充足	2	按实际情况给分	
操作过程 (60)	1. 清洗口腔前			
	(1)再次核对床号、姓名及腕带	3	少一项扣 1 分	
	(2)解释口腔护理的目的,取得病人的配合	3	错全扣	
	(3)助病人取侧卧位或仰卧位头偏向一侧,面向操作者	2	少一项扣 1 分	
	(4)将治疗巾围于颌下,弯盘置口角旁	3	错或未做全扣	
	(5)湿润口唇	2	不符合要求全扣	
	(6)观察口腔(有义齿者取下)	2	操作不对全扣	
	(7)助病人漱口(昏迷病人禁忌漱口)	2	操作不对全扣	
	2. 清洗口腔			
	(1)擦洗对侧牙齿外侧面(由磨牙到门齿纵向擦洗),同法擦近侧	6	擦洗方法不对或只擦一侧扣 3 分	
	(2)擦洗对侧牙齿上内侧面→上咬合面→下内侧面→下咬合面→颊部(弧形擦洗),同法擦近侧	12	不符合要求或只擦一侧扣 6 分	

续表

项目总分	考核内容	分值	评分标准	扣分
操作过程（60）	(3)擦洗上腭(由内向外Z字形擦洗) (4)擦洗舌面(由内向外Z字形擦洗),舌下 (5)清点棉球 (6)再次漱口,擦净面部(昏迷病人禁忌漱口) (7)观察口腔情况 (8)处理口腔溃疡及口唇干裂等 3.操作后 (1)协助病人取舒适体位,整理床单位 (2)整理用物,分类处理 (3)洗手、记录	3 3 5 3 3 2 2 2 2	方法不对扣2分 方法不对扣2分 未做全扣 按实际情况给分 按实际情况给分 按实际情况给分 按实际情况给分 按实际情况给分 错或未做全扣	
评价（20分）	1.态度认真,擦洗动作轻柔、准确、整体性好 2.昏迷病人开口器使用正确 3.棉球湿度适宜,擦洗方法正确 4.压舌板、止血钳、镊子使用正确 5.无棉球遗留在口腔内 6.关心病人,沟通技巧良好 7.相关知识熟悉 8.时间为7分钟	2 2 2 5 3 2 2 2	按实际情况给分 错或不规范全扣 按实际情况给分 不规范全扣 有遗留全扣 按实际情况给分 按实际情况给分 超过30秒以上扣1分	
总分（100分）		100		

子任务二　床上梳发

【情景】

张红玲,女,47岁,已婚,工人,因心绞痛入院,需要卧床休息,为一级护理。护士李敏巡视病房,发现5床病人张红玲,是长发,头发较乱,准备为其进行床上梳发。

【任务目标】

1.说出床上梳发的目的、评估内容,独立完成其环境、用物和病人准备。

2.能根据病人的头发情况选择正确的用物。

3.熟练完成床上梳发的护理操作,操作中动作轻柔,和病人有效沟通,关爱病人。

4.注意保持床单位及病房的整洁。

【任务评估】

1. 操作目的

(1)按摩头皮,促进血液循环。

(2)使病人清洁、舒适、美观,促进身心健康。

(3)维护病人的自尊和自信,建立良好的护患关系。

2. 病人评估　年龄、意识、自理能力、心理状态、合作程度、头发的生长状态、长度、清洁度。对床上梳发的认知。

3. 环境评估　病室整洁、安静、温湿度适宜。

【任务演练准备】

1. 物品准备　梳子、治疗巾、纸袋、30%乙醇、必要时备发夹和橡皮筋、治疗盘、治疗车。

2. 场地准备　护理实训室,分26个演练小组,26张模拟病床。环境整洁、安静,光线充足。

【操作程序】

(一)用物准备

备齐用物,按医院感染控制要求合理放于治疗车上、下层。注意生活垃圾桶和医用垃圾桶的区分。

(二)病人准备

清楚床上梳发的目的、过程以及需要注意的问题,取得病人和(或)家属的知情同意。

(三)护士准备

仪表端庄、衣帽整齐,操作前洗手、戴口罩。

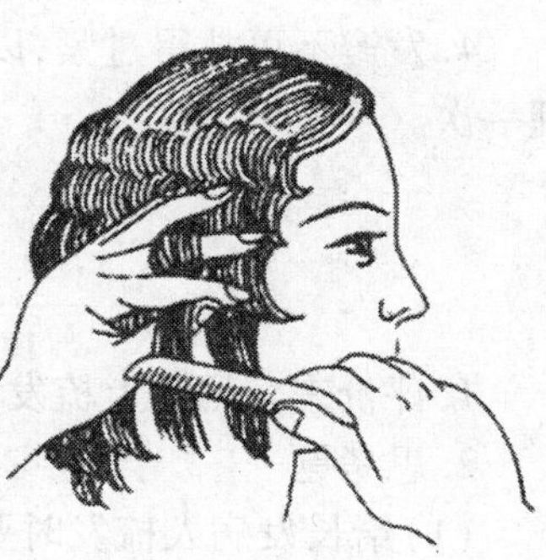

图6-4　梳发法

(四)操作步骤

操作步骤与方法(见表6-3)。

表6-3　床上梳发

操作步骤	操作方法
核对解释	携用物到病人床边,核对床号、姓名、手腕带,解释操作目的,取得病人配合
安置体位	对卧床病人,铺治疗巾于枕头上,协助病人头转向一侧(对可坐起的病人,协助病人坐起,铺治疗巾于肩上)
梳理头发	将头发从中间梳向两边 左手握住一股头发,由发梢逐渐梳到发根 长发或遇有打结时,可将头发绕在食指上,慢慢梳理(见图6-4),如头发已纠集成团,可用30%乙醇溶液湿润后,再小心梳顺;同法梳理另一边 根据病人需要编辫或扎成束

续表 6-3

操作步骤	操作方法
清理还原	将脱落头发置于纸袋中,撤下治疗巾 协助病人取舒适体位,整理床单位 整理用物,分类处理
洗手记录	洗手、记录

【注意事项】

1. 采用圆钝齿的梳子,烫发者或头发较多者可选用齿间距较宽的梳子,以防损伤头皮。

2. 观察头皮及头发情况,发现头皮感染、头皮屑过多及有寄生虫等情况,应立即报告医生。

3. 避免强行梳拉,造成病人疼痛。

4. 发辫不可扎得过紧,以免阻碍血液循环或造成病人疼痛,每天至少将发辫松开重新梳理一次。

任务评价

1. 评价表　见床上梳发考核评分标准

2. 思考题

(1)给长发病人梳发时要注意什么?

(2)梳发时遇到头发打结,如何处理?

(3)梳发后,脱落的头发怎么处理?

床上梳发考核评分标准

班级:__________　学号:__________　学生姓名:__________　得分:__________

项目总分	考核内容	分值	评分标准	扣分
评估 (10分)	1. 核对床号、姓名及手腕带(了解病情、意识) 2. 解释床上梳发的目的,取得病人的配合 3. 评估病人头发情况 4. 询问病人是否需要排尿或排便,有无其他需要	3 3 2 2	错或少一项扣1分 按实际情况给分 错或未做全扣 错或未做全扣	
操作前准备 (10分)	1. 仪表端庄,衣帽整齐 2. 操作前洗手、戴口罩 3. 用物备齐,放置有序合理 4. 环境安静、整洁、舒适	2 2 3 3	少一项或不合格扣1分 少一项或不合格扣1分 一项不齐扣1分 按实际情况给分	

续表

项目总分	考　核　内　容	分值	评分标准	扣分
操作过程(60)	1. 梳发前			
	(1)携用物至床旁	3	错或未做全扣	
	(2)再次核对床号、姓名及手腕带	4	错或少一项扣1分	
	(3)对卧床病人,铺治疗巾于枕头上,协助病人头转向一侧(对可坐起的病人,协助病人坐起,铺治疗巾于肩上)	5	按实际情况给分	
	2. 梳发			
	(1)将头发从中间梳向两边	5	操作方法不对全扣	
	(2)左手握住一股头发,由发梢逐渐梳到发根	6	操作方法不对全扣	
	(3)长发或遇有打结时,可将头发绕在示指上,慢慢梳理,如头发已纠集成团,可用30%乙醇溶液湿润后,再小心梳顺;同法梳理另一边	10	不符合要求或只梳一侧扣5分	
	(4)根据病人需要编辫或扎成束	10	按实际情况给分	
	3. 操作后			
	(1)将脱落头发置于纸袋中,撤下治疗巾	5	按实际情况给分	
	(2)协助病人取舒适体位,整理床单位	4	按实际情况给分	
	(3)整理用物,分类处理	4	按实际情况给分	
	(4)洗手、记录	4	错或少做一项扣2分	
评价(20分)	1. 举止端庄,作风严谨	2	按实际情况给分	
	2. 态度认真,梳发动作轻柔、准确、整体性好	5	按实际情况给分	
	3. 关心病人,沟通技巧良好	5	按实际情况给分	
	4. 相关知识熟悉	5	按实际情况给分	
	5. 时间为7分钟	3	超过30秒以上扣1分	
总分(100分)		100		

子任务三　床上洗发

【情景】

赵刚勇,男,43岁,已婚,警察,下肢骨折,已卧床治疗一周,现诉头痒,不方便自己洗发,医嘱如下:

临时医嘱单

姓名:赵刚勇　　病室:骨科　　床号:33　　住院号:201301218

开始		医嘱内容	医师签名	执行时间	护士签名
日期	时间				
2013-12-26	4pm	床上洗发,st	李华		

护士王美玲执行医嘱,准备为病人进行床上洗发。

【任务目标】

1. 说出床上洗发的目的、评估内容,独立完成其环境、用物和病人准备。

2. 熟练完成床上洗发的操作程序,操作中注意观察病人病情,保暖,避免水溅入眼、耳内。

3. 动作轻柔,关心病人,关注病人舒适。护患沟通有效。

【任务评估】

1. 操作目的

(1)清除头皮屑和污垢,保持头发清洁,使病人舒适,促进身心健康。

(2)按摩头皮,促进血液循环,促进头发的生长和代谢。

(3)建立良好的护患关系。

2. 病人评估　年龄、意识、自理能力、心理状态、合作程度、治疗情况,头发及周围皮肤情况。对床上洗发及头发清洁卫生知识的了解程度。

3. 环境评估　病室整洁、明亮、关闭门窗,调节室温至24℃ ±2℃,必要时进行遮挡。

【任务演练准备】

1. 物品准备　马蹄形垫、橡胶单、大毛巾、毛巾、洗发液、别针、纱布(或眼罩)、不吸水棉球、纸袋、弯盘,水桶,水桶(内盛40℃ ~45℃热水)、水杯、电吹风、梳子、护肤霜(按需备)。

2. 场地准备　护理演示教室整洁、安静、光线充足。

【操作程序】

(一)用物准备

备齐用物,按医院感染控制要求合理放于治疗车上、下层。

(二)病人准备

清楚床上洗发的目的、过程以及需要注意的问题,取得病人和(或)家属的知情同意;协助排便排尿,取舒适卧位等。

(三)护士准备

仪表端庄、衣帽整齐,操作前洗手、戴口罩。

(四)操作步骤

操作步骤与方法(见表6-4)。

表6－4　床上洗发

操作步骤	操作方法
核对解释	携用物到病人床边，核对床号、姓名、手腕带，解释操作目的，取得病人配合
移开桌椅	移开床旁桌椅，用物放于方便取用之处
	◆马蹄形垫洗发
	垫小橡胶单及浴巾于枕上，松开病人衣领向内反折，将毛巾围于颈部，用别针固定
安置体位	协助病人斜角仰卧，移枕于肩下，病人屈膝，可垫枕于两膝下，使病人体位舒适
置洗头器	置马蹄形垫于病人后颈部，头置于槽中，马蹄形垫的开口下方放一污桶接污水盆（见图6－5）
塞耳遮眼	用棉球塞住双耳，纱布遮盖双眼或嘱病人闭上眼睛
清洗头发	将水壶内的热水倒入量杯内，先用少许热水于病人头部试温，询问病人感觉，再用水充分湿润头发 倒洗发液于掌中，涂遍头发，反复揉搓头发，同时用指腹轻轻按摩头皮，力量适中 冲洗头发，至洗净为止 解颈部毛巾，擦去头发上的水分 去除耳内棉球及遮盖纱布，用毛巾包好头发，擦干面部
撤洗头器	一手托住头部，一手撤去马蹄形垫
擦干头发	将枕、橡胶单、大毛巾一并自肩下移至床头正中，协助病人仰卧位于枕上解下包裹头的毛巾，再用大毛巾擦干或电吹风吹干
梳理头发	梳理成形，梳去脱落的头发置于弯盘中
整理还原	协助病人取舒适卧位，整理床单位 整理用物、分类处理
洗手记录	洗手、记录
	◆扣杯式洗发 取脸盆一只，盆底放一块毛巾，倒扣一只搪瓷杯，杯上垫一块4折的毛巾，外裹一隔水薄膜固定，将病人头部枕于毛巾上（见图6－6a） 脸盆内置一橡胶管，下接污水桶，利用虹吸原理，将污水引进污水桶内（见图6－6b） 其它操作步骤及方法同马蹄形垫洗发
	◆洗头车洗发 将洗头车置于床头侧边，安置病人斜角仰卧或侧卧，头部枕于洗头车的头托上或将接水盘置于病人头下（见图6－7） 其它操作步骤及方法同马蹄形垫洗发

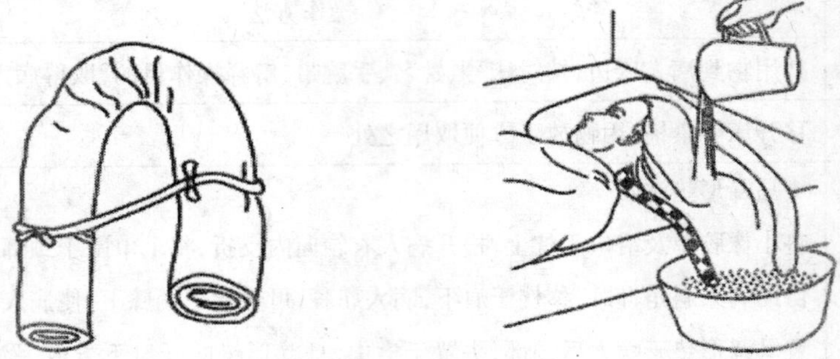

图6－5　马蹄形垫洗发法

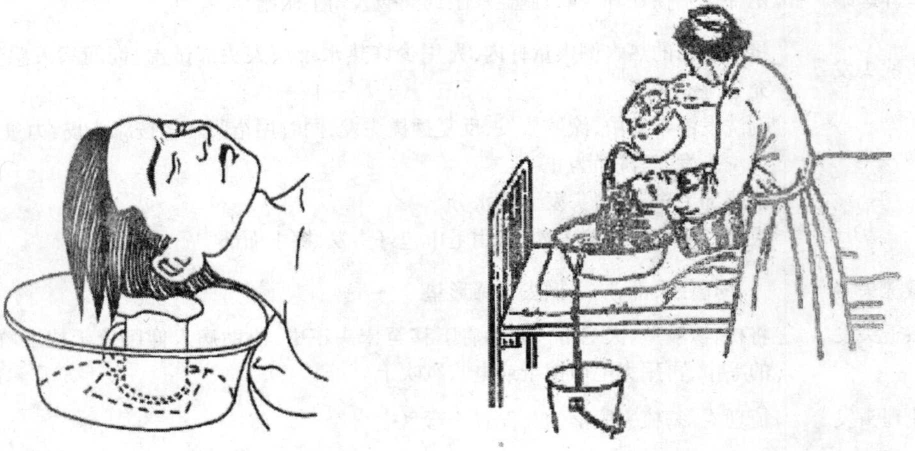

a　　　　b

图6－6　扣杯式洗发法

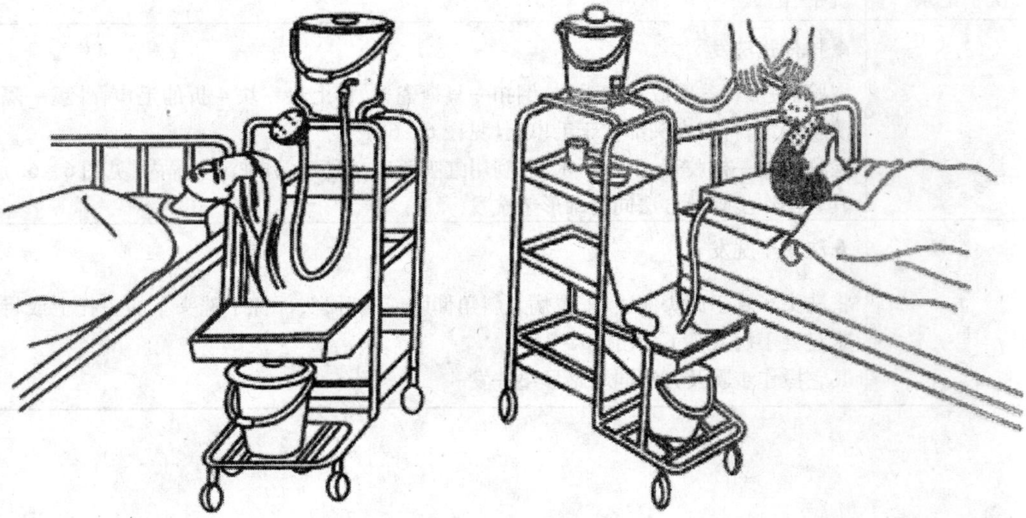

图6－7　洗头车洗发法

【注意事项】

1. 注意保暖,同时避免水溅入眼、耳内。

2. 洗发时间不宜过长,以防头部充血和疲劳,引起不适。

3. 洗发过程中,随时观察病情变化,如面色、脉搏、呼吸等,有异常情况出现应立即停止操作,给予处理。

4. 极度衰弱病人,不宜洗发。

任务评价

1. 评价表　见床上洗发考核评分标准

2. 思考题

(1)床上洗发的目的是什么?

(2)洗发过程中如何避免水溅入眼、耳内?

(3)床上洗发的操作中,哪些措施能避免病人受凉?

床上洗发考核评分标准

班级:________　学号:________　学生姓名:________　得分:________

项目总分	考核内容	分值	评分标准	扣分
评估 (10分)	1. 核对床号、姓名及手腕带 2. 了解病人病情及治疗情况,头发及周围皮肤情况,自理能力 3. 解释床上洗发的目的,取得病人的配合 4. 问二便,按需给予便器	3 3 2 2	错或少一项扣1分 错或少一项扣1分 错或少一项扣1分 错或未做全扣	
操作前准备 (10分)	1. 仪表端庄,衣帽整齐 2. 操作前洗手、戴口罩 3. 用物备齐,放置有序合理 4. 关闭门窗,调节室温,屏风遮挡	2 3 3 2	不合格全扣 少一项或不合格扣2分 一项不齐扣1分 按实际情况给分	

续表

项目总分	考 核 内 容	分值	评分标准	扣分
操作过程（70分）	1. 洗发前			
	(1)携用物至病床旁，再次核对床号、姓名及手腕带	3	错或少一项扣1分	
	(2)移开床旁桌椅，用物放于方便取用之处	2	按实际情况给分	
	(3)垫橡胶单及大毛巾于枕上	2	错或少一项扣1分	
	(4)松开衣领向内反折，毛巾围于颈部，以别针固定	2	按实际情况给分	
	(5)协助病人斜角仰卧，移枕头于肩下	3	按实际情况给分	
	(6)将洗头器垫于病人后颈部，头置于槽中或置马蹄形垫于病人后颈部，下接污水筒	6	按实际情况给分	
	(7)用棉球塞住双耳	3	未做全扣	
	(8)用纱布遮盖双眼或嘱病人闭上眼睛	3	未做全扣	
	2. 洗发			
	(1)试水温，询问病人是否合适	3	未做全扣	
	(2)用水充分湿润头发	4	按实际情况给分	
	(3)倒洗发液于掌中，涂遍头发，反复揉搓头发，同时用指腹轻轻按摩头皮，力量适中	8	按实际情况给分	
	(4)冲洗头发，至洗净为止	3	按实际情况给分	
	(5)解颈部毛巾，擦去头发上的水分	3	按实际情况给分	
	(6)去除耳内棉球及遮盖纱布，毛巾包好头发，擦干面部	3	按实际情况给分	
	3. 洗发后			
	(1)一手托住头部，一手撤去马蹄形垫	4	按实际情况给分	
	(2)将枕、橡胶单、大毛巾一并自肩下移至床头正中，协助病人仰卧位于枕上	5	按实际情况给分	
	(3)解下包裹头的毛巾，再用大毛巾擦干或电吹风吹干	4	错或未做全扣	
	(4)梳理成形，梳去脱落的头发置于弯盘中	3	错或未做全扣	
	(5)协助病人取舒适体位，整理床单位	2	未做全扣	
	(6)整理用物，分类处理	2	未做全扣	
	(7)洗手、记录	2	少一项扣1分	
评价（10分）	1. 举止端庄，作风严谨	2	按实际情况给分	
	2. 关心病人，关注病人舒适，护患沟通有效	2	按实际情况给分	
	3. 程序正确，操作规范，动作熟练，注意安全	4	错或不规范全扣	
	4. 时间为20分钟	2	超过1分钟以上扣1分	

续表

项目总分	考　核　内　容	分值	评 分 标 准	扣分
总分 (100 分)		100		

子任务四　头虱及虮灭除

【情景】

刘明,男,21 岁,农民,入院后主诉头部很痒,医生检查后发现病人有头虱,医嘱如下:

临时医嘱单

姓名:刘明　　病室:内一科　　床号:19　　住院号:201300902

开始		医嘱内容	医师签名	执行时间	护士签名
日期	时间				
2013-9-14	4pm	灭头虱,st	孙钧		

护士喻小庆执行医嘱,准备为病人进行灭头虱。

【任务目标】

1. 说出灭头虱的目的、评估内容,独立完成其环境、用物和病人准备。
2. 能够正解配制灭虱的药液。
3. 熟练完成灭头虱的操作,操作中做好隔离技术,防止虱、虮传播。
4. 注意保护病人隐私,维护病人的自尊。

【任务评估】

1. 操作目的

(1)消灭头虱、虮,使病人舒适。

(2)预防人群间相互传染和预防某些传染病。

2. 病人评估　年龄、意识、自理能力、心理状态、合作程度,头发多少、长短及虱、虮的分布情况,有无头皮损伤。对灭头虱、虮及头发清洁卫生知识的了解程度。

3. 环境评估　病室整洁、明亮。关闭门窗,调节室温至 24℃ ±2℃,屏风遮挡。

【任务演练准备】

1. 物品准备　治疗盘、洗发用物、治疗巾、治疗碗内盛灭虱药液、纱布、塑料帽子、篦子(齿间嵌少许棉花)、隔离衣、布口袋、纸、清洁衣裤和被服。

2. 场地准备　护理示教室整洁、安静、光线充足。

【相关理论知识】

虱是一种寄生虫,常寄生于人体的一些有毛发的部位。根据寄生的部位不同,可分为头虱、体虱、阴虱。虱由接触传染,寄生于人体后,可致局部皮肤发痒,抓破皮肤后,可引起皮肤感染,还可传播流行性斑疹伤寒、回归热等疾病。发现病人身上有虱、虮,应立即进行灭虱、虮处理。

常用灭虱药液有以下几种:

1. 30%含酸百部酊　取百部30g放入瓶中,加入50%乙醇或65°白酒100ml,再加纯乙酸1ml,装瓶中盖严,48小时后制成此药液。

2. 百部含酸煎剂　取百部30g,加水500 ml煎煮30分种,以双层纱布过滤,并挤出药渣中的药液,将药渣再加水500 ml煎煮30 分钟,再过滤后挤出药液,将两次药液混合并煎至100 ml,冷却后加入纯乙酸1ml(或食醋30ml)即可。

3. 灭虱香波　市场有售,其成分主要为1%二氯苯醚菊酯。

【操作程序】

(一)用物准备

备齐用物,按医院感染控制要求合理放于治疗车上、下层。

(二)病人准备

清楚灭头虱的目的、过程以及需要注意的问题,取得病人和(或)家属的知情同意;协助排便排尿,取舒适卧位。

(三)护士准备

仪表端庄、衣帽整齐,操作前洗手、戴口罩。

(四)操作步骤

操作步骤与方法(见表6-5)。

表6-5 头虱及虮灭除

操作步骤	操作方法
核对解释	携用物到病人床边,核对床号、姓名、手腕带,解释操作目的,取得病人配合
穿隔离衣	护士穿隔离衣、戴手套 按洗头法作好准备
灭虱除虮	将头发分为若干小股,用纱布蘸灭虱液,按顺序擦遍头发 用手揉搓,使之浸透全部头发,反复揉搓10分钟后戴帽子,包住头发 24小时后,取下帽子,用篦子篦去死虱和虮 洗发
更衣整理	为病人更换衣裤被服,将污衣裤和被服放入布口袋内 协助病人取舒适体位,整理床单位

续表 6 – 5

操作步骤	操作方法
灭虱后处理	病人用过的布类和接触过的隔离衣均应装入袋内，扎好袋口送高压灭菌 篦子上除下的棉花用纸包好焚烧 梳子和篦子消毒后刷净
洗手记录	洗手、记录

【注意事项】

1. 防止灭虱 、虮的药液污染面部及眼睛，必要时面部盖以毛巾。
2. 灭虱 、虮过程中注意观察病人局部及全身反应。
3. 严格执行消毒隔离制度，防止医院感染发生。
4. 注意保护病人隐私，维护病人的自尊。

任务评价

1. 评价表　见头虱及虮灭除考核评分标准
2. 思考题
(1) 灭虱的常用药液如何配制？
(2) 为了防止虱、虮传播，灭头虱的操作过程中要做好哪些消毒隔离措施？
(3) 如何对有头虱的病人进行健康教育？

头虱及虮灭除考核评分标准

班级：________　学号：________　学生姓名：________　得分：________

项目总分	考　核　内　容	分值	评 分 标 准	扣分
评估 (10 分)	1. 核对床号、姓名及手腕带	3	错或少一项扣 1 分	
	2. 解释头虱及虮灭除的目的，取得病人的配合	2	错或少一项扣 1 分	
	3. 评估病人病情，头发情况，确定灭虱方法及用物	3	错或未做全扣	
	4. 询问病人是否需要排尿或排便，有无其他需要	2	错或未做全扣	
操作前准备 (10 分)	1. 仪表端庄，衣帽整齐	2	按实际情况给分	
	2. 操作前洗手、戴口罩	3	少一项或不合格扣 2 分	
	3. 用物备齐，放置有序合理	3	一项不齐扣 1 分	
	4. 关闭门窗，调节室温，屏风遮挡	2	按实际情况给分	

续表

项目总分	考　核　内　容	分值	评分标准	扣分
操作过程（70）	1. 灭虱前			
	（1）携用物至床旁	2	错或未做全扣	
	（2）再次核对床号、姓名及手腕带	3	错或少一项扣1分	
	（3）护士穿隔离衣、戴手套	10	按实际情况给分	
	2. 灭虱			
	（1）按洗头法作好准备	10	按实际情况给分	
	（2）将头发分为若干小股，用纱布蘸灭虱液，按顺序擦遍头发	10	按实际情况给分	
	（3）用手揉搓，使之浸透全部头发，反复揉搓10分钟后戴帽子，包住头发	8	操作方法不对全扣	
	（4）24小时后（口述），取下帽子，用篦子篦去死虱和虮	5	操作方法不对全扣	
	（5）洗发	7	按实际情况给分	
	3. 灭虱后			
	（1）为病人更换衣裤被服，将污衣裤和被服放入布口袋内	5	按实际情况给分	
	（2）协助病人取舒适体位，整理床单位	2	按实际情况给分	
	（3）病人用过的布类和接触过的隔离衣均应装入袋内，扎好袋口送高压灭菌	2	按实际情况给分	
	（4）篦子上除下的棉花用纸包好焚烧	2	按实际情况给分	
	（5）梳子和篦子消毒后刷净	2	错或未做全扣	
	（6）洗手、记录	2	错或未做全扣	
评价（10分）	1. 举止端庄，作风严谨	2	按实际情况给分	
	2. 态度认真，动作轻柔、准确、整体性好	2	按实际情况给分	
	3. 关心病人，沟通技巧良好	2	按实际情况给分	
	4. 相关知识熟悉	2	按实际情况给分	
	5. 时间为20分钟	2	超过1分钟以上扣1分	
总分（100分）		100		

子任务五　沐浴法

皮肤具有保护机体、调节体温、吸收、分泌、排泄及感觉等功能。完整的皮肤具有天然的屏障作用，可避免微生物入侵。皮肤的新陈代谢迅速，其排泄的废物有皮脂、汗液、脱落的表皮碎屑等，能与外界微生物及尘埃结合形成污垢，粘附于皮肤表面，如不及时清除，可刺激皮肤，造成皮肤搔痒，降低皮肤抵抗力，以致破坏其屏障作用，成为微生物入侵门户，造成各种感染。定期进行皮肤护理，可促进皮肤的血液循环，增强皮肤的排泄功能，维持机体皮肤的完整性，满足病人舒适、清洁的需要，达到顶防感染和压疮等并发症发生的目的。

【情景】

朱广辉，男，55 岁，入院诊断为糖尿病，现病情稳定，生活能自理。护士王梦萍巡视病房时闻其身上有汗味，准备协助病人进行沐浴。

【任务目标】

1. 说出沐浴的目的、评估内容，独立完成其环境、用物和病人准备。

2. 能根据病人的需要与病情选择沐浴的方式、时间。

3. 熟练完成协助病人沐浴的操作，注意病人安全与保暖，做好解释、观察。

4. 能说出病人在沐浴时可能出现的意外情况，并能做出相应的处理。

【任务评估】

1. 操作目的

(1) 清除污垢，保持皮肤清洁、干燥，使病人舒适。

(2) 促进皮肤的血液循环，增强皮肤的排泄功能，预防皮肤感染和压疮等并发症的发生。

(3) 观察病人皮肤情况有无异常，为临床诊治提供依据。

(4) 使肌肉放松，维持良好的精神状态。

2. 病人评估　年龄、意识、自理能力、心理状态、合作程度，皮肤清洁度、弹性和感觉功能，皮肤有无水肿、破损，有无斑点、丘疹、硬结等。对皮肤的清洁度及对沐浴知识的了解程度。

3. 环境评估　浴室清洁、安全防滑，调节室温至 24℃ ±2℃、水温 40℃ ~45℃。

【任务演练准备】

1. 物品准备　毛巾 2 条、浴巾 1 条，浴皂或沐浴液、清洁衣裤和防滑拖鞋。

2. 场地准备　浴室，室温调至 24℃ ±2℃，安全防滑。

【操作程序】

(一) 用物准备

备齐用物，放置合理。

（二）病人准备

清楚沐浴的目的、过程以及需要注意的问题，取得病人和（或）家属的知情同意；协助排便排尿。

（三）护士准备

仪表端庄、衣帽整齐。熟悉病人在沐浴时可能出现的意外情况，并能做出相应的处理。

（四）操作步骤

操作步骤与方法（见表6－6）

表6－6 沐浴法

操作步骤	操作方法
核对解释	携用物到病人床边，核对床号、姓名、手腕带，解释操作目的，取得病人配合确定沐浴方式（妊娠7个月以上的孕妇禁用盆浴；衰弱、创伤和患心脏病需卧床休息的病人，均不宜盆浴和淋浴；传染病病人的沐浴根据病种、病情，按隔离原则进行）
沐浴时间	饭后1小时才能进行沐浴，以免影响消化
调节温度	调室温24℃ ±2℃，水温40℃ ~45℃，防止病人受凉或烫伤
送入浴室	携用物，送病人入浴室
交代事项	浴室不闩门，可在门外挂牌示意；贵重物品如手表、钱包等应妥善存放；向病人说明信号铃的使用方法；勿用湿手接触电源开关；防止滑倒；沐浴时间不要太长
沐浴清洗	盆浴时应扶病人入浴盆，浸泡时间不超过20分钟如需帮助沐浴的病人，护士应进入浴室，协助病人脱衣、沐浴及穿衣等
沐浴观察	注意病人入浴时间，时间过久应予以询问，防止发生晕厥、滑倒等意外。若遇病人发生晕厥，应迅速到位进行救治和护理沐浴后，再次观察病人的一般情况，必要时作记录
浴后处理	整理浴室及用物

【注意事项】

1. 浴室放置防滑垫，配备防滑拖鞋，安全扶手，防止滑倒跌伤。

2. 沐浴须在进食1小时后进行，以免影响消化。

3. 妊娠7个月以上的孕妇禁用盆浴，创伤和患心脏病需卧床的病人，均不宜盆浴和淋浴。

4. 传染病人应根据病情、病种，按隔离原则进行沐浴。

5. 做好急救准备，出现晕厥立即给予救治。

任务评价

1. 评价表　见沐浴法考核评分标准

2. 思考题

(1)请问病人应在什么时间进行沐浴？沐浴时的室温和水温分别是多少？

(2)哪些病人不宜进行盆浴？哪些病人不宜进行淋浴？

(3)如何预防病人在沐浴中发生意外？

沐浴法考核评分标准

班级:________　学号:________　学生姓名:________　得分:________

项目总分	考　核　内　容	分值	评 分 标 准	扣分
评估 (10分)	1. 核对床号、姓名及手腕带	3	错或少一项扣1分	
	2. 了解病人病情及治疗情况,皮肤情况,自理能力	4	错或少一项扣1分	
	3. 解释沐浴的目的,确定沐浴方式和时间	3	错或未做全扣	
操作前准备 (15分)	1. 仪表端庄,衣帽整齐	2	不合格全扣	
	2. 操作前洗手、戴口罩	2	少一项扣1分	
	3. 用物备齐,放置有序合理	3	一项不齐扣1分	
	4. 关闭门窗,调节室温(24℃ ±2℃),水温(40℃ ~45℃)	8	按实际情况给分	
操作过程 (65分)	1. 核对病人姓名、床号、腕带并解释,评估病情,确定沐浴方式和时间	5	未核对全扣,少一项扣2分	
	2. 调节室温及水温	5	温度错误一项扣3分	
	3. 携用物,送病人入浴室	2	错或未做全扣	
	4. 交代有关事项:			
	(1) 浴室不闩门,可在门外挂牌示意	5	错或未做全扣	
	(2)贵重物品如手表、钱包等应妥善存放	5	错或未做全扣	
	(3)向病人说明信号铃的使用方法	5	按实际情况给分	
	(4)勿用湿手接触电源开关	5	错或未做全扣	
	(5)防止滑倒	5	错或未做全扣	
	(6)沐浴时间不要太长	5	错或未做全扣	
	5. 盆浴时应扶病人入浴盆	3	错或未做全扣	
	6. 如需帮助沐浴的病人,护士应进入浴室,协助病人脱衣、沐浴及穿衣等	5	按实际情况给分	

续表

项目总分	考核内容	分值	评分标准	扣分
操作过程 (65分)	7. 注意病人入浴时间,时间过久应予以询问,防止发生晕厥、滑倒等意外 8. 若遇病人发生晕厥,应迅速到位进行救治和护理 9. 沐浴后,再次观察病人的一般情况,必要时作记录 10. 整理浴室及用物	5 5 3 2	按实际情况给分 错或未做全扣 按实际情况给分 错或未做全扣	
评价 (10分)	1. 举止端庄,作风严谨 2. 关心病人,关注病人舒适,护患沟通有效 3. 程序正确,操作规范,动作熟练,注意安全 4. 时间为20分钟	2 2 4 2	按实际情况给分 按实际情况给分 错或不规范全扣 超过1分钟以上扣1分	
总分 (100分)		100		

子任务六　床上擦浴

【情景】

易希明,男,57岁,工人,神志清楚,病情较重,长期卧床,生活不能自理,今日出汗较多,医嘱如下:

临时医嘱单

姓名:易希明　　病室:内二科　　床号:17　　住院号:201300908

开始		医嘱内容	医师签名	执行时间	护士签名
日期	时间				
2013-9-18	3pm	床上擦浴,st	邹苗		

护士胡青雨执行医嘱,准备为病人进行床上擦浴。

【任务目标】

1. 说出床上擦浴的目的、评估内容,独立完成其环境、用物和病人准备。
2. 熟练完成床上擦浴的操作,操作中注意保暖,观察病人病情及皮肤有无异常。
3. 操作时,注意保护病人,维护病人自尊,尽可能减少暴露,防止受凉。

【任务评估】

1. 操作目的

(1)去除皮肤污垢,保持皮肤清洁,使病人舒适,满足病人身心需要。

(2)促进皮肤的血液循环,增强其排泄功能,预防皮肤感染和压疮等并发症。

(3)观察病人一般情况及全身皮肤情况,为临床诊治提供依据。

2. 病人评估　年龄、意识、自理能力、心理状态、合作程度,皮肤的完整性、清洁度。对床上擦浴及清洁卫生知识的了解程度。

3. 环境评估　病室整洁、明亮。关闭门窗,调节室温至24℃±2℃,屏风遮挡。

【任务演练准备】

1. 物品准备　清洁衣裤、被服、浴巾1条、毛巾2条、脸盆2个、水桶2个(一个内盛50℃~52℃温水、另一个接污水用)、肥皂或沐浴液、梳子、指甲剪、治疗巾、50%酒精、便盆及便盆布、屏风。

2. 场地准备　护理实训室,分26个演练小组,26张模拟病床及模拟病人。环境整洁、安静,光线充足。

【操作程序】

(一)用物准备

备齐用物,按医院感染控制要求合理放于治疗车上、下层。

(二)病人准备

清楚床上擦浴的目的、过程以及需要注意的问题,取得病人和(或)家属的知情同意;排便排尿,取舒适卧位等。

(三)护士准备

仪表端庄、衣帽整齐,操作前洗手、戴口罩。

(四)操作步骤

操作步骤与方法(见表6-7)。

表6-7　床上擦浴

操作步骤	操作方法
核对解释	携用物到病人床边,核对床号、姓名、手腕带,解释操作目的,取得病人配合
安置体位	协助病人取舒适体位,妥善处理各种管道
擦洗脸颈	将小毛巾包裹于手上成手套状(图6-8),洗脸,顺序为眼、面、耳、颈(内眦→外眦,额部→颊部→鼻翼→人中→耳后→下颌→颈部)
擦洗上肢	脱上衣(先健侧或近侧),置治疗车下层 擦洗部位下铺大毛巾 擦洗双上肢,用肥皂毛巾擦(需要时),再湿毛巾擦,清洗毛巾后擦,最后用浴巾擦干(颈外侧→肘部→手背;腋窝→肘窝→手心)

续表 6-7

操作步骤	操作方法
擦洗双手	协助侧卧(面向护士),洗净双手,换水
擦洗胸腹	协助病人平卧 擦洗胸腹,顺序:自上而下,肥皂毛巾擦(需要时)→湿毛巾擦→拧干毛巾擦;肩部→锁骨中线→乳房→腋中线→下腹部;胸骨上窝→脐部→耻骨联合,最后用浴巾擦干
擦洗背部	协助病人侧卧(背对护士) 擦洗背部,方法同上,顺序为颈后→背部→骶尾部→浴巾擦干 穿清洁上衣(先远侧或患侧) 换水
擦洗下肢	协助病人平卧位 脱裤子 擦洗双下肢,方法同上,顺序:髂嵴→大腿外侧→外踝;腹股沟→大腿内侧→内踝;臀下→腘窝→足跟 换水
擦洗会阴	擦洗会阴部 换水
擦洗双足	将盆移于足下,盆下垫大毛巾 洗净双足(双足分别泡于盆中洗),用浴巾擦干 穿好清洁裤子
梳理头发	枕上垫巾,梳头
修剪指甲	修剪指、趾甲
用物处理	整理床单位,必要时更换床单,取舒适体位 整理用物、分类处理
洗手记录	洗手,记录

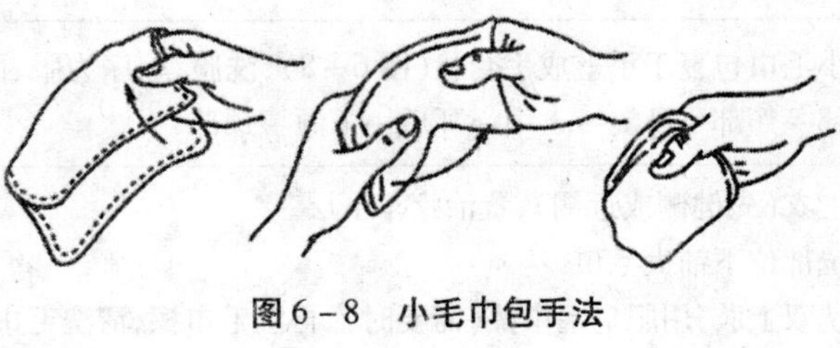

图 6-8　小毛巾包手法

【注意事项】

1. 遵循节力原则，两脚稍分开，重心在身体中央或稍低处，拿盆时，将盆尽量靠近身体，减少体力消耗。

2. 根据水温和擦洗部位，及时更换或添加热水，更换面盆和毛巾。

3. 擦洗过程中注意观察病情变化及皮肤有无异常，若病人出现寒战、面色苍白等情况时，应立即停止擦洗，给予适当处理。

4. 操作时注意保护病人，维护病人自尊，尽可能减少暴露，防止受凉。

任务评价

1. 评价表　见床上擦浴考核评分标准

2. 思考题

(1) 进行床上擦浴过程中如何预防病人受凉？

(2) 在床上擦浴过程中如何维护病人自尊，保护病人隐私？

(3) 如果病人在擦浴过程中出现寒战、面色苍白等情况，你该怎么做？

床上擦浴考核评分标准

班级：__________　学号：__________　学生姓名：__________　得分：__________

项目总分	考核内容	分值	评分标准	扣分
评估 (10 分)	1. 核对床号、姓名及手腕带	3	错或少一项扣 1 分	
	2. 解释床上擦浴的目的，取得病人的配合	2	按实际情况给分	
	3. 评估病人病情、意识、自理能力、皮肤情况（感觉、完整性）、管道情况、合作程度	3	错或少一项扣 1 分	
	4. 问二便，按需要给予便器	2	未做全扣	
操作前准备 (15 分)	1. 仪表端庄，衣帽整齐	3	按实际情况给分	
	2. 操作前洗手、戴口罩	4	少一项或不合格扣 2 分	
	3. 用物备齐，放置有序合理	5	少一项或不合格扣 1 分	
	4. 关闭门窗，调节室温，屏风遮挡	3	错或少 1 项扣 1 分	
操作过程 (65)	1. 擦浴前			
	(1) 携用物至病床旁，再次核对床号、姓名及腕带，解释	3	错或少一项扣 1 分	
	(2) 协助病人取舒适体位，妥善处理各种管道	2	少做一项扣 1 分	

续表

项目总分	考核内容	分值	评分标准	扣分
操作过程（65）	2. 床上擦浴			
	(1)手套式持巾，洗脸，顺序为眼、面、耳、颈（内眦→外眦，额部→颊部→鼻翼→人中→耳后→下颌→颈部）	5	擦洗方法不对或顺序不对扣3分	
	(2)换水	2	未做全扣	
	(3)脱上衣（先健侧或近侧），置治疗车下层，擦洗部位下铺大毛巾	4	按实际情况给分	
	(4)擦洗双上肢，用肥皂毛巾擦（需要时），再湿毛巾擦，清洗毛巾后擦，最后用浴巾擦干（颈外侧→肘部→手背；腋窝→肘窝→手心）	6	擦洗方法不对或顺序不对扣3分	
	(5)协助侧卧（面向护士），洗净双手，换水	6	少做一项扣2分	
	(6)协助平卧，擦洗胸腹，方法同上	4	按实际情况给分	
	(7)协助病人侧卧，擦洗背部	4	按实际情况给分	
	(8)穿衣（先远侧或患侧），换水	5	方法不对或未做一项扣2分	
	(9)协助病人平卧位，脱裤子	4	按实际情况给分	
	(10) 擦洗双下肢，换水	4	按实际情况给分	
	(11)冲洗或擦洗会阴，换水	3	按实际情况给分	
	(12)洗净双足（分别泡于盆中洗）用浴巾擦干，穿裤	4	按实际情况给分	
	(13)垫治疗巾梳发，修剪指、趾甲	3	按实际情况给分	
	3. 擦浴后			
	(1)整理床单位，必要时更换床单，取舒适体位	2	错或未做全扣	
	(2)整理用物、分类处理	2	错或未做全扣	
	(3)洗手，记录	2	错或未做全扣	
评价（10分）	1. 操作规范，动作熟练，注意安全	2	按实际情况给分	
	2. 关心病人，关注病人舒适	2	按实际情况给分	
	3. 护患沟通有效、充分体现人文关怀	2	按实际情况给分	
	4. 随时观察病人的病情变化，减少翻动和暴露	3	按实际情况给分	
	5. 时间为20分钟	1	超过1分钟以上扣1分	
总分（100分）		100		

子任务七　卧有病人床更换床单

【情景】

曹国平，男，63 岁，神志清楚，手术后第 3 天，乏力，无法下床，床单上有污物，护士葛珍准备为其更换床单。

【任务目标】

1. 说出卧有病人床更换床单的目的、评估内容，独立完成其环境、用物和病人准备。

2. 熟练完成出卧有病人床更换床单的护理操作，操作中注意床单、被套污染面不与清洁各单接触。

3. 操作中随时观察病人病情，注意保暖及管路安全，防止坠床。

【任务评估】

1. 操作目的

(1) 保持皮肤清洁，促进血液循环。

(2) 观察皮肤情况，放松肌肉。

(3) 帮助病人活动受限的肢体，防止肌肉挛缩和关节僵硬，保持良好的精神状态。

2. 病人评估　年龄、意识、自理能力、心理状态、合作程度，皮肤情况(感觉、完整性)、各种治疗性管路情况。对卧有病人床更换床单及清洁卫生知识的了解程度。

3. 环境评估　病室整洁、温湿度适宜、无病人就餐或治疗。

【任务演练准备】

1. 物品准备　清洁大单、中单、被套、枕套、床刷及套(略湿润)。

2. 场地准备　护理实训室，分 26 个演练小组，26 张模拟病床及模拟病人。环境整洁、安静，光线充足。

【操作程序】

(一) 用物准备

备齐用物，按医院感染控制要求合理放于治疗车上、下层。

(二) 病人准备

清楚卧有病人床更换床单的目的、过程以及需要注意的问题，取得病人和(或)家属的知情同意；协助病人排便排尿。

(三) 护士准备

仪表端庄、衣帽整齐，操作前洗手、戴口罩。

(四)操作步骤

操作步骤与方法(见表6-8)。

表6-8 卧有病人床更换床单

操作步骤	操作方法
核对解释	携用物到病人床边,核对床号、姓名、手腕带,解释操作目的,取得病人配合
移开桌椅	移开床旁桌椅
处理管道	妥善处理各种管道 协助病人取舒适体位
更换大单	将病人枕头移向对侧,协助病人翻身,背向护士 松开近侧各层床单,将中单污面向内卷至病人身下 扫净橡胶单,搭于病人身上,将大单也向上卷塞于病人身下(图6-9),从床头至床尾扫净床褥 铺清洁大单,将靠近护士一侧大单向近侧下拉散开,将清洁大单对侧一半大单正面向内卷,塞入病人身下,按铺床法铺好近侧大单,放下橡胶单
更换中单	铺清洁中单于橡胶单上,近侧部分下拉至床缘,卷对侧中单于病人身下,将近侧橡胶单、中单塞入床垫下 协助病人平卧,将病人枕头移向近侧,再翻身,面向护士,护士转向对侧 松开近侧各层床单,取出污中单卷至床尾 扫净橡胶单上的渣屑,然后将橡胶单搭于病人身上,取出污大单,与污中单一起丢入污物袋内,从床头至床尾扫净床褥 从病人身下取出清洁大单展开铺好,然后铺好橡胶中单和布中单 协助病人仰卧,移枕头至中间
更换被套	取出棉胎后在污被套上展平 取清洁被套内面向外,铺于棉胎上 一手伸入清洁被套内,抓住棉胎及被套上端一角翻转,同法翻转另一个,整理被头 一手抓住盖被上端,另一手将清洁被套向下拉平,同时撤出污被套丢入污物袋内 整理盖被
更换枕套	取出枕头,更换枕套
整理还原	还原桌椅,整理床单位,取舒适体位 开窗通风
处理用物	整理用物,分类处理
洗手记录	洗手,脱口罩,记录

【注意事项】

1. 操作中动作轻稳,避免尘埃飞扬。

2. 操作中正确应用节力原则。

3. 操作中保证病人安全、舒适。必要时使用床档,防止病人在变换体位时坠床。

4. 操作中注意保暖及管路安全,随时观察病情,一旦病情发生变化,应立即停止操作。

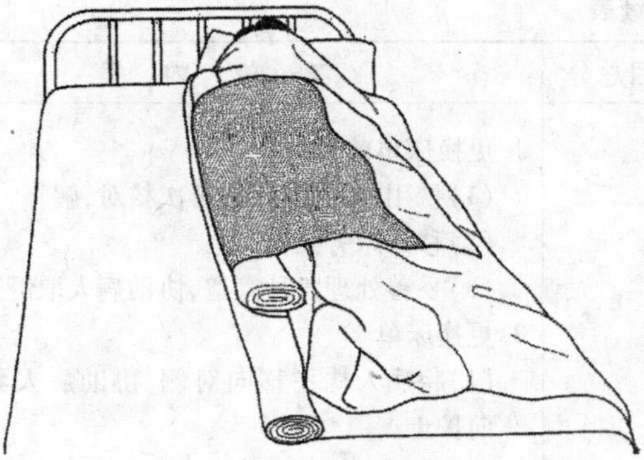

图 6-9　卧有病人床更换床单

任务评价

1. 评价表　见卧有病人床更换床单考核评分标准

2. 思考题

(1)操作前如何与病人沟通?

(2)如果病人腹部有一根腹腔引流管,协助病人翻身时要注意什么?

(3)操作过程中如何观察病情?若病人突然发生病情变化该怎么处理?

卧有病人床更换床单考核评分标准

班级:________　学号:________　学生姓名:________　得分:________

项目总分	考核内容	分值	评分标准	扣分
评估(10分)	1. 核对床号、姓名及手腕带	3	错或少一项扣1分	
	2. 解释更换床单的目的,取得病人的配合	2	按实际情况给分	
	3. 评估病人病情、意识、自理能力、皮肤情况(感觉、完整性)、管道情况、合作程度	3	错或少一项扣1分	
	4. 问二便,按需要给予便盆器	2	未做全扣	
操作前准备(10分)	1. 仪表端庄,衣帽整齐	2	按实际情况给分	
	2. 操作前洗手、戴口罩	3	少一项或不合格扣2分	
	3. 用物备齐,放置有序合理	2	少一项或不合格扣1分	
	4. 关闭门窗,调节室温,屏风遮挡	3	少一项或不合格扣1分	

续表

项目总分	考 核 内 容	分值	评 分 标 准	扣分
操作过程（70）	1. 更换床单前			
	(1)携用物至病床旁，再次核对，解释	3	错或少一项扣1分	
	(2)移开床旁桌椅	2	未做全扣	
	(3)妥善处理各种管道，协助病人取舒适体位	2	少做一项扣1分	
	2. 更换床单			
	(1)将病人枕头移向对侧，协助病人翻身，背向护士	3	按实际情况给分	
	(2)松开近侧各层床单，将中单污面向内卷至病人身下	5	方法不对或顺序不对扣3分	
	(3)扫净橡胶单，搭于病人身上，将大单也向上卷塞于病人身下，从床头至床尾扫净床褥	5	按实际情况给分	
	(4)铺清洁大单，，将靠近护士一侧大单向近侧下拉散开，将清洁大单对侧一半大单正面向内卷，塞入病人身下，按铺床法铺好近侧大单，放下橡胶单	4	方法不对或顺序不对扣2分	
	(5)铺清洁中单于橡胶单上，近侧部分下拉至床缘，卷对侧中单于病人身下，将近侧橡胶单、中单塞入床垫下	4	方法不对或顺序不对扣2分	
	(6)协助病人平卧，将病人枕头移向近侧，再翻身，面向护士，护士转向对侧	4	按实际情况给分	
	(7)松开近侧各层床单，取出污中单卷至床尾	3	按实际情况给分	
	(8)扫净橡胶单上的渣屑，然后将橡胶单搭于病人身上，取出污大单，与污中单一起丢入污物袋内，从床头至床尾扫净床褥	4	方法不对或未做一项扣2分	
	(9)从病人身下取出清洁大单展开铺好，然后铺好橡胶中单和布中单	4	按实际情况给分	
	(10)协助病人仰卧，移枕头至中间	2	按实际情况给分	
	(11)更换被套:取出棉胎后在污被套上展平	3	按实际情况给分	
	(12)取清洁被套内面向外，铺于棉胎上	3	按实际情况给分	
	(13)一手伸入清洁被套内，抓住棉胎及被套上端一角翻转，同法翻转另一个，整理被头	4	按实际情况给分	
	(14)一手抓住盖被上端，另一手将清洁被套向下拉平，同时撤出污被套丢入污物袋内	5	清洁被套污染全扣	
	(15)整理盖被	2	按实际情况给分	
	(16)更换枕套	2	按实际情况给分	
	3. 更换床单后			
	(1)整理床单位，取舒适体位，开窗通风	2	错或未做全扣	
	(2)整理用物、分类处理	2	错或未做全扣	
	(3)洗手，脱口罩	2	少一项或不合格扣1分	

续表

项目总分	考 核 内 容	分值	评 分 标 准	扣分
评价 (10 分)	1. 操作规范,动作熟练,注意安全、保暖 2. 护患沟通有效、充分体现人文关怀 3. 随时观察病人的病情变化,减少翻动和暴露 4. 清洁床单被套未接触污床单被套 5. 时间为 20 分钟	2 2 2 3 1	按实际情况给分 按实际情况给分 按实际情况给分 按实际情况给分 超过 1 分钟以上扣 1 分	
总分 (100 分)		100		

子任务八 晨晚间护理

【情景】

高荣珍,女,68 岁,已婚,退休教师,入院诊断为胆囊结石,今日是胆囊切除术后第二天,生活不能自理,护士罗琴准备为其进行晨晚间护理。

【任务目标】

1. 说出晨晚间护理的目的、评估内容,独立完成其环境、用物和病人准备。

2. 熟练完成晨晚护理,操作中注意观察病情,保护病人隐私与安全。

3. 能与病人有效沟通,满足病人心理需求,增进护患关系。

【任务评估】

1. 操作目的

(1)使病人清洁舒适,预防并发症。

(2)观察和了解病情,满足病人身心需要。

(3)保持病室和病床整洁。

(4)保持病室安静、空气流通,使病人清洁、舒适,易于入睡。

(5)促进护患交流。

2. 病人评估 年龄、意识状态、自理能力、心理状态、合作程度、文化背景、生活习惯及睡眠状况、皮肤的受压状况及各种治疗性导管、牵引等固定维持情况。

3. 环境评估 病室整洁、温湿度适宜。

【任务演练准备】

1. 物品准备 漱口用具、毛巾、面盆、梳子、大毛巾、肥皂、50% 乙醇、口腔护理盘、便盆、清洁衣裤、清洁床单被套、床刷及套(略湿润)。

2. 场地准备　护理实训室，分26个演练小组，26张模拟病床及模拟病人。环境整洁、安静，光线充足。

【相关理论知识】

（一）晨晚间护理的意义

晨晚间护理是根据人们的生活习惯，满足病人日常清洁需要的护理措施。根据病情需要，为危重、昏迷、瘫痪、高热、大手术后或年老体弱等不能自理的病人，于晨间及晚间所进行的生活护理，称为晨晚间护理。轻病人的晨晚间护理，可在护士的指导或协助下进行。晨间护理是基础护理一项重要的工作。晨间护理可以使病人身心舒适，心情愉快；同时也是密切观察病情和满足病人身心需要的重要途径；是增进护患关系的极好机会。特别是生活不能自理的病人必须给予晨间护理，晨间护理一般于清晨诊疗工作前完成。晚间护理可帮助病人清洁而舒适地入睡。特别是危重病人，通过护理可减轻和消除白天因诊治疾病所致的痛苦，以及亲友探视带来的疲劳。

（二）晨晚间护理的内容

1. 晨间护理

（1）协助病人排便、漱口（口腔护理）、洗脸、梳头、翻身，检查病人皮肤受压情况，进行背部按摩。

（2）观察病情，按需要进行心理护理和卫生宣教。

（3）整理床单位，按需要更换衣、被等，酌情开窗通风。

2. 晚间护理

（1）协助病人梳头、漱口（口腔护理）、洗脸、洗手。

（2）协助病人翻身，检查皮肤受压情况，用热水擦背，进行预防压疮的护理。

（3）为病人洗脚，女性病人清洗会阴部；寝前协助病人排便；整理床单位，根据气温增减盖被。

（4）酌情关闭门窗，保持病室安静，关大灯、开地灯，使光线柔和，协助病人处于舒适卧位，使其易于入睡。

（5）经常巡视病房，了解病人睡眠情况，并酌情处理。

【操作程序】

（一）用物准备

备齐用物，按医院感染控制要求合理放于治疗车上、下层。

（二）病人准备

清楚晨晚间护理的目的、过程以及需要注意的问题，取得病人和（或）家属的知情同意；排便排尿，取舒适卧位。

（三）护士准备

仪表端庄、衣帽整齐，操作前洗手、戴口罩。

（四）操作步骤

操作步骤与方法（见表6－9）

表6－9　晨晚间护理

操作步骤	操作方法
核对解释	携用物到病人床边,核对床号、姓名、手腕带,解释操作目的,取得病人配合
安置体位	协助病人取舒适体位,妥善处理各种管道
漱口洗脸	漱口:需口腔护理者用口腔护理包 洗眼:由内眦到外眦 洗脸:额→面颊→鼻翼→人中→耳后→下颌→颈部
洗手梳头	垫大毛巾,洗手,用大毛巾擦干 协助病人梳头
背部护理	协助翻身,侧卧 大毛巾盖背部,由上向下热水擦背两次,擦干 按压疮预防步骤行按摩
观察伤口	观察伤口有无渗血,渗液,引流液的性质,量以及引流管的情况 擦净血迹,换胸、腹带
扫床换衣	松单,扫单,酌情换单 更换内衣、内裤 病人取舒适体位
整理通风	整理床单位,开门窗通风,撤屏风
晚间护理	漱口、洗脸、洗手 热水擦背 行会阴冲洗 洗脚 关门窗、调室温、晚上10:00关灯,开地灯 不能入睡者行入睡训练或遵医嘱予以处理

【注意事项】

1. 晨晚间护理操作过程中注意观察病情、皮肤的受压状况及维护病人管路安全。
2. 操作时注意保暖,保护隐私。
3. 眼睑不能闭合的病人应保持角膜湿润,防止角膜感染。
4. 发现皮肤黏膜异常,及时处理并上报。
5. 实施湿式扫床,预防交叉感染。
6. 注意病人体位舒适与安全。

任务评价

1. 评价表　见晨晚间护理考核评分标准
2. 思考题
(1)为什么要实施晨晚间护理?
(2)晨间护理的内容包括哪些?
(3)晚间护理的内容包括哪些?

晨晚间护理考核评分标准

班级:________　学号:________　学生姓名:________　得分:________

项目总分	考核内容	分值	评分标准	扣分
评估 (10分)	1. 核对床号、姓名及手腕带	3	错或少一项扣1分	
	2. 解释操作目的,取得病人的配合	2	按实际情况给分	
	3. 评估病人病情、意识、自理能力、皮肤情况(感觉、完整性)、管道情况、合作程度	3	错或少一项扣1分	
	4. 问二便,按需要给予便器	2	未做全扣	
操作前准备 (10分)	1. 仪表端庄,衣帽整齐	2	按实际情况给分	
	2. 操作前洗手、戴口罩	2	少一项或不合格扣1分	
	3. 用物备齐,放置有序合理	3	少一项或不合格扣1分	
	4. 关闭门窗,调节室温,屏风遮挡	3	少一项或不合格扣1分	
操作过程 (70)	1. 携用物至病床旁,再次核对,解释	3	错或少一项扣1分	
	2. 协助病人取舒适体位,妥善处理各种管道	2	未做全扣	
	3. 为病人漱口、洗脸、洗手、梳发			
	(1)漱口:需口腔护理者用口腔护理包。	5	少做一项扣1分	
	(2)洗眼:顺序由内眦到外眦	3	擦洗方向不对扣3分	
	(3)洗脸:额→面颊→鼻翼→人中→耳后→下颌→颈部	7	方法不对或顺序不对扣3分	
	(4)垫大毛巾	5	未做全扣	
	(5)洗手,用大毛巾擦干	5	按实际情况给分	
	(6)协助病人梳发	4	按实际情况给分	
	4. 协助翻身,侧卧,大毛巾盖背部,由上向下擦背两次,擦干,按压疮预防步骤行按摩	8	方法不对或顺序不对扣4分	

续表

项目总分	考核内容	分值	评分标准	扣分
操作过程（70）	5. 观察伤口有无渗血，渗液，引流液的性质，量以及引流管的情况，擦净血迹，换胸、腹带	5	按实际情况给分	
	6. 松单，扫单，酌情换单，更换内衣、内裤	6	按实际情况给分	
	7. 病人取舒适体位，整理床单位	4	按实际情况给分	
	8. 开门窗通风，撤屏风	4	按实际情况给分	
	9. 晚间护理：漱口、洗脸、洗手、擦背、行会阴冲洗、洗脚	5	错或未做全扣	
	10. 关门窗、调室温、晚上 10:00 关灯，开地灯。不能入睡者行入睡训练或遵医嘱予以处理	4	按实际情况给分	
评价（10 分）	1. 举止端庄，作风严谨	2	按实际情况给分	
	2. 关注病人舒适	2	按实际情况给分	
	3. 与病人交流用语规范、自然、针对性强	2	按实际情况给分	
	4. 操作流程熟练，动作规范	2	按实际情况给分	
	5. 时间为 20 分钟	2	超过 1 分钟以上扣 1 分	
总分（100 分）		100		

任务七　压疮的护理

压疮是指皮肤或皮下组织由于压力或复合有剪切力或/和摩擦力作用而发生在骨隆突处的局限性损伤。压疮可发生于长期卧床的病人，也可发生于无法站立而长久坐位(如坐轮椅)的病人。引起压疮的外源性因素主要有压力、剪切力和摩擦力，有时又将压疮称为"压力性溃疡"。

【情景】

赵明和，男，65 岁，脑血栓恢复期，不能下床活动，床上翻身需要协助，皮肤完整无压红，医嘱如下：

临时医嘱单

姓名:赵明和　　病室:神经内科　　床号:22　　住院号:201400305

开始		医嘱内容	医师签名	执行时间	护士签名
日期	时间				
2014 - 3 - 13	3pm	背部护理 st	王凯		

护士王小红执行医嘱，准备为病人进行背部护理。

【任务目标】

1. 概述压疮的易患人群、危险因素和易患部位的评估内容。
2. 能判断皮肤情况，并独立完成背部护理环境、用物和病人准备。
3. 熟练完成背部护理的操作，操作注意病人安全与保暖，关爱病人，做好解释观察。
4. 说出压疮的分期及各期的临床表现及护理措施。

【任务评估】

1. 操作目的

(1)促进皮肤血液循环，预防压疮等并发症的发生。

(2)综合评估压疮的高危病人，危险因素及易患部位，使病人得到及时的护理。

2. 病人评估　年龄、意识、卧床或制动原因，皮肤、营养、排泄情况，活动能力，使用石膏、夹板、牵引的情况等。对疾病和卧床的心理反应，对维持皮肤完整性的认识。

3. 环境评估　病室整洁，关闭门窗，调节室温 24℃ ±2℃，屏风遮挡。

【任务演练准备】

1. 物品准备　治疗盘内放 50% 乙醇、爽身粉、纱布 3 块、小毛巾、治疗碗 2 个、弯盘；脸盆（内盛温水）、床刷及一次性床刷套、大毛巾、衣裤 1 套、翻身记录卡、手消毒剂、小棉垫若干个。

2. 场地准备　护理实训室，分 26 个演练小组，26 张模拟病床及模拟病人。环境整洁、安静，光线充足。

【相关理论知识】

（一）压疮发生的原因

压疮是由内因和外因共同作用引起的复杂的病理过程。外因是指局部组织长期受压或受外部刺激；内因指病人机体营养不良、代谢障碍、抵抗力下降。

1. 力学因素　压疮的三个主要物理力是压力、摩擦力和剪切力。通常是 2 种 ~3 种力联合作用所致（见图 7－1）。

（1）垂直压力：是引起压疮的最主要原因。若外界施与局部的压强超过终末毛细血管压的 2 倍，且持续在 1 小时 ~2 小时之间，即可阻断毛细血管对组织的灌流，引起组织缺氧；若受压超过 2 小时以上，组织则会发生不可逆损害，从而发生压疮。

（2）摩擦力：当病人长期卧床或坐轮椅时，皮肤随时都可受床单或轮椅垫表面的逆行阻力摩擦，易损害皮肤的角质层，使皮肤抵抗力下降。皮肤擦伤后，受潮湿、污染而发生压疮。

（3）剪切力：是由于两层组织相邻表面间的滑行，产生进行性的相对移位而引起，是由摩擦力和压力相加而成的，与体位有密切关系。如病人半坐卧位身体下滑时，皮肤与床铺出现平行的摩擦力，加上皮肤垂直方向的压力，从而导致剪切力的产生，引起局部皮肤血液循环障碍发生压疮。

2. 潮湿或排泄物刺激　病人出汗、大小便失禁等使皮肤潮湿，加上尿和粪便的刺激作用，酸碱度改变，使皮肤表皮保护能力下降，皮肤组织极易破损。

3. 营养状况　是压疮发生的内因。全身营养不良或水肿的病人皮肤都较薄，抵抗力弱，受力后易破损；营养不良的病人皮下脂肪少，肌肉萎缩，一旦受压，局部缺血、缺氧严重而易发生压疮。

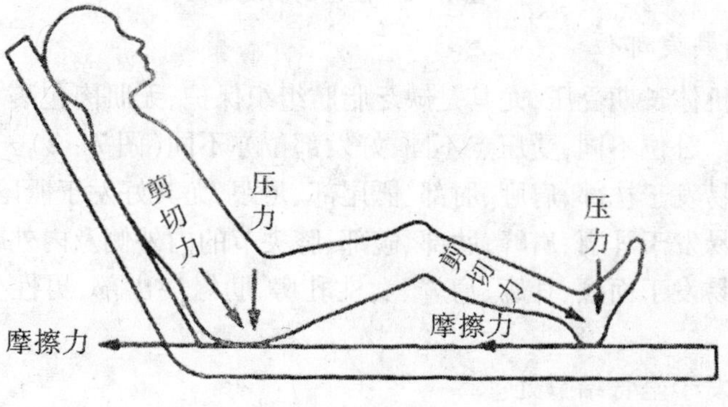

图 7－1　压疮发生的力学因素

(二)压疮易发的高危人群

1. 昏迷、瘫痪者　自主活动丧失,长期卧床,局部组织长时间受压。

2. 老年人　老年人机体活动减少,皮肤松弛干燥,缺乏弹性,皮下脂肪萎缩变薄。

3. 身体瘦弱、营养不良者　受压处缺乏肌肉,脂肪组织的保护。

4. 肥胖者　机体过重使承重部位的压力增加。

5. 水肿的病人　水肿降低了皮肤的抵抗力,并增加了承重部位的压力。

6. 疼痛的病人　为避免疼痛而处于强迫体位,机体活动减少。

7. 石膏固定的病人　翻身和活动受限。

8. 大小便失禁的病人　皮肤经常受潮湿污物的刺激。

9. 发热的病人　体温升高可致排汗增多,经常受潮湿刺激。

10. 使用镇静剂的病人　自身活动减少。

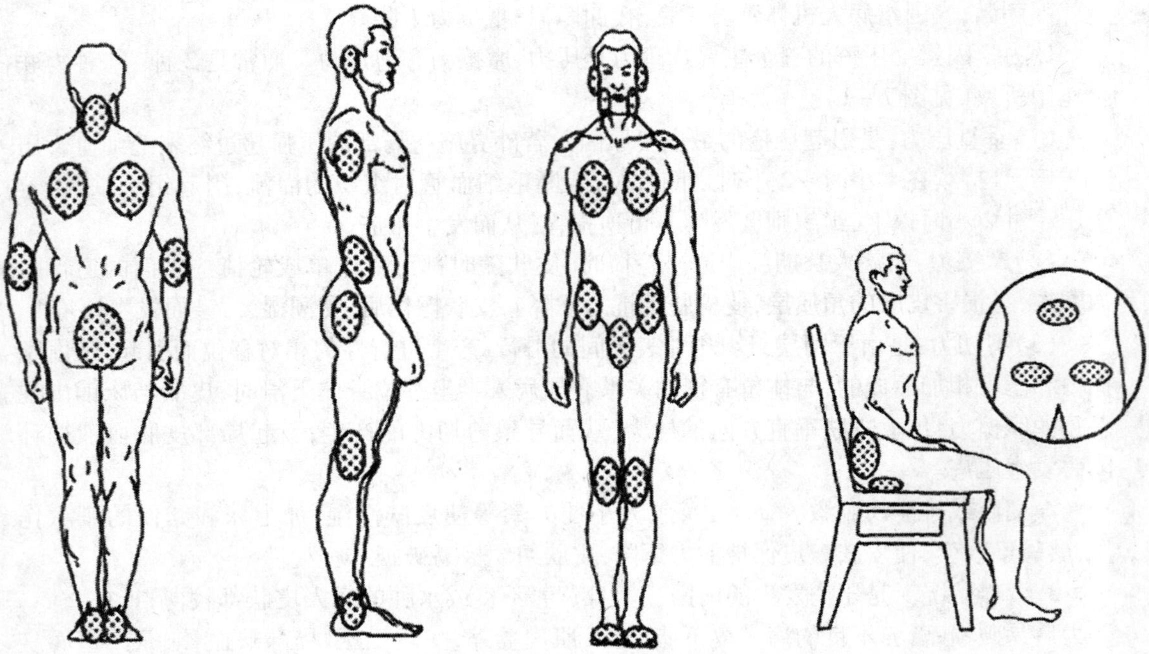

图 7-2　压疮的易发部位

(三)压疮的易发部位

压疮好发于机体长期受压,尤其是缺乏脂肪组织保护、无肌肉包裹或肌层较薄而支撑重力多的骨隆突处。卧位不同,受压点不同,好发部位亦不同(图 7-2)。

1. 仰卧位　易发于枕部、肩胛、肘部、骶尾部、足跟,尤其好发于骶尾部。

2. 侧卧位　易发于耳廓、肩峰、肋部、髋部、膝关节的内外侧及内外踝。

3. 俯卧位　易发于面颊、耳廓、肩峰、女性乳房、肋缘突出部、男性生殖器、髂前上棘、膝部和足趾等处。

4. 坐位　易发于坐骨结节处。

(四)压疮的预防

通过精心科学的护理,绝大多数压疮是可以预防的。易发生压疮的病人,应定时观察受压部位的皮肤情况,有无发红、缺血及皮肤破溃,同时采取预防措施。预防压疮的关健在于消除其发生的诱团。因此,护士在工作中应做到七勤:勤观察、勤翻身、勤擦洗、勤按摩、勤整理、勤更换、勤交班。交接班时,严格细致地交接局部皮肤情况及护理措施落实情况。

1. 避免局部组织长期受压

(1)定时翻身以减小组织的压力:应鼓励和协助病人经常更换卧位,使骨隆突处轮流承受身体的重量。翻身的间隔时间视病情及受压处皮肤情况而定,一般每 2 小时翻身一次。建立床头翻身记录卡,有条件的可使用电动翻身床帮助病人变换各种卧位。

(2)保护骨隆突处和支持身体空隙处:易发生压疮的病人,可在身体空隙处垫软枕、海绵垫。必要时可垫气垫床等,使支撑体重的面积加大,从而减少局部受压;对易受压的骨隆突部位,可用软枕、海绵垫等架空,以减轻其压力;有条件的还可用羊皮垫,因其具有抵抗剪力及高度吸收水蒸气的性能,适用于长期卧床的病人。须注意的是,即使用这些垫具,仍须经常变换卧位。因为压力虽减小,但受压时间过长,仍可阻断血流而导致组织损伤。

(3)正确使用石膏、绷带、夹板固定:对使用石膏、绷带、夹板、牵引的病人,衬垫应平整、柔软,随时观察局部皮肤和肢端皮肤颜色、温度改变的情况,认真听取病人反映,适当调节松紧,如发现石膏绷带过紧或凹凸不平,立即通知医生,及时调整。

(4)避免摩擦力和剪切力的作用:病人取半坐卧位时,床头抬高小于 30°,注意防止身体下滑;病人侧卧位时,翻身角度为 30°,可用软枕将背部垫起;协助病人翻身、更换床单和衣服时避免拖、拉的动作。应将病人抬离床面后再挪动位置,以防擦破皮肤。保持床单、被褥清洁、平整、无碎屑。使用便盆时应协助病人抬高臀部,避免拖、拉动作。

2. 避免局部不良刺激

(1)保持皮肤清洁干燥,对大小便失禁、出汗及分泌物多的病人,及时洗净擦干,涂凡士林软膏。

(2)保持床单、被褥清洁、干燥、平整,不可让病人直接卧于橡胶单或塑料单上。

(3)不可使用掉瓷或裂损的便器,不可硬塞硬拉,以防擦伤皮肤。

3. 促进局部血液循环

(1)对长期卧床的病人,经常检查受压部位皮肤,每日进行全范围关节活动。促进肢体的血液循环,减少压疮的发生。

(2)定期为病人行温水擦浴、全背按摩,经常检查、按摩受压部位。

局部按摩:蘸少许 50% 乙醇,用手掌大、小鱼际肌紧贴皮肤,向心方向按摩,压力均匀,由轻至重,再由重至轻,每次按摩 3 分钟 ~5 分钟。

全背按摩:协助病人侧卧或俯卧,露出背部,先用热水进行擦洗,再以两手掌蘸上少许 50% 乙醇,用手掌按摩全背。再用拇指指腹由骶尾部开始沿脊柱按摩至第 7 颈椎处。(见图 7-3)

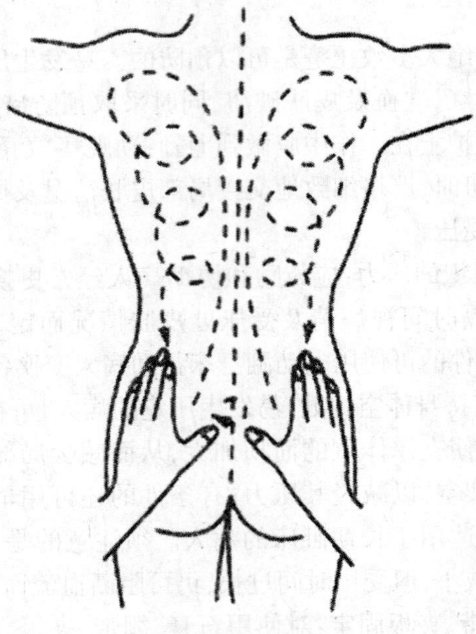

图7-3 背部按摩法

电动按摩:电动按摩器是依靠电磁的作用,引导按摩头振动,以取代各种手法按摩。按摩者持按摩器,根据不同部位选择振动频率,按摩头紧贴皮肤,不断来回按摩,每个部位3分钟~5分钟。

4. 改善机体营养状况 营养不良是导致压疮的原因之一,又可影响压疮的愈合。蛋白质、维生素等营养物质对压疮的愈合都有促进作用。因此,对长期卧床病人,在病情允许的情况下给予高蛋白、高维生素饮食,以增强机体抵抗力,提高组织修复能力。另外,适当补充矿物质,如硫酸锌,可促进溃疡的愈合。对不能进食的病人,可采用鼻饲、静脉补液等方法。

5. 健康教育 向病人或家属讲解压疮的预防措施、临床表现以及治疗护理的要点,使之能重视压疮预防工作。定时翻身,保持身体和床单位的整洁。常检查受压皮肤的情况,能利用简单的方法如用软枕垫在身体空隙处,增加支撑体重的面积,降低骨隆突部位的压力,以预防压疮,并积极配合护理活动。

(五)压疮的分期及治疗护理

根据压疮的发展过程和轻重程度,可分为以下三期:

1. 淤血红润期 为压疮初期,局部皮肤出现暂时性血液循环障碍,红、肿、热、麻木或有触痛,解除压力15分钟后,皮肤颜色不能恢复正常。

此期应及时去除危险因素,加强预防措施,如增加翻身次数、避免局部过度受压;避免摩擦、潮湿、排泄物的不良刺激;改善局部血液循环,如湿热敷、红外线照射。由于此期皮肤已受损.故不提倡局部按摩,防止造成进一步的伤害;同时应加强营养,增加皮肤抵抗力。

2. 炎性浸润期 如红肿部位继续受压,血液循环障碍加重,静脉血回流受阻,局部静脉淤血、红肿向外扩大、浸润、变硬,皮肤颜色转为紫红色,压之不退色,表皮有水疱形成,病人有疼痛感。

此期应继续加强预防措施，增加翻身次数，防止局部继续受压、受潮，避免损伤继续发展；对小水疱应减少摩擦，防止破裂，让其自行吸收；大水疱应用无菌注射器抽出疱内液体（切忌剪去表皮），涂消毒液，配合红外线照射，用无菌敷料包扎。

3. 溃疡期　静脉血回流严重受阻，局部淤血导致血栓形成，组织缺血、缺氧。轻者表皮水疱破溃后出现真皮层组织感染，浅层组织坏死，溃疡形成；重者坏死组织发黑，脓性分泌物增多，有臭味，可向深部扩散，甚至到达骨骼，更严重者还可出现败血症。

此期仍应继续解除压迫，保持局部清洁干燥，同时清洁创面，去腐生肌，促进愈合。可用生理盐水或林格液冲洗创面，抑制细菌生长。溃疡较深且引流不畅时，应用3%过氧化氢溶液冲洗。感染的创面应定期采集分泌物做细菌培养及药物敏感试验，根据检查结果选用药物。伤口按外科换药法处理。

【操作程序】

（一）用物准备

备齐用物，放置合理。

（二）病人准备

清楚背部护理的目的、过程以及需要注意的问题，取得病人和（或）家属的知情同意；协助病人排便排尿。

（三）护士准备

仪表端庄、衣帽整齐，操作前洗手、戴口罩。

（四）操作步骤

操作步骤与方法（见表7-1）。

表7-1　背部护理

操作步骤	操作方法
核对解释	携用物到病人床边，核对床号、姓名、手腕带，解释操作目的，取得病人配合
移开桌椅	移开床旁桌椅
协助侧卧	移头及枕头于近侧，移上身于近侧
清洁背部	松衣扣，解裤带，协助病人侧卧，露出背、臀部大毛巾一半铺于病人身下，一半盖于病人身上用湿热毛巾擦拭全背（分上中下三部分），边擦边按摩
全背按摩	两手蘸酒精，从骶尾部开始以环状动作沿脊柱旁向上按摩至肩再下转至腰部（酌情重复数次）
局部按摩	用大拇指指腹蘸乙醇从骶尾部按摩沿脊柱至第七脊椎（酌情重复数次）手蘸乙醇用大、小鱼际按摩骶尾部，由轻至重再由重至轻，3分钟~5分钟
涂爽身粉	酌情涂粉（八点），双手抹平拉平上衣，撤去大毛巾

续表 7－1

操作步骤	操作方法
扫床整理	拉松床单，扫床，铺好床单协助病人平卧，转至对侧，协助病人翻身拉松床单，扫床，铺好床单枕头移中间协助病人取舒适体位
使用器具	根据病情使用预防压疮器具，如小棉垫
桌椅归位	床旁桌归位，谢谢合作
用物处理	用物按院感要求分类处理，归位

【注意事项】

1. 在按摩过程中，注意观察病人病情，如有不适，平卧，避免意外的发生。
2. 皮肤护理中，可与病人倾心交谈，分散其注意力，使其感觉自然舒适，减少心理压力。
3. 施力大小应适中，太小达不到效果，太大损伤病人皮肤。

任务评价

1. 评价表　见背部护理考核评分标准
2. 思考题

(1) 对于长期卧床的病人应该如何预防压疮？
(2) 压疮的分期及临床表现是什么？
(3) 背部护理的注意事项有哪些？

背部护理操作评分标准

班级：＿＿＿＿　学号：＿＿＿＿　学生姓名：＿＿＿＿　得分：＿＿＿＿

项目总分	考核内容	分值	评分标准	扣分
评估（10分）	1. 核对床号、姓名及手腕带	3	错或少一项扣1分	
	2. 解释背部护理的目的，取得病人的配合	2	按实际情况给分	
	3. 评估病人病情、意识、自理能力、皮肤情况（感觉、完整性）、管道情况、合作程度	3	错或少一项扣1分	
	4. 问二便，按需要给予便器	2	未做全扣	
操作前准备（10分）	1. 仪表端庄，衣帽整齐	2	按实际情况给分	
	2. 操作前洗手、戴口罩	2	少一项或不合格扣1分	
	3. 用物备齐，放置有序合理	3	少一项或不合格扣1分	
	4. 关闭门窗，调节室温，屏风遮挡	3	少一项或不合格扣1分	

续表

项目总分	考 核 内 容	分值	评分标准	扣分
操作过程（70）	1. 携用物至病床旁，再次核对，解释	3	错或少一项扣1分	
	2. 移开床旁桌椅	3	未做全扣	
	3. 移头及枕头于近侧，移上身于近侧	4	少做一项扣1分	
	4. 松衣扣，解裤带，协助病人侧卧，露出背、臀部	5	按实际情况给分	
	5. 大毛巾一半铺于病人身下，一半盖于病人身上	3	按实际情况给分	
	6. 用湿热毛巾擦拭全背（分上中下三部分），边擦边按摩	5	方法或顺序不对扣3分	
	7. 按摩全背：两手蘸酒精，从骶尾部开始以环状动作沿脊柱旁向上按摩至肩再下转至腰部；用大拇指指腹蘸酒精从骶尾部按摩沿脊柱至第七脊椎（以上每项各重复两次）；手蘸酒精用大、小鱼际按摩骶尾部，由轻至重再由重至轻（口述3分钟~5分钟）	13	方法不对或顺序不对扣2分	
	8. 酌情涂粉（八点），双手抹平，拉平上衣；撤去大毛巾	5	按实际情况给分	
	9. 拉松床单，扫床，铺好床单	5	按实际情况给分	
	10. 协助病人平卧，转至对侧，协助病人翻身	5	按实际情况给分	
	11. 拉松床单，扫床，铺好床单	5	按实际情况给分	
	12. 枕头移中间，协助病人取舒适体位并根据病情使用预防压疮器具，如小棉垫	5	方法错或未做一项扣2分	
	13. 床旁桌归位，谢谢合作	4	按实际情况给分	
	14. 用物分类处理，归位	2	按实际情况给分	
	15. 洗手，脱口罩，记录翻身卡	3	按实际情况给分	
评价（10分）	1. 护患沟通有效，充分体现人文关怀	2	按实际情况给分	
	2. 随时观察病人的病情变化，减少翻动和暴露	3	按实际情况给分	
	3. 动作轻稳、省力；床单位平整干净；病人安全舒适	3	按实际情况给分	
	4. 时间为15分钟	2	超过30秒以上扣1分	
总分（100分）		100		

任务八　生命体征测量法

体温、脉搏、呼吸和血压是机体内在活动的客观反映，是判断机体健康状态的基本依据和指标，临床称之为生命体征。正常人的生命体征相互间有内在联系，并且呈比例、相对稳定在一定范围之内。当机体在致病菌因子作用下，一般是体温、脉搏、呼吸和血压首先出现不同程度的异常，反应出疾病发生、发展的动态变化。因此，监测并及时正确地记录生命体征，为临床正确诊断、及时治疗及护理提供第一手资料和依据，是护理工作的重要任务。

【情景】

田女士，61 岁，因急性心肌梗死急诊入院，你是其责任护士，如何为病人测生命体征？

【任务目标】

1. 熟知体温计、血压计构造及性能。

2. 分别阐述测量体温、脉搏、呼吸、血压的评估内容，并独立完成其用物和病人准备。

3. 熟练并正确实施体温、脉搏、呼吸、血压的测量，并能正确记录和绘制体温单，做到态度认真，操作规范，数值准确，关心病人，发现异常及时采取相应护理措施。

【任务评估】

1. 操作目的　判断生命体征有无异常，协助诊断，为预防、治疗、康复、护理提供依据。

2. 病人评估　主诉、年龄、临床表现、意识状态、治疗及反应、心理状态、合作程度，测量部位皮肤黏膜情况，影响因素、基础血压值，对生命体征相关知识的认知程度。

3. 环境评估　病室安静安全，舒适整洁。

【任务演练准备】

1. 物品准备　已消毒的体温计、纱布、血压计、听诊器、秒表、弯盘、笔、记录本。

2. 场地准备　护理实训室，分 26 个演练小组，26 张模拟病床。环境整洁、安静、光线充足。

【相关理论知识】

(一)水银体温计的构造

水银体温计又称玻璃体温计。分口表、肛表、腋表三种(图8-1)。它是一根真空毛细管外带有刻度的玻璃管。玻璃管末端的球部装有水银,口表和腋表的球部较细长,有助于测温时扩大接触面:肛表的球部较粗短,可防止插入肛门时折断或损伤黏膜。体温表毛细管的下端和球部之间有一狭窄部分,使水银遇热膨胀后不能自动回缩,从而保证体温测试值的准确性。

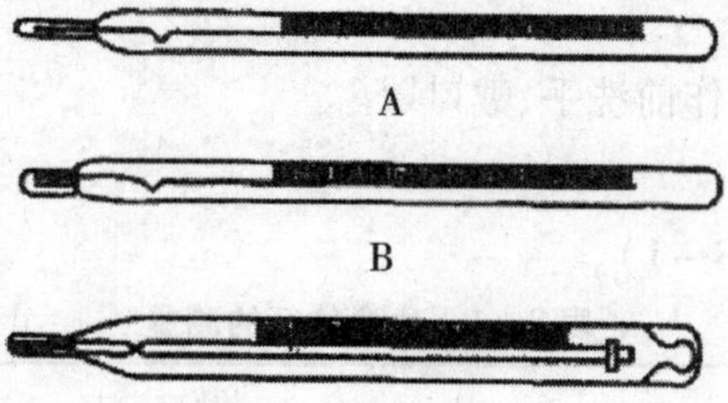

A. 口表　B. 肛表　C. 腋表

图8-1　水银体温计

(二)水银血压计的构造

水银血压计(见图8-2)又称汞柱血压计　由玻璃管、标尺、水银槽三部分组成。在血压计盒盖内面固定一根玻璃管,管面上标有双刻度(标尺)0 mmHg ~ 300 mmHg(0 kPa ~ 40 kPa),最小分度值分别为2mmHg或0.5 kPa。玻璃管上端盖以金属帽与大气相通,玻璃管下端和水银槽相连。水银血压计的优点是测得数值准确可靠.但较笨重且玻璃管部分易破裂。

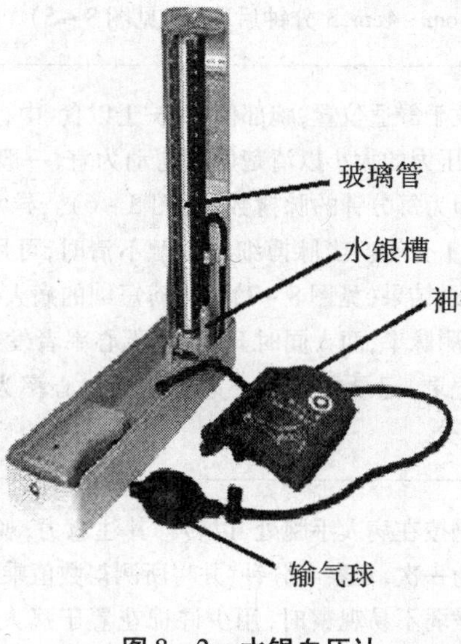

图8-2　水银血压计

【操作程序】

(一)用物准备

备齐用物,按医院感染控制要求合理放于治疗车上、下层。

(二)病人准备

清楚生命体征测量的目的、过程以及需要注意的问题,取得病人和(或)家属的知情同意;测量生命体征前注意卧床休息,30 分钟之内无剧烈运动、进冷热食、冷热饮、冷热敷、洗澡、坐浴、灌肠、情绪不稳定等情况。

(三)护士准备

仪表端庄、衣帽整齐,操作前洗手、戴口罩。

(四)操作步骤

操作步骤与方法(见表 8－1)。

表 8－1 生命体征的测量

操作步骤	操作方法
核对解释	核对床号、姓名、手腕带,向病人解释操作的目的和操作过程及配合方法
安置体位	协助病人取平卧位
◆测量体温	测腋温:请病人胳膊外展(一般不测量测血压的一侧,左侧为佳),为其擦拭腋下汗液,先检查体温计是否完好,水银柱甩至 35 C 以下,将体温计水银端放于腋窝深处紧贴皮肤,屈臂过胸,必要时托扶病人手臂,10 分钟后取出(见图 8－3)测口温:将口表水银端斜放于舌下热窝(舌系带两侧),嘱病人紧闭口唇,勿用牙咬,3 分钟后取出(见图 8－4)测肛温:协助病人取侧卧或俯卧,将肛温计水银端轻轻插入肛门 3cm～4cm,3 分钟后取出(见图 8－5)
◆测量脉搏	病人手腕放于舒适位置,腕部伸展,护士以食、中、无名指(三指并拢)指端轻按于桡动脉处,压力的大小以清楚触到搏动为宜,一般病人计数半分钟,并将所测得数值乘 2 即为每分钟的脉搏数(见图 8－6)。异常脉搏(如心血管疾病、危重病人等)应测 1 分钟。当脉搏细弱而触不清时,可用听诊器听心率 1 分钟代替触诊,测后记录结果(见图 8－7)。脉搏短绌的病人,应由两人同时测量,一人听心率,另一人测脉率,两人同时开始,由听心率者发出"起"、"停"口令,测 1 分钟。以分数式记录,记录方法为心率/脉率,如心率为 100 次,脉率为 76 次则写成 100/76 次/分
◆测量呼吸	护士的手仍按在病人手腕处,以转移其注意力,观察病人胸部或腹部起伏次数,一吸一呼为一次,观察半分钟,并将所测得数值乘 2 即为每分钟的呼吸数。危重病人呼吸微弱不易观察时,用少许棉花置于病人鼻孔前,观察棉花被吹动的次数,计数一分钟,记录测量值:次/分

续表 8－1

操作步骤	操作方法
◆测量血压	病人取坐位或仰卧位，被测肢体肱动脉和心脏处于同一水平（坐位时平第四肋，仰卧位时平腋中线），肘臂伸直，掌心向上，放平血压计，开启汞槽开关，驱尽袖带内空气，平整无折地缠于上臂，袖带下缘距肘窝 2 cm ~ 3 cm ，松紧以能放入一指为宜，戴好听诊器，在肘窝内侧处摸到肱动脉搏动点，将听诊器胸件紧贴肱动脉处，不宜塞在袖带内，护士一手固定胸件，另一手关闭气门的螺旋帽，握住输气球向袖带内打气至肱动脉搏动音消失（此时袖带内的压力大于心脏收缩压，动脉血流被阻断，无血通过），再上升 20 mmHg ~ 30 mmHg 然后以每秒 4 mmHg 速度放气，使汞柱缓慢下降，同时应注意肱动脉搏动变化所指的刻度（视线应与汞柱的弯月面同一水平），当听到第一声搏动音时汞柱所指刻度为收缩压，直到搏动音突然变弱或消失时，汞柱所指刻度为舒张压，测量完毕，驱尽袖带内空气，解开袖带，整理后放置盒内；协助病人穿衣袖取舒适位，记录采用分数式：收缩压/舒张压
读取体温	嘱病人夹体温计一侧手臂外展，取出体温计，用消毒纱布擦净，看清度数，将体温计甩至 35℃以下，放回容器内，记录结果。
整理记录	取舒适卧位，整理床单位；洗手，将结果记录至体温单上

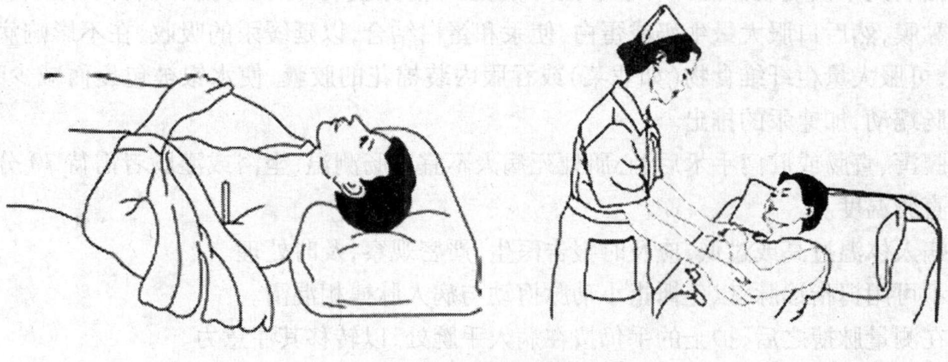

图 8－3　腋温测量法

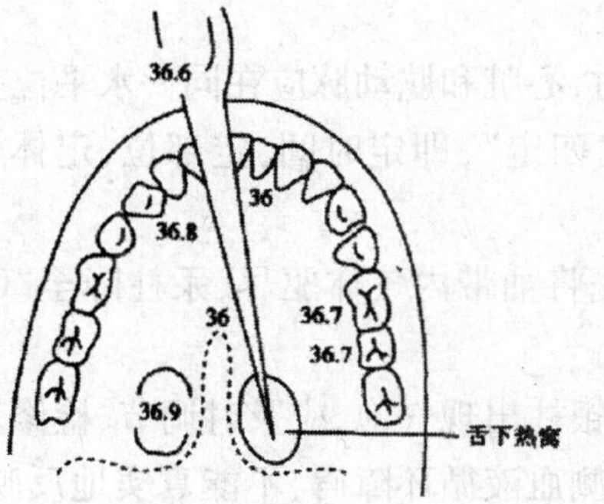

图 8－4　舌下热窝

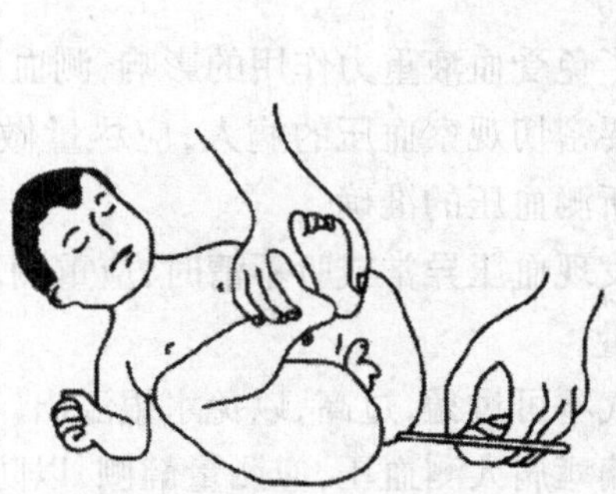

图 8－5　肛温测量法

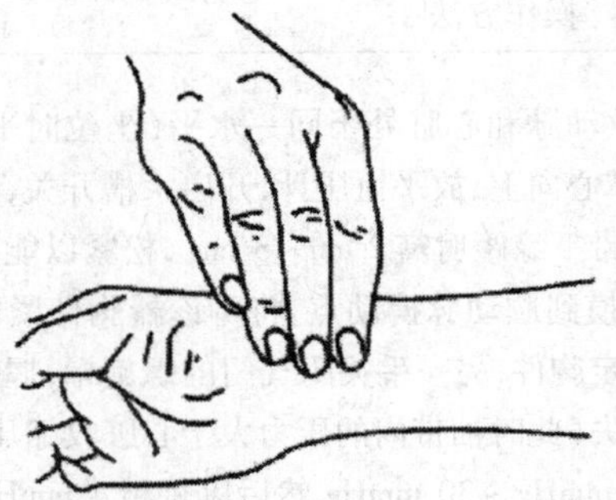

图 8－6 桡动脉测量法

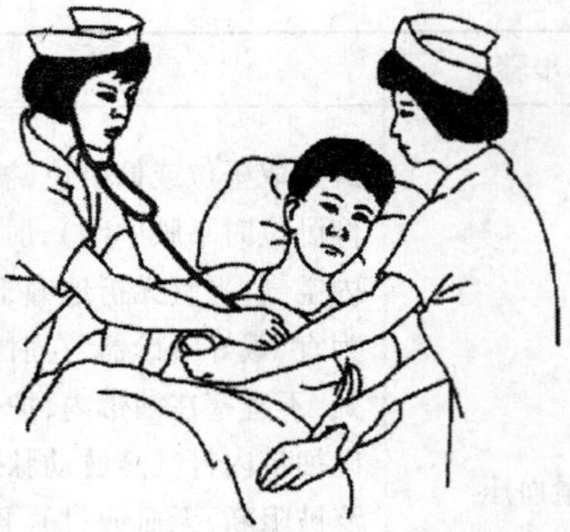

图 8－7 脉搏短绌测量法

【注意事项】

1. 活动或情绪激动时，应休息 30 分钟后再测。

2. 测量体温前后，应清点体温计数目及有无破损，甩表时，勿触及他物，以防破碎。

3. 婴幼儿、精神异常、昏迷及危重病人、口鼻术后或呼吸困难及不能合作者，不宜口腔测温。

4. 发现体温与病情不相符合，应守护在病人身旁重测，必要时可同时作口温和肛温对照，予以复查。

5. 当病人不慎咬破体温计吞下水银时，应立即清除玻璃碎屑以免伤唇、舌、口腔、食管和胃肠道黏膜，然后口服大量牛奶或蛋白，使汞和蛋白结合，以延缓汞的吸收，在不影响病情的情况下，可服大量粗纤维食物（如韭菜）或吞服内装棉花的胶囊，使水银被包裹而减少吸收，并增进肠蠕动，加速汞的排出。

6. 腹泻、直肠或肛门手术后、心肌梗死病人不宜直肠测温，坐浴或灌肠者需待 30 分钟后才能测直肠温度。

7. 病人体温过高或过低，应及时报告医生，严密观察，及时处理。

8. 不可用拇指诊脉，以免拇指小动脉搏动与病人脉搏相混淆。

9. 在测量脉搏之后，护士的手仍按在病人手腕处，以转移其注意力。

10. 定期检查血压计　关紧活门充气，若水银不能上升至顶部或水银柱出现气泡该血压计不得使用。

11. 为了免受血液重力作用的影响，测血压时，心脏和肱动脉应在同一水平位上。

12. 需要密切观察血压的病人，应尽量做到“四定”，即定时间，定部位，定体位，定血压计，以确保所测血压的准确。

13. 当发现血压异常或听不清时，应重测。先将袖带内气体驱尽，汞柱降至“0”点，稍待片刻，再测量。

14. 打气不可过猛，过高，以免水银溢出。水银柱出现气泡，应及时调节、检修。

15. 为偏瘫病人测血压，应测量健侧，以防患侧血液循环障碍，不能真实地反映血压的动态变化。

任务评价

1. 评价表　见生命体征测量考核评分标准
2. 思考题
(1) 当你为一病人测口温时，病人不慎将体温表咬碎，这时你应如何处理？
(2) 万某，女，60 岁，以心房纤颤为诊断入院，病人可能出现何种脉搏？如何正确测量？

生命体征测量考核评分标准

班级:＿＿＿＿＿　学号:＿＿＿＿＿　学生姓名:＿＿＿＿＿　得分:＿＿＿＿＿

项目总分	考核内容	分值	评分标准	扣分
评估（10 分）	1. 核对床号、姓名、手腕带	3	错或未做全扣	
	2. 了解病人身体状况，向病人解释，取得病人的配合，了解病人病情及既往生命体征变化值	4	错或少一项扣 1 分	
	3. 病人意识状态、合作程度	3	错或未做全扣	
操作前准备（10 分）	1. 仪表端庄，衣帽整齐	3	按实际情况给分	
	2. 操作前剪指甲、洗手、戴口罩	3	少一项扣 1 分	
	3. 用物备齐，放置有序合理	4	少一项扣 1 分	
操作过程（60）	1. 携用物至病人床旁，再次核对，协助取合适体位	5	错或未做全扣	
	2. 体温测量：根据病人病情、年龄等因素选择测量方法			
	(1) 测腋温：酌情擦干腋窝，将体温计放于病人腋窝深处并贴紧皮肤，屈臂过胸夹紧，测量 5 分钟 ~ 10 分钟后取出	6	错或少时间扣 2 分	
	(2) 测口温：将水银端斜放于病人舌下，闭口 3 分钟后取出	6	错或少时间扣 2 分	
	(3) 测肛温：在肛表前端涂润滑油剂，将肛温计的水银端轻轻插入肛门 3 cm ~ 4 cm，3 分钟后取出。	6	错或少时间扣 2 分	
	3. 脉搏测量：协助病人采取合适姿势，以食指、中指、无名指的指腹按压桡动脉，计数；测量 30 秒，异常者测量 1 分钟记录	8	按实际情给分	
	4. 呼吸测量：观察病人的胸腹部，一起一伏为一次呼吸，测量 30 秒，记录	8	按实际情况给分	
	5. 血压测量：			
	(1) 协助病人卷袖过肘，置血压计于合适位置	5	错或少一项扣 2 分	

续表

项目总分	考核内容	分值	评分标准	扣分
操作过程（60）	(2)袖带驱气并系于肘上 2 cm～3 cm，松紧适中	5	按实际情况给分	
	(3)听诊器胸件放于肱动脉搏动点，注气，放气均匀，监听数值，水银降至“0”	5	按实际情况给分	
	(4)松袖带，整衣袖，取舒适体位	4	错或少一项扣 3 分	
	(5)整理好血压计使水银全部进入贮槽，记录	4	错或少一项扣 3 分	
	6. 读取体温：用消毒纱布擦净，看清度数，将体温计甩至 35℃以下，放回容器内，记录结果	8	按实际情况给分	
	7. 协助病人取舒适卧位，整理，洗手	2	错或未做全扣	
评价（20 分）	1. 举止端庄，态度严肃	3	按实际情况给分	
	2. 操作过程中爱护、尊重病人	5	按实际情况给分	
	3. 交流用语规范、自然、针对性强	3	按实际情况给分	
	4. 操作流程熟练，动作规范	3	按实际情况给分	
	5. 相关知识熟悉	3	按实际情况给分	
	6. 时间为 10 分钟	3	超过 30 秒以上扣 1 分	
总分（100 分）		100		

任务九　鼻饲法

鼻饲法是将胃管经一侧鼻腔插入胃内，从管内灌注流质饮食、水和药物的方法。通过胃管供给流质饮食，以保证病人摄入足够的热能、营养素，促进身体的恢复。

【情景】

刘华，女，48岁，口腔术后，遵医嘱给予插胃管鼻饲饮食。医嘱如下：

长期医嘱单

姓名：刘华　　病室：五官科　　床号：7　　住院号：20130090811

开始		医嘱内容	医师签名	护士签名	停止		医师签名	护士签名
日期	时间				日期	时间		
2013-09-10	8am	鼻饲饮食	魏伟成					

护士易明霞执行医嘱，准备为病人进行鼻饲饮食。

【任务目标】

1. 说出鼻饲法的适应症、禁忌症、评估内容，并独立完成用物和病人准备。

2. 熟练完成插胃管及拔管，操作中动作轻稳，关心病人，并能与病人进行有效沟通。

3. 在插管过程中灵活处理病人出现的各种反应，理解胃管在胃内检验方法并能正确检验。

4. 说出昏迷病人插胃管的方法及注意事项。

5. 说出鼻饲饮食的要求。

【任务评估】

1. 操作目的　对于由各种原因不能由口进食的病人，通过胃管供给流质食物、水分和药物，以满足病人对热能及各种营养的需求和治疗的需要。

2. 病人评估　意识状态、鼻饲原因、耐受力，鼻腔黏膜状况，既往是否插过胃管，对鼻饲的认知。

3. 环境评估　病室安静安全，整洁舒适。

【任务演练准备】

1. 物品准备 无菌治疗巾内放置：硅胶胃管1根，治疗碗，压舌板1支，镊或止血钳1把，30 ml～50 ml的注射器，纱布。无菌治疗巾外放置：治疗巾1条，一次性薄膜手套，棉签，液状石蜡油，胶布，夹子或橡皮圈1个，安全别针1个，听诊器1副，松节油，弯盘1个，鼻饲液（38℃～40℃）200 ml盛存带盖的容器内，适量温开水，手电筒1个。

2. 场地准备 护理实训室，分26个演练小组，26张模拟病床及模拟病人。环境整洁安静，光线充足。

【相关理论知识】

（一）适应症

昏迷、口腔疾患或口腔手术后病人、不能张口的病人、拒绝进食者、早产儿、病情危重等病人。

（二）禁忌症

食管静脉曲张、食管梗阻的病人，上消化道出血以及鼻腔、食管手术后禁忌使用鼻饲法。

【操作程序】

（一）用物准备

备齐用物，按医院感染控制要求合理放于治疗车上、下层。注意生活垃圾桶和医用垃圾桶的区分。

（二）病人准备

清楚置胃管的目的、必要性、方法、可能出现的不适及减轻不适的方法，需要注意的问题，取得病人和（或）家属的知情同意。

（三）护士准备

仪表端庄、衣帽整齐，操作前剪指甲、洗手、戴口罩。

（三）操作步骤

操作步骤与方法（见表9－1）。

表9－1 鼻饲法

操作步骤	操作方法
核对解释	携用物至床边，核对床号、姓名、手腕带，向病人解释操作的目的和操作过程及配合方法
安置体位	协助病人取半坐位或坐位，无法坐起者取适宜体位
铺治疗巾	将治疗巾围于病人颌下及胸前，弯盘放于易取用处
清洁鼻腔	评估检查鼻腔，选择通畅一侧，用棉签清洁鼻腔，备胶布于易取处
测量长度	戴手套、取出胃管，测量胃管插入的长度，成人45 cm～55 cm，相当于病人的鼻尖至耳垂再至剑突或前额正中发际至胸骨剑突处，婴幼儿14 cm ～15cm，并做好标记

续表 9－1

操作步骤	操作方法
润滑胃管	将石蜡油倒少许于纱布上,以润滑胃管前端 15 cm～20 cm
插入胃管	一手持纱布托住胃管,一手持镊子夹住胃管,沿选定的鼻孔轻轻插入。插至 10 cm～15 cm(咽喉部)时,嘱病人做吞咽动作,当病人咽时,顺势将胃管向前推进,直至预定长度。插入中如病人出现剧烈恶心、呕吐,可暂停插入,嘱病人做深呼吸;如病人出现呛咳、呼吸困难、发绀等现象,说明胃管误入气管,应立即拔出胃管,休息片刻后重新插入。 为昏迷病人插管时,应先协助病人去枕、头向后仰,当胃管插入 15 cm 时,左手将病人头部抬起,使下颌靠近胸骨柄,缓慢插入胃管至预定长度(见图 9－1)
确认胃管	确认胃管是否在胃内:①连接注射器于胃管后回抽,抽出胃液。②置听诊器于病人的胃部,快速经胃管向胃内注入 10 ml 空气,听到气过水声。③将胃管的末端置于盛水的治疗碗内,无大量气泡溢出
固定胃管	脱手套,用胶布固定胃管于鼻翼及脸颊
灌注食物	每次鼻饲前,均要抽取胃液,确认胃管在胃内,先注入少量温开水润滑管壁,再缓慢灌入鼻饲液,再次注入少量温开水冲洗管壁
安置胃管	将胃管末端反折,用纱布包好,用橡皮圈或夹子夹紧,用别针固定于病人衣领处,嘱病人维持卧位 20 分钟～30 分钟
洗手记录	洗手,记录鼻饲液的种类、量、病人的反应
拔除胃管	携用物至床前,核对解释 置弯盘于病人颌下,夹紧胃管末端于弯盘内,轻轻揭去胶布 戴手套,用纱布包裹近鼻孔处胃管,嘱病人深呼吸,在病人呼气时拔管,边拔管边用纱布擦胃管,到咽喉处快速拔出
清洁整理	协助病人清洁口鼻、面部、擦去胶布痕迹 协助病人漱口取舒适卧位,整理床单位
洗手记录	洗手,记录拔管时间和病人反应

【注意事项】

1. 护患之间必须进行有效的沟通,让病人或家属理解鼻饲是必要的、安全的,以减轻胃管插入给病人造成的心理负担。

2. 插管时动作应轻柔,尤其是通过食管 3 个狭窄部位时。

3. 胃管插入 10cm～15cm(咽喉部)时,若为清醒病人,嘱其做吞咽动作;若为昏迷病人,则用左手托起其头部,使下颌靠近胸骨柄,以加大咽部通道的弧度,利于插管。

4. 插管过程中如果病人出现呛咳、呼吸困难、发绀等,表明胃管误入气管,应立即拔出胃管。

5.每次鼻饲量不超过200ml,间隔时间不少于2小时,鼻饲液的温度应保持在38℃~40℃,不可过冷或过热,以免引起病人不适;避免注入空气,以防造成腹胀;新鲜果汁与牛奶分别注入,防止凝块产生;药片应研碎,溶解后再注入。

6.鼻饲用物应每日更换消毒,长期鼻饲者,应每天进行口腔护理,胃管应每周更换(晚上鼻饲后拔出,翌晨再由另一鼻腔插入)。

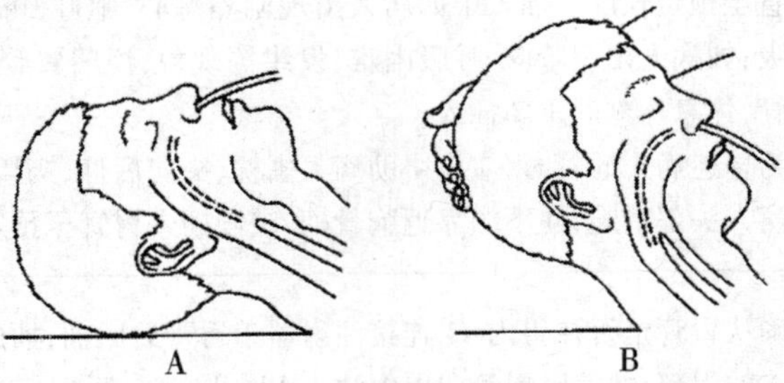

图9-1 昏迷病人插胃管示意图

任务评价

1.评价表 见鼻饲法考核评分标准

2.思考题

(1)鼻饲法的适应症有哪些?

(2)鼻饲法胃管插入的长度?

(3)如何确认胃管在胃内?

鼻饲考核评分标准

班级:__________ 学号:__________ 学生姓名:__________ 得分:__________

项目总分	考核内容	分值	评分标准	扣分
评估 (10分)	1.核对床号、姓名、手腕带	3	错或未做全扣	
	2.了解病人身体状况,向病人解释,取得病人的配合	3	错或少一项扣1分	
	3.了解病人既往有无插胃管经历,评估病人鼻腔状况,病人意识状态、合作程度	4	错或少一项扣1分	
操作前准备 (10分)	1.仪表端庄,衣帽整齐	3	按实际情况给分	
	2.操作前剪指甲、洗手、戴口罩	3	少一项扣1分	
	3.用物备齐,放置有序合理	4	少一项扣1分	

续表

项目总分	考　核　内　容	分值	评 分 标 准	扣分
操作过程（60）	1. 携用物至病人床旁，核对，协助取合适体位	3	错或未做全扣	
	2. 颌下铺治疗巾、放置弯盘	2	错或未做全扣	
	3. 检查清洁鼻腔，戴手套	4	错或未做全扣	
	4. 检查胃管是否通常，测量胃管放置长度，做好标记	4	按实际情况给分	
	5. 再次核对床号、姓名、手腕带及医嘱	3	未查对全扣，少一项扣 2 分	
	6. 润滑胃管前端 15 cm ~ 20 cm，将胃管前端经一侧鼻腔缓慢插入约 15cm 时，嘱病人做吞咽动作，随后快速将胃管插入预定长度	5	按实际情况给分	
	7. 检查胃管是否在胃内（任选一种方法，其它两种方法口述）	5	错或未做全扣	
	8. 将胃管开口关闭或夹好	3	按实际情况给分	
	9. 脱手套，用胶布固定胃管于鼻翼及面颊部	3	按实际情况给分	
	10. 视病情抬高床头，注入 30 ml 温开水，然后注入鼻饲液，注入完毕再注入 30 ml 温开水冲管，同时观察病人反应	5	错或少一项扣 3 分	
	11. 胃管开口端反折，纱布包好，扎紧，将别针安全固定枕旁或衣领上	4	按实际情况给分	
	12. 贴好胃管标识	3	错或未做全扣	
	13. 整理床单位，协助病人保持半卧位 30 分钟或维持原卧位，告知注意事项	4	按实际情况给分	
	14. 整理用物，分类处理	3	按实际情况给分	
	15. 洗手、记录	2	按实际情况给分	
	16. 核对，解释，拔除胃管	5	按实际情况给分	
	17. 整理，洗手，记录拔管时间及病人反应	2	少一项扣 1 分	
评价（20 分）	1. 举止端庄，态度严肃	3	按实际情况给分	
	2. 操作过程中爱护、尊重病人	5	按实际情况给分	
	3. 交流用语规范、自然、针对性强	3	按实际情况给分	
	4. 操作流程熟练，动作规范	3	按实际情况给分	
	5. 相关知识熟悉	3	按实际情况给分	
	6. 时间为 10 分钟	3	超过 30 秒以上扣 1 分	
总分（100 分）		100		

任务十 导尿术

导尿术是在严格无菌操作下,用导尿管经尿道插入膀胱引出尿液的方法。导尿术可以分为女性导尿术和男性导尿术。

子任务一 女病人导尿术

【情景】

李敏,女,49 岁,术后主诉下腹胀痛,排尿困难,体检可见耻骨上膨隆,有压痛,为尿潴留,采取诱导排尿无效,医嘱给予导尿术。

临时医嘱单

姓名:李敏　　病室:普外科　　床号:22　　住院号:2013010051

开始		医嘱内容	医师签名	执行时间	护士签名
日期	时间				
2013－10－8	3pm	导尿术 st	彭伟		

护士文东英执行医嘱,准备为病人进行导尿术。

【任务目标】

1. 概述女病人导尿术的目的及注意事项。
2. 独立完成女病人导尿术的用物和病人准备。
3. 能在规定时间内完成女病人导尿术,并做到态度认真、方法正确、爱护病人。

【任务评估】

1. 操作目的

(1)为尿潴留病人引流出尿液,以减轻痛苦。

(2)协助临床诊断。如留取未受污染的尿标本做细菌培养;测量膀胱容量、压力及检查残余尿;进行尿道或膀胱造影等。

(3)为膀胱肿瘤病人进行膀胱化疗。

2. 病人评估　导尿的原因、自理能力、会阴部及尿道口状况、心理状态、合作程度,对导尿术的认知。

3. 环境评估　病室清洁、安全、温度适宜,关闭门窗、屏风遮挡。

【任务演练准备】

1. 物品准备

(1)无菌导尿包:内有治疗碗(或用弯盘代替)1 个,弯盘 1 个,尿管 10 号、12 号各 1 根,小药杯 1 个内盛 4 个小棉球,血管钳 2 把,润滑油棉签或棉球瓶 1 个,有盖标本瓶 1 个,洞巾 1 块。

(2)外阴初步消毒用物:治疗碗 1 个(内盛消毒棉球数个,血管钳或镊子 1 把),弯盘 1 个,左手手套 1 只或指套 2 只。

(3)其他:无菌持物钳和容器 1 套,无菌手套 1 双,消毒液,治疗车 1 辆,小橡胶单和治疗巾 1 套(或一次性尿垫),绒毯 1 条,便盆及便盆巾,屏风。

2. 场地准备　护理实训室,分 26 个演练小组,26 张模拟病床及模拟病人。环境整洁安静,光线充足。

【相关理论知识】

(一)导尿管种类的选择

导尿管的种类:一般分为单腔导尿管(用于一次性导尿)、双腔导尿管(用于留置导尿),三腔导尿管(用于膀胱冲洗或向膀胱内滴药)(见图 10-1)。

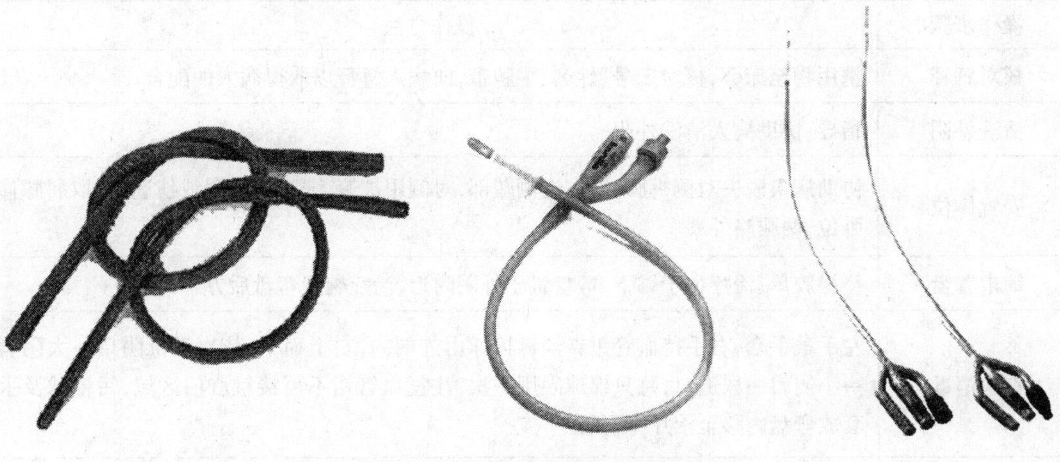

图 10-1　单腔、双腔、三腔导尿管

(二)女性尿道解剖特点

女性尿道特点:短、粗、直,长 4 cm~5 cm,且富扩张性(见图 10-2),尿道外口位于阴蒂下方，阴道口的上方，呈矢状裂（见图10－3）。

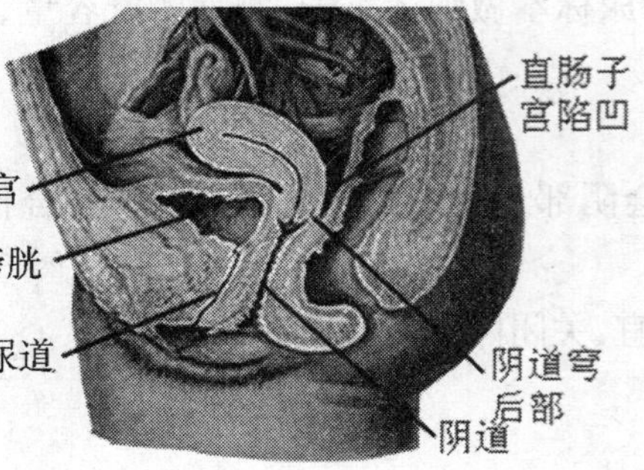

图10－2 女性尿道解剖

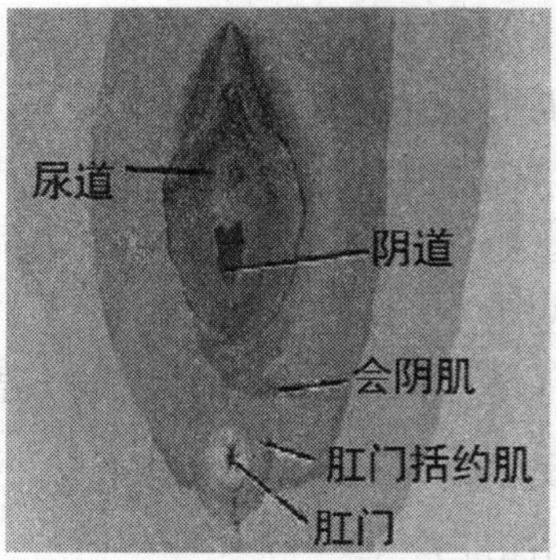

图10－3 女性外阴

【操作程序】

（一）用物准备

备齐用物，按医院感染控制要求合理放于治疗车上、下层。注意生活垃圾桶和医用垃圾桶的区分。

（二）病人准备

清楚导尿的目的、过程以及需要注意的问题，取得病人和（或）家属的知情同意；能自理者嘱先自行清洗外阴。

（三）护士准备

仪表端庄、衣帽整齐，操作前洗手、戴口罩。

（四）操作步骤

操作步骤与方法（见表10－1）。

表10－1 女性导尿术

操作步骤	操作方法
核对解释	携用物至床旁，核对床号、姓名、手腕带，向病人解释以取得病人的配合
清洗外阴	指导、协助病人清洗外阴
安置体位	协助病人脱去对侧裤脚，盖在近侧腿部，对侧用被遮盖，近侧腿用绒毯遮盖，取屈膝仰卧位，两腿略外展
铺巾置盘	垫橡胶单、治疗巾于臀下，弯盘置于外阴附近，治疗碗置弯盘后方
首次消毒	左手戴手套，右手持血管钳夹消毒棉球由外向内，自上而下，依次消毒阴阜→大阴唇→小阴唇→尿道口，每只棉球限用一次，注意血管钳不可接触肛门区域，污棉球及手套放弯盘内移至治疗车下层
开包倒液	在病人的两腿之间，打开导尿包，用无菌持物钳夹取小药杯，倒消毒液于小药杯，浸湿棉球

续表 10－1

操作步骤	操作方法
铺巾润管	戴无菌手套,铺洞巾,使洞巾和治疗巾内层形成一无菌区 用润滑油棉签润滑导尿管前段,然后放于碗中置一旁待用
再次消毒	一手拇指、示指分开并固定小阴唇,一手持血管钳夹取消毒棉球由内至外,自上而下,依次擦拭消毒尿道口→小阴唇一→尿道口,消毒尿道口时停留片刻,使消毒液充分与尿道口黏膜接触,达到消毒目的
插管导尿	左手继续固定小阴唇,右手用血管钳夹持已润滑的导尿管对准尿道口轻轻插入尿道 4 cm ~ 6cm,见尿液流出再插入 1 cm ~2 cm 左右,松开左手,下移固定导尿管,将尿液引流入治疗碗内,尿液盛满时,及时夹管,将尿液倒人便盆如留取尿培养标本,用无菌标本瓶接取中段尿液 5 ml,盖好瓶盖
拔除尿管	导尿完毕,拔出导尿置于弯盘内撤下洞巾,擦净会阴,脱下手套,撤去导尿包、小橡胶单和治疗巾于治疗车下层
整理记录	协助病人穿好裤子,整理床单元,询问病人感受,交待注意事项尿标本贴好标签后及时送检,洗手记录

【注意事项】

1. 严格遵守无菌操作原则,预防泌尿系统感染。

2. 耐心解释,保护病人自尊心,操作环境要遮挡。

3. 导尿管误入阴道应立即换管重新插入。

4. 选择光滑和粗细适宜的导尿管,插管动作要轻柔,避免损伤尿道黏膜。

5. 对膀胱高度膨胀且又极度虚弱的病人,第一次放尿不应超过 1000ml,因大量放尿使腹腔内压力突然降低,血液大量滞留腹腔血管内,导致血压下降而虚脱;再则膀胱内突然减压,可引起膀胱黏膜急剧充血而发生血尿。

任务评价

1. 评价表　见女病人导尿术考核评分标准

2. 思考题

(1)导尿的目的?

(2)女性尿道有何解剖特点?

(3)膀胱高度膨胀且又极度虚弱的病人,为什么第一次放尿不应超过 1000ml?

女性导尿术考核评分标准

班级：＿＿＿＿＿　学号：＿＿＿＿＿　学生姓名：＿＿＿＿＿　得分：＿＿＿＿＿

项目总分	考 核 内 容	分值	评 分 标 准	扣分
评估 （10 分）	1. 核对床号、姓名、手腕带	3	错或未做全扣	
	2. 了解病情、膀胱充盈度、会阴皮肤黏膜情况	2	错或少一项扣 1 分	
	3. 告知相关事宜	2	错或未做全扣	
	4. 心理、合作程度，环境对病人的影响	3	错或未做全扣	
操作前准备 （10 分）	1. 仪表端庄，衣帽整齐	2	按实际情况给分	
	2. 操作前剪指甲、洗手、戴口罩	3	一项不合格扣 1 分	
	3. 用物备齐，放置有序合理	2	少一项扣 1 分	
	4. 环境清洁，关闭门窗、调节室温、屏风遮挡	3	少一项扣 2 分	
操作过程 （60）	1. 导尿前			
	（1）再次核对床号、姓名、手腕带及医嘱	3	错或未做全扣，	
	（2）清洗外阴（口述）	2	未口述全扣	
	（3）脱对侧裤盖近侧腿，屈膝仰卧，两腿略外展，暴露外阴	2	不符合要求扣 2 分	
	（4）臀下铺橡胶单及治疗巾，重置于外阴附近，治疗碗置弯盘后	2	不符合要求扣 2 分	
	2. 导尿			
	（1）初次会阴消毒（自上而下，由外至内）依次为阴阜→大阴唇→小阴唇→尿道口	6	顺序颠倒扣 3 分	
	（2）消毒毕，用物置床尾或治疗车下层	2	不符合要求扣 2 分	
	（3）导尿包置病人两腿间打开	2	不符合要求全扣	
	（4）倒消毒液于小药杯内，湿润棉球	2	不符合要求全扣	
	（5）戴无菌手套，铺洞巾	12	按实际情况给分	
	（6）排列用物，润滑导尿管	2	按实际情况给分	
	（7）左手分开固定小阴唇，再次会阴消毒（尿道口→小阴唇→尿道口），消毒毕撤出弯盘	6	顺序颠倒扣 3 分	
	（8）消毒后，左手继续分开固定小阴唇，右手持止血钳插管 4 cm ~ 6 cm，见尿液流出再插 1 cm（口述）	4	手离开或插管长度错全扣	
	（9）左手下移固定导尿管，按需留取尿标本	3	不符合要求扣 2 分	
	（10）导尿毕，拔管	2	按实际情况给分	
	3. 操作后			
	（1）协助病人穿裤，取舒适体位，整理床单位	4	按实际情况给分	
	（2）用物妥善处理符合医疗废物处理原则	4	按实际情况给分	
	（3）洗手、记录，标本送检	2	未做全扣	

续表

项目总分	考核内容	分值	评分标准	扣分
评价（20分）	1. 态度认真，动作熟练、正确，病人无不适感	3	按实际情况给分	
	2. 关心病人，沟通技巧良好	3	按实际情况给分	
	3. 无菌概念明确（如有严重污染为不及格，并终止操作）	6	有污染全扣	
	4. 相关知识熟悉	3	按实际情况给分	
	5. 使用后的物品处理正确	3	按实际情况给分	
	6. 时间为8分钟	2	超过30秒以上扣1分	
总分（100分）		100		

子任务二　男病人导尿术

【情景】

秦勇，男，55岁，术后主诉下腹胀痛，排尿困难，体检可见耻骨上膨隆，有压痛，为尿潴留，采取诱导排尿无效，医嘱给予导尿术。

临时医嘱单

姓名：秦勇　　病室：肝胆外科　　床号：31　　住院号：2013011071

开始		医嘱内容	医师签名	执行时间	护士签名
日期	时间				
2013-11-9	2pm	导尿术　st	崔凯		

护士蒋俊梅执行医嘱，准备为病人进行导尿术。

【任务目标】

1. 概述男病人导尿术的目的及注意事项。
2. 独立完成男病人导尿术的用物和病人准备。
3. 能在规定时间内完成男病人导尿术，并做到态度认真、方法正确、爱护病人。

【任务评估】

1. 操作目的　同女病人导尿术。
2. 病人评估　同女病人导尿术。

3. 环境评估　病室清洁、安全、温度适宜，关闭门窗、屏风遮挡。

【任务演练准备】

1. 物品准备　同女病人导尿术。男病人需要准备无菌纱布 2 块。

2. 场地准备　护理实训室，分 26 个演练小组，26 张模拟病床及模拟病人。环境整洁安静，光线充足。

【相关理论知识】

男性尿道特点：成人男性尿道长 18 cm～20 cm，有两个弯曲（耻骨前弯和耻骨下弯）、三个狭窄（尿道外口、膜部和尿道内口）（见图 10－4）。

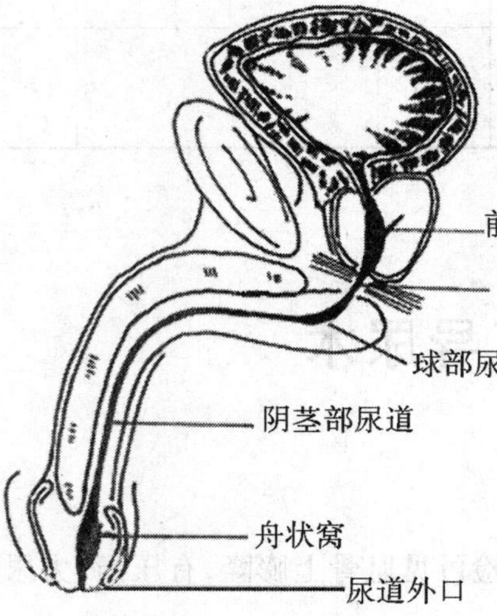

图 10－4　男性尿道解剖

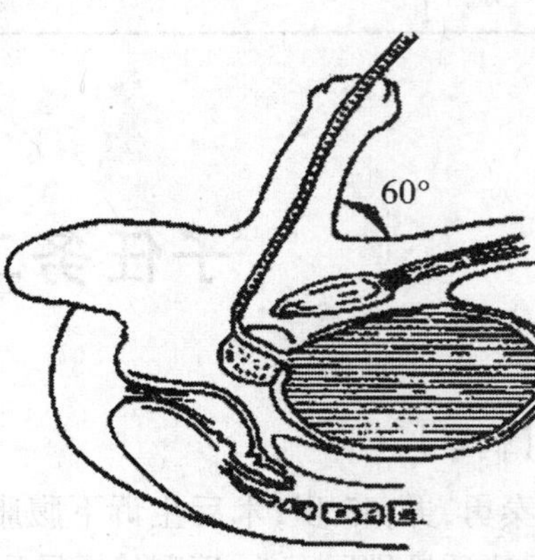

图 10－5　男性导尿术

【操作程序】

（一）用物准备

备齐用物，按医院感染控制要求合理放于治疗车上、下层。注意生活垃圾桶和医用垃圾桶的区分。

（一）病人准备

清楚导尿的目的、过程以及需要注意的问题，取得病人和（或）家属的知情同意。

（三）护士准备

仪表端庄、衣帽整齐，操作前洗手、戴口罩。

（四）操作步骤

操作步骤与方法（见表 10－2）。

表 10－2　男性病人导尿术

操作步骤	操作方法
核对解释	携用物至床旁，核对床号、姓名、手腕带，向病人解释以取得病人的配合
安置体位	取仰卧位，两腿放平略分开，暴露会阴部，上身及腿部分别用被子及绒毯盖好
铺巾置盘	垫橡胶单、治疗巾于臀下，弯盘置于外阴附近，治疗碗置弯盘后
首次消毒	左手戴手套，右手持血管钳夹消毒棉球进行消毒，依次为阴阜→阴茎→阴囊；左手用无菌纱布裹住阴茎将包皮向后推暴露尿道外口，自尿道口向外向后旋转擦拭尿道口、龟头及冠状沟数次，每个棉球消毒一次，污棉球、手套置弯盘内移至治疗车下层
开包倒液	同女病人导尿术
铺巾润管	同女病人导尿术
再次消毒	左手用无菌纱布裹住阴茎将包皮后推，露出尿道口，用消毒棉球消毒尿道内口、龟头及冠状沟数次；污棉球、小药杯、血管钳置床尾弯盘内
插管导尿	左手用无菌纱布裹住阴茎提起使之与腹壁成 60°（见图 10－5），使耻骨前弯消失 嘱病人张口呼吸，左手继续固定阴茎，右手持血管钳夹持导尿管前端，对准尿道口轻轻插入约 20 cm～22 cm（相当于导尿管长度的 1/2），见尿液流出后，再插入约 2 cm，将尿液引流入治疗碗或弯盘内
拔除尿管	同女病人导尿术
整理记录	同女病人导尿术

【注意事项】

1. 为男病人插导尿管时，因膀胱颈部肌肉收缩产生阻力，应稍停片刻，嘱病人做张口呼吸后，再慢慢插入。

2. 为男性病人插管时，应提起阴茎与腹壁成 60°，使尿管易于插入。

3. 其他同女病人导尿术第 1、2、4、5 点。

任务评价

1. 评价表　见男病人导尿术考核评分标准

2. 思考题

(1)男性尿道有何解剖特点？

(2)男、女病人导尿有何不同点？

男病人导尿术考核评分标准

班级:＿＿＿＿＿ 学号:＿＿＿＿＿ 学生姓名:＿＿＿＿＿ 得分:＿＿＿＿＿

项目总分	考 核 内 容	分值	评 分 标 准	扣分
评估 (10 分)	1. 核对床号、姓名、手腕带	3	错或未做全扣	
	2. 了解病情、膀胱充盈度、会阴皮肤黏膜情况	2	错或少 1 项扣 1 分	
	3. 告知相关事宜	2	错或未做全扣	
	4. 心理、合作程度,环境对病人的影响	3	错或未做全扣	
操作前准备 (10 分)	1. 仪表端庄,衣帽整齐	2	按实际情况给分	
	2. 操作前剪指甲、洗手、戴口罩	3	1 项不合格扣 1 分	
	3. 用物备齐,放置有序合理	2	少 1 项扣 1 分	
	4. 环境清洁,关闭门窗、调节室温、屏风遮挡	3	少 1 项扣 2 分	
操作过程 (60)	1. 导尿前			
	(1)再次核对床号、姓名、手腕带及医嘱	3	错或未做全扣,	
	(2)取仰卧位,两腿放平略分开,暴露会阴部,上身及腿部分别用被子及浴巾盖好	2	不符合要求扣 2 分	
	(3)垫橡胶单、治疗巾于臀下,弯盘置于外阴附近,治疗碗置弯盘后	2	不符合要求扣 2 分	
	2. 导尿			
	(1)初次消毒会阴,依次为阴阜→阴茎→阴囊→尿道口→龟头→冠状沟	6	顺序颠倒扣 3 分	
	(2)消毒毕,用物置床尾或治疗车下层	2	不符合要求扣 2 分	
	(3)导尿包置病人两腿间打开	2	不符合要求扣 2 分	
	(4)倒消毒液于小药杯内,湿润棉球	2	不符合要求全扣	
	(5)戴无菌手套,铺洞巾	12	不符合要求全扣	
	(6)排列用物,润滑导尿管	2	不符合要求扣 2 分	
	(7)再次消毒会阴,依次为尿道内口→龟头→冠状沟数次;污棉球、小药杯、血管钳置床尾弯盘内	6	顺序颠倒扣 3 分	
	(8)消毒后,左手用无菌纱布裹住阴茎提起使之与腹壁成 60°,使耻骨前弯消失	2	按实际情况给分	
	(9)嘱病人张口呼吸,左手继续固定阴茎,右手持血管钳夹持导尿管前端,对准尿道口轻轻插入约 20 cm ~ 22 cm,见尿液流出后,再插入约 2 cm,将尿液引流入治疗碗或弯盘内	4	插管长度错全扣	
	(10)左手下移固定导尿管,按需留取尿标本	3	不符合要求扣 2 分	

续表

项目总分	考核内容	分值	评分标准	扣分
操作过程（60）	(11)导尿毕，拔管	2	按实际情况给分	
	3. 操作后			
	(1)协助病人穿裤，取舒适体位，整理床单位	4	按实际情况给分	
	(2)用物妥善处理，符合医疗废物处理原则	4	按实际情况给分	
	(3)洗手、记录，标本送检	2	未做全扣	
评价（20分）	1. 态度认真，动作熟练、正确，病人无不适感	3	按实际情况给分	
	2. 关心病人，沟通技巧良好	3	按实际情况给分	
	3. 无菌概念明确（如有严重污染为不及格，并终止操作）	6	若有全扣	
	4. 相关知识熟悉	3	按实际情况给分	
	5. 使用后的物品处理正确	3	按实际情况给分	
	6. 时间为8分钟	2	超过30秒以上扣1分	
总分（100分）		100		

子任务三 导尿管留置术

导尿管留置术是在导尿后，将导尿管保留在膀胱内引流尿液的方法。

【情景】

李红，女，46岁，行子宫切除术，术前医嘱予导尿管留置，排空膀胱，使膀胱持续保持空虚，避免术中误伤。医嘱如下：

长期医嘱单

姓名：李红　　病室：妇产科　　床号：18　　住院号：2013006011

开始		医嘱内容	医师签名	护士签名	停止		医师签名	护士签名
日期	时间				日期	时间		
2013-06-3	8am	留置导尿管	王峰					

护士余佳执行医嘱，须为病人留置尿管。

【任务目标】

1. 概述导尿管留置术的目的及注意事项。

2. 独立完成导尿管留置术的用物和病人准备。

3. 能在规定时间内完成导尿管留置术，并做到态度认真、方法正确、爱护病人。

【任务评估】

1. 操作目的

(1)抢救危重、休克病人时正确记录每小时尿量，测量尿比重，以密切观察病人的病情变化。

(2)为盆腔手术排空膀胱，使膀胱持续保持空虚，避免术中误伤。

(3)某些泌尿系统疾病手术后留置导尿管，便于引流和冲洗，并减轻手术切口的张力，促进切口的愈合。

(4)为尿失禁或会阴部有伤口的病人引流尿液，保持会阴部的清洁干燥。

(5)为尿失禁病人行膀胱功能训练。

2. 病人评估　同女病人导尿术

3. 环境评估　病室清洁、安全、温度适宜，关闭门窗、屏风遮挡。

【任务演练准备】

1. 物品准备　同导尿术。另备无菌气囊导尿管 1 根，10ml 无菌注射器 1 副，无菌生理盐水 10 ml ~ 40 ml，无菌集尿袋 1 只，橡皮圈 1 只，别针 1 个；或用一次性导尿包。

2. 场地准备　护理实训室，分 26 个演练小组，26 张模拟病床及模拟病人。环境整洁安静，光线充足。

【相关理论知识】

导尿管留置病人的护理

1. 防止泌尿系统感染，保持尿道口清洁。女病人用消毒液棉球擦拭外阴及尿道口，男病人用消毒液棉球擦拭尿道口、龟头及包皮，每天 1 次 ~ 2 次。

2. 每日更换集尿袋，每周更换导尿管 1 次。集尿袋及引流管位置应低于耻骨联合处，防止尿液返流。

3. 保持引流通畅，防止引流管受压、扭曲、堵塞等造成引流不畅而影响病情。病人离床活动时，导尿管及集尿袋应妥善安置。

4. 观察尿液情况，发现尿液浑浊、沉淀、有结晶时，应及时处理，每周尿常规检查 1 次。

5. 注意训练膀胱反射功能，拔管前可采用间歇性夹管方式，夹闭导尿管，每 3 小时 ~ 4 小时开放 1 次，使膀胱定时充盈和排空，促进膀胱功能的恢复。

6. 健康教育　向病人及其家属说明留置导尿管的护理方法，使其认识到预防泌尿系统感染的重要性；鼓励病人多喝水，每天尿量应维持在 2000ml 以上，达到自然冲洗尿路的目的；协助病人更换卧位；训练膀胱反射功能。

【操作程序】

(一)用物准备

备齐用物，按医院感染控制要求合理放于治疗车上、下层。注意生活垃圾桶和医用垃圾桶的区分。

(二)病人准备

清楚留置导尿的目的、过程以及需要注意的问题,取得病人和(或)家属的知情同意;能自理者嘱先自行清洗外阴。

(三)护士准备

仪表端庄、衣帽整齐,操作前洗手、戴口罩。

(四)操作步骤

操作步骤与方法(见表10－3)。

表10－3 导尿管留置术(男性、女性)

操作步骤	操作方法
核对解释	携用物至床旁核对床号、姓名,手腕带,解释导尿目的和过程,取得病人的合作
行导尿术	同男、女病人导尿法插入导尿管,严格无菌操作,防止泌尿系统感染
固定尿管	将导尿管插入膀胱后,向气囊内注入无菌生理盐水5 ml～10 ml,立即夹紧气囊末端,轻拉导尿管以确定导尿管已固定(见图10－6)
接集尿袋	将导尿管尾端与集尿袋的引流管接头连接,开放导尿管,用橡胶圈、别针将集尿袋 的引流管固定在床单上,引流管要流出足够的长度,防止因翻身牵拉,使尿管滑出。将集尿袋固定在低于膀胱的高度(见图10－7)
整理记录	协助病人穿好裤子,取舒适的卧位;整理床单位,清理用物,洗手、记录

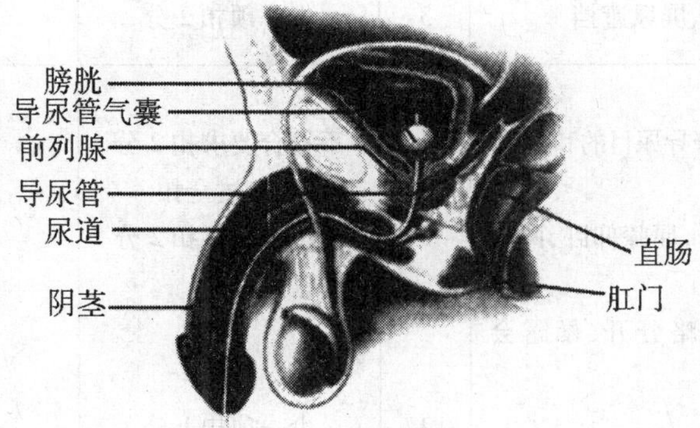

图10－6 导尿管留置法

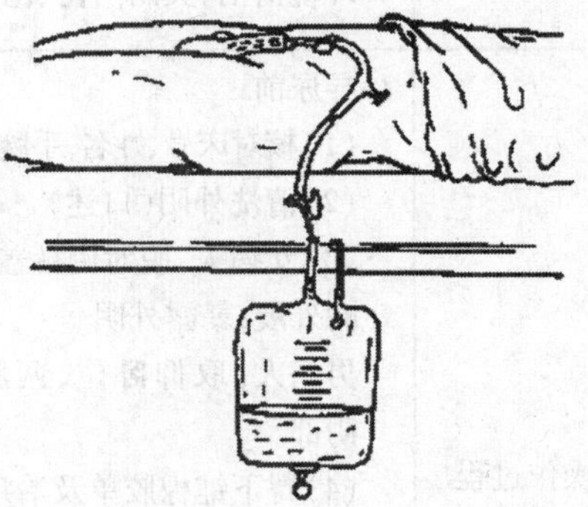

图10－7 导尿管和集尿袋的固定

【注意事项】

1. 女性尿道短,尿管易滑出,要妥善固定导尿管

2. 男性病人加固蝶形胶布时,不得作环行固定,以免影响阴茎的血液循环,导致阴茎的充血、水肿甚至坏死。

3. 拔管后,要注意观察排尿情况。

任务评价

1. 评价表　见导尿管留置术考核评分标准
2. 思考题
(1)导尿留置术的目的?
(2)导尿留置术的护理?

导尿管留置术考核评分标准

班级:________　学号:________　学生姓名:________　得分:________

项目总分	考　核　内　容	分值	评 分 标 准	扣分
评估 (10分)	1. 核对床号、姓名、手腕带	3	错或未做全扣	
	2. 了解病情、膀胱充盈度、会阴皮肤黏膜情况	2	错或少一项扣1分	
	3. 告知相关事宜	2	错或未做全扣	
	4. 心理、合作程度,环境对病人的影响	3	错或未做全扣	
操作前准备 (10分)	1. 仪表端庄,衣帽整齐	2	按实际情况给分	
	2. 操作前剪指甲、洗手、戴口罩	3	一项不合格扣1分	
	3. 用物备齐,放置有序合理	2	少一项扣1分	
	4. 环境清洁,关闭门窗、调节室温、屏风遮挡	3	少一项扣2分	
操作过程 (60)	1. 导尿前			
	(1)核对床号、姓名,手腕带,解释导尿目的和过程	3	不符合要求扣2分	
	(2)清洗外阴(口述)	2	未口述全扣	
	(3)女病人:脱对侧裤盖近侧腿,屈膝仰卧,两腿略外展,暴露外阴 男病人:取仰卧位,两腿放平略分开,暴露会阴部	3	不符合要求扣2分	
	(4)臀下铺橡胶单及治疗巾	2	少一项扣1分	
	2. 导尿			
	(1)初次会阴消毒	6	顺序颠倒扣3分	
	(2)消毒毕,用物置床尾	2	不符合要求扣2分	
	(3)治疗车上打开导尿包外层包布,内层包布置病人两腿间打开	2	不符合要求全扣	
	(4)倒消毒液于小药杯内,湿润棉球	2	按实际情况给分	
	(5)戴手套、铺洞巾、排列用物	10	少一项扣2分	

续表

项目总分	考 核 内 容	分值	评分标准	扣分
操作过程 (60)	(6)润滑导尿管,左手分开固定小阴唇(女病人)	2	少一项扣2分	
	(7)再次会阴消毒	6	顺序颠倒扣3分	
	(8)消毒毕,右手持止血钳夹持导尿管前端插管	3	口述插管长度错全扣	
	(9)向气囊内注入无菌生理盐水5 ml~10 ml,立即夹紧气囊末端,轻拉导尿管以确定导尿管已固定	5	不符合要求全扣	
	(10)接集尿袋,妥善固定	4	不符合要求全扣	
	3. 操作后			
	(1)协助病人穿裤,取舒适体位,整理床单位	3	按实际情况给分	
	(2)用物妥善处理,符合医疗废物处理原则	3	按实际情况给分	
	(3)洗手、记录	2	未做全扣	
评价 (20分)	1. 态度认真,动作熟练、正确,病人无不适感	3	按实际情况给分	
	2. 关心病人,沟通技巧良好	3	按实际情况给分	
	3. 无菌概念明确(如有严重污染为不及格,并终止操作)	6	若有全扣	
	4. 相关知识熟悉	3	按实际情况给分	
	5. 使用后的物品处理正确	3	按实际情况给分	
	6. 时间为8分钟	2	超过30秒以上扣1分	
总分 (100分)		100		

任务十一　灌肠法

灌肠法是将一定量的液体由肛门经直肠灌入结肠，以帮助病人清洁肠道、排便、排气或由肠道供给药物，达到确定诊断和治疗目的的方法。

灌肠法根据目的可以分为不保留灌肠法和保留灌肠法。不保留灌肠法根据灌肠液体量又可以分为大量不保留灌肠、小量不保留灌肠和清洁灌肠。

子任务一　大量不保留灌肠

【情景】

王华，女，29岁，主诉腹胀腹痛，四日未解大便，触诊腹部紧张硬实。医嘱如下：

临时医嘱单

姓名：王华　　病室：消化内科　　床号：22　　住院号：20130120511

开始		医嘱内容	医师签名	执行时间	护士签名
日期	时间				
2013－12－9	3pm	大量不保留灌肠　st	崔凯		

护士裴小利执行医嘱，准备为病人进行大量不保留灌肠。

【任务目标】

1. 概述大量不保留灌肠的目的及注意事项。
2. 独立完成大量不保留灌肠的用物及病人准备。
3. 能在规定时间内完成大量不保留灌肠，并做到态度认真、方法正确、爱护病人。

【任务评估】

1. 操作目的

(1)解除便秘、肠胀气。

(2)清洁肠道,为肠道手术、检查或分娩作准备。

(3)稀释并清除肠道内的有害物质,减轻中毒。

(4)灌入低温液体,为高热病人降温。

2. 病人评估　年龄、灌肠原因、自理能力、心理状态、合作程度、对灌肠的认知。

3. 环境评估　病室清洁、安全、温度适宜,关闭门窗、屏风遮挡。

【任务演练准备】

1. 物品准备　治疗盘内备灌肠包一套(包内含灌肠筒、引流管、24 号 ~26 号肛管,血管钳(或液体调节开关)、纸巾若干、润滑剂、手套等);治疗盘外备便盆及便盆巾、弯盘、手消毒剂、水温计及备用灌肠液体等。

2. 场地准备　护理实训室,分 26 个演练小组,26 张模拟病床及模拟病人。环境整洁安静,光线充足。

【操作程序】

(一)用物准备

1. 配置灌肠溶液　常用 0.1% ~0.2% 的肥皂液、生理盐水。成人每次用量为 500 ml ~ 1000 ml,小儿 200 ml ~ 500 ml。溶液温度一般为 39℃ ~41℃,降温时用 28℃ ~32℃,中暑用 4℃。

2. 备齐用物,按医院感染控制要求合理放于治疗车上、下层。注意生活垃圾桶和医用垃圾桶的区分。

(二)病人准备

清楚大量不保留灌肠的目的、过程以及需要注意的问题,取得病人和(或)家属的知情同意,协助病人排尿。

(三)护士准备

仪表端庄、衣帽整齐,操作前洗手、戴口罩。

(四)操作步骤

操作步骤与方法(见表 11 -1)。

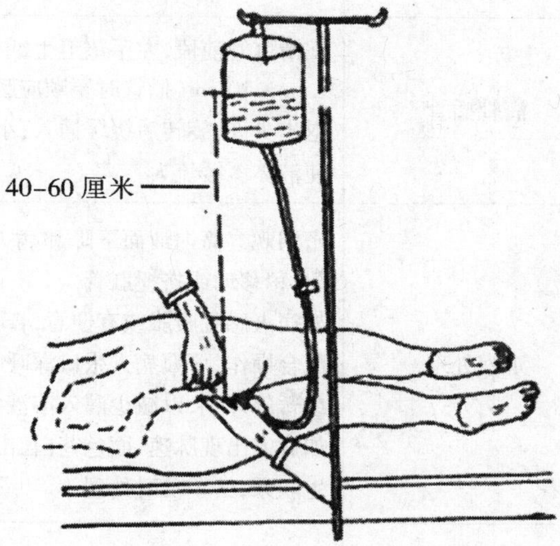

图 11 -1　大量不保留灌肠

表 11－1 大量不保留灌肠

操作步骤	操作方法
核对解释	携用物至床旁，核对床号、姓名、手腕带，解释操作目的，取得病人配合，嘱病人排尿
安置卧位	协助病人取左侧卧位，双膝屈曲，褪裤至膝部，臀部移至床沿（对不能自控排便者可取仰卧位，臀下放便器）
盖被洗手	盖好病人被子，仅暴露臀部，消毒双手
铺巾置盘	检查灌肠包并打开，垫巾铺于病人臀下，孔巾铺于病人臀部，置弯盘于臀边，纸巾放在治疗巾上
挂筒排气	将灌肠筒挂于输液架上，筒内液面高于肛门约 40 cm～60 cm，以保持一定灌注压力和速度（灌肠筒过高，压力过大，液体流人速度过快，不易保留，而且易造成肠道损伤；灌肠筒过低，产生的压力小，使灌流液体的速度减慢）（见图 11－1）；戴手套，连接肛管，排尽管内气体，防止过多气体进入肠腔引起腹胀，夹管
润管插管	润滑肛管前段，左手垫卫生纸分开肛门，暴露肛门口，右手将肛管轻轻插入直肠 7 cm～10 cm（插管时要顺应肠道解剖，勿用力，以防损伤肠黏膜；如插入受阻，可退出少许，旋转后缓缓插入；小儿插入深度约 4cm～7 cm），固定肛管；开放管夹，使液体缓缓流人
观察处理	密切观察筒内液面下降和病人的情况，出现下降过慢或停止，可能液体流入受阻，稍移动或挤捏肛管 如病人感觉腹胀或有便意，告知病人腹胀和便意是灌肠的正常反应，鼓励其继续配合操作，可嘱病人张口深呼吸放松腹部肌肉，并降低灌肠筒的高度以减慢流速或暂停片刻，以减少灌人溶液的压力 如病人出现脉速、面色苍白、出冷汗、剧烈腹痛，心慌气促，应立即停止灌肠，与医生联系，给予及时处理
拔管嘱咐	待灌肠液即将流尽时夹管，用卫生纸包裹肛管轻轻拔出放入弯盘内，避免拔管时灌肠液和粪便随肛管流出，擦净肛门，保持病人的清洁和舒适 协助病人取舒适的卧位，嘱其尽量保持 5 分钟～10 分钟后再排便，使灌肠液在肠中有足够的作用时间，以利粪便充分软化容易排出 降温灌肠，液体要保留 30 分钟，排便后 30 分钟，测量体温并记录 对不能下床的病人，给予便器，将卫生纸、呼叫器放于易取处；扶助能下床的病人上厕所排便
便后整理	排便后及时取出便器，擦净肛门，协助病人穿裤，整理床单位，开窗通风，排除异味。
观察记录	观察大便性状，必要时留取标本送检。 洗手，在体温单大便栏目处记录灌肠结果（灌肠后排便 1 次记为 1/E）

【注意事项】

1. 掌握灌肠的温度、浓度、流速、压力和液量，如为伤寒病人灌肠，灌肠液量不得超过500ml，压力要低（液面距肛门不超过30cm）。

2. 灌肠过程中注意观察病人反应，若出现面色苍白、出冷汗、剧烈腹痛、脉速、心慌、气急等，立即停止灌肠并通知医生进行处理。

3. 禁忌证：急腹症、消化道出血、妊娠、严重心血管疾病等不宜灌肠。

4. 肝性脑病病人禁用肥皂水灌肠；充血性心力衰竭病人或钠水潴留病人禁用生理盐水灌肠。

5. 降温灌肠应保留30分钟后排出，排便后30分钟测体温，并记录。

6. 操作时尽量少暴露病人肢体，保护病人自尊心，并防止受凉。

任务评价

1. 评价表　见大量不保留灌肠考核评分标准

2. 思考题

（1）大量不保留灌肠的目的？

（2）大量不保留灌肠的灌肠溶液选择及配制有何要求？

（3）如何控制灌肠时的速度和压力？

（4）伤寒病人灌肠时应注意什么？

（5）灌肠过程中怎样观察病人的反应？应如何处理？

大量不保留灌肠考核评分标准

班级：________　学号：________　学生姓名：________　得分：________

项目总分	考核内容	分值	评分标准	扣分
评估（10分）	1. 核对床号、姓名、手腕带	3	错或未做全扣	
	2. 了解病情及肛门部位皮肤黏膜状况	2	错或少一项扣1分	
	3. 告知相关事宜	2	错或未做全扣	
	4. 病人自理、合作程度，环境对病人的影响	3	错或未做全扣	
操作前准备（10分）	1. 仪表端庄，衣帽整齐	2	按实际情况给分	
	2. 操作前剪指甲、洗手、戴口罩	3	一项不齐扣1分	
	3. 用物备齐，放置有序合理	2	少一1项扣1分	
	4. 嘱病人排尿，环境整洁、保暖、屏风遮挡	3	少一项扣2分	

续表

项目总分	考核内容	分值	评分标准	扣分
操作过程(60)	1. 操作过程			
	(1)再次核对床号、姓名、手腕带及医嘱	3	未核对全扣,少一项扣2分	
	(2)助病人取左侧卧位,退裤至膝部,臀部移至床沿	4	错全扣	
	(3)臀下铺巾、弯盘置臀旁	4	错或未做全扣	
	(4)挂灌肠筒(液面距肛门40 cm~60 cm)	4	不符合要求全扣	
	(5)戴手套,连接、润滑肛管	3	操作不对全扣	
	(6)排气夹管	3	未做全扣	
	(7)一手分开肛门,一手插管(7 cm~10cm)	3	不符合要求全扣	
	(8)固定肛管	2	未做全扣	
	(9)观察液体流入情况,放液不畅及有便意时正确处理	5	未做或不符合要求全扣	
	(10)观察病人反应	4	按实际情况给分	
	(11)灌毕,夹紧肛管拔出	4	方法不对扣2分	
	(12)擦净肛门,嘱病人忍耐5分钟~10分钟	5	按实际情况给分	
	(13)协助排便	4	按实际情况给分	
	2. 操作后			
	(1)协助病人取舒适体位,整理床单位	4	按实际情况给分	
	(2)按医疗废物处理原则妥善清理用物	4	按实际情况给分	
	(3)洗手、记录	4	错或未做全扣	
评价(20分)	1. 灌肠液选择正确,配液量、温度、浓度正确	3	错一项扣1分	
	2. 插管动作轻柔,插管长度正确	3	错或不规范全扣	
	3. 操作过程中爱护、尊重病人	3	按实际情况给分	
	4. 沟通技巧良好	3	按实际情况给分	
	5. 使用后的物品处理正确	3	按实际情况给分	
	6. 相关知识熟悉	3	按实际情况给分	
	7. 时间为12分钟	2	超过30秒以上扣1分	
总分(100分)		100		

子任务二 小量不保留灌肠

【情景】

张贵银,男,78 岁,主诉腹胀腹痛,四日未解大便,触诊腹部紧张硬实。医嘱如下:

临时医嘱单

姓名:张贵银 病室:消化内科 床号:43 住院号:201400305

开始		医嘱内容	医师签名	执行时间	护士签名
日期	时间				
2014-3-9	10am	小量不保留灌肠 st	刘文英		

护士裴小利执行医嘱,准备为病人进行小量不保留灌肠。

【任务目标】

1. 概述小量不保留灌肠的目的及注意事项。

2. 独立完成小量不保留灌肠的用物及病人准备。

3. 能在规定时间内完成小量不保留灌肠,并做到态度认真、方法正确、爱护病人。

【任务评估】

1. 操作目的 为腹部或盆腔手术后以及危重、老幼病人软化粪便、解除便秘,排出肠道内的气体,减轻腹胀。

2. 病人评估 年龄、灌肠原因、自理能力、心理状态、合作程度,对灌肠的认知。

3. 环境评估 病室清洁、安全、温度适宜,关闭门窗、屏风遮挡。

【任务演练准备】

1. 物品准备 治疗盘内备灌肠包一套(包内含灌肠筒、引流管、20 号~22 号肛管,血管钳(或液体调节开关)、纸巾若干、润滑剂、手套等);治疗盘外备便盆及便盆巾、弯盘、手消毒剂、水温计及备用灌肠液体等。

2. 场地准备 护理实训室,分 26 个演练小组,26 张模拟病床及模拟病人。环境整洁安静,光线充足。

【操作程序】

(一)用物准备

1. 配置灌肠溶液 常用溶液为"1、2、3"溶液(50% 硫酸镁 30ml、甘油 60ml、温开水 90ml),油剂(甘油和温开水各 50ml);温度为 38℃。

2. 备齐用物,按医院感染控制要求合理放于治疗车上、下层。注意生活垃圾桶和医用垃圾桶的区分。

（二）病人准备

清楚小量不保留灌肠的目的、过程以及需要注意的问题，取得病人和（或）家属的知情同意；协助病人排尿。

（三）护士准备

仪表端庄、衣帽整齐，操作前洗手、戴口罩。

（四）操作步骤

操作步骤与方法（见表11－2）。

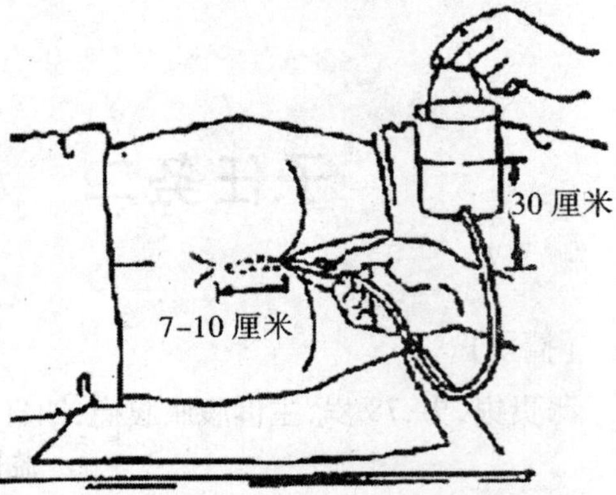

图11－2 小量不保留灌肠

表11－2 小量不保留灌肠

操作步骤	操作方法
核对解释	同大量不保留灌肠
安置卧位	同大量不保留灌肠
盖被洗手	同大量不保留灌肠
铺巾置盘	同大量不保留灌肠
挂筒排气	将灌肠筒挂于输液架上，筒内液面距肛门高度小于30cm（见图11－2），戴手套，连接肛管，排尽管内气体，夹管
润管插管	润滑肛管前段，左手垫卫生纸分开肛门，暴露肛门口，右手将肛管轻轻插入直肠7 cm～10 cm，固定肛管；开放管夹，使液体缓缓流人
观察处理	同大量不保留灌肠
拔管嘱咐	待灌肠液即将流尽时夹管，用卫生纸包裹肛管轻轻拔出放入弯盘内，避免拔管时灌肠液和粪便随肛管流出，擦净肛门，保持病人的清洁和舒适 协助病人取舒适的卧位，嘱其尽量保持10分钟～20分钟后再排便，使灌肠液在肠中有足够的作用时间，以利粪便充分软化容易排出 对不能下床的病人，给予便器，将卫生纸、呼叫器放于易取处；扶助能下床的病人上厕所排便
便后整理	同大量不保留灌肠
观察记录	同大量不保留灌肠

【注意事项】

同大量不保留灌肠

任务评价

1. 评价表　见小量不保留灌肠考核评分标准

2. 思考题

(1)小量不保留灌肠的目的?

(2)如何控制灌肠时的速度和压力?

(3)小量不保留灌肠的灌肠溶液选择及配制有何要求?

小量不保留灌肠考核评分标准

班级:__________　学号:__________　学生姓名:__________　得分:__________

项目总分	考核内容	分值	评分标准	扣分
评估(10分)	1. 核对床号、姓名、手腕带	3	错或未做全扣	
	2. 了解病情及肛门部位皮肤黏膜状况	2	错或少一项扣1分	
	3. 告知相关事宜	2	错或未做全扣	
	4. 病人自理、合作程度,环境对病人的影响	3	错或未做全扣	
操作前准备(10分)	1. 仪表端庄,衣帽整齐	2	按实际情况给分	
	2. 操作前剪指甲、洗手、戴口罩	3	一项不齐扣1分	
	3. 用物备齐,放置有序合理	2	少一项扣1分	
	4. 嘱病人排尿,环境整洁、保暖、屏风遮挡	3	少一项扣2分	
操作过程(60)	1. 操作过程			
	(1)再次核对床号、姓名、手腕带及医嘱	3	未做或不符合要求全扣	
	(2)助病人取左侧卧位,退裤至膝部,臀部移至床沿	4	未核对全扣,少一项扣2分	
	(3)臀下铺巾、弯盘置臀旁	4	错全扣	
	(4)挂灌肠筒(液面距肛门30 cm)	4	错或未做全扣	
	(5)戴手套,连接、润滑肛管	3	不符合要求全扣	
	(6)排气夹管	3	操作不对全扣	
	(7)一手分开肛门,一手插管(7 cm~10cm)	3	未做全扣	
	(8)固定肛管	2	不符合要求全扣	
	(9)观察液体流入情况,放液不畅及有便意时正确处理	5	未做全扣	

续表

项目总分	考核内容	分值	评分标准	扣分
	(10)观察病人反应	4	按实际情况给分	
	(11)灌毕,夹紧肛管拔出	4	方法不对扣2分	
	(12)擦净肛门,嘱病人忍耐10分钟~20分钟	5	按实际情况给分	
	(13)协助排便	4	按实际情况给分	
	2.操作后			
	(1)协助病人取舒适体位,整理床单位	4	按实际情况给分	
	(2)按医疗废物处理原则妥善清理用物	4	按实际情况给分	
	(3)洗手、记录	4	错或未做全扣	
评价(20分)	1.灌肠液选择正确,配液量、温度、浓度正确	3	错一项扣1分	
	2.插管动作轻柔,插管长度正确	3	错或不规范全扣	
	3.操作过程中爱护、尊重病人	3	按实际情况给分	
	4.沟通技巧良好	3	按实际情况给分	
	5.使用后的物品处理正确	3	按实际情况给分	
	6.相关知识熟悉	3	按实际情况给分	
	7.时间为12分钟	2	超过30秒以上扣1分	
总分(100分)		100		

子任务三　保留灌肠

保留灌肠是将药液灌人到直肠或结肠内,通过肠黏膜吸收达到治疗疾病的目的。

【情景】

李明,男,16岁,肠道感染入院,予以0.5%~1%新霉素保留灌肠,医嘱如下:

临时医嘱单

姓名:李明　　病室:消化内科　　床号:25　　住院号:20130120603

开始		医嘱内容	医师签名	执行时间	护士签名
日期	时间				
2013-12-9	3pm	0.5%~1%新霉素保留灌肠　st	崔凯		

护士裴小利执行医嘱,准备为病人进行保留灌肠。

【任务目标】

1. 概述保留灌肠的目的及注意事项。

2. 独立完成保留灌肠的用物及病人准备。

3. 能在规定时间内完成保留灌肠，并做到态度认真，方法正确，爱护病人。

【任务评估】

1. 操作目的　镇静、催眠和治疗肠道感染。

2. 病人评估　排便情况、肠道病变部位、自理能力、心理状态、合作程度，对所患疾病及保留灌肠的认知。

3. 环境评估　病室清洁、安全、温度适宜，关闭门窗、屏风遮挡。

【任务演练准备】

1. 物品准备　治疗盘内备注洗器、治疗碗、肛管，血管钳、纸巾若干、润滑剂、棉签、手套等；治疗盘外备便盆及便盆巾、小垫枕、弯盘、手消毒剂、水温计及备用灌肠液体等。

2. 场地准备　护理实训室，分26个演练小组，26张模拟病床及模拟病人。环境整洁安静，光线充足。

【操作程序】

（一）用物准备

1. 配置灌肠溶液　镇静催眠用水合氯醛；肠道感染用2%小檗碱、0.5%～1%新霉素或其他抗生素溶液；肠道营养剂用10%葡萄糖溶液或牛奶等，溶液量不超过200ml，溶液温度为38℃。

2. 备齐用物，按医院感染控制要求合理放于治疗车上、下层。注意生活垃圾桶和医用垃圾桶的区分。

（二）病人准备

清楚保留灌肠的目的、过程以及需要注意的问题，取得病人和（或）家属的知情同意；协助病人排尿排便。

（三）护士准备

仪表端庄、衣帽整齐，操作前洗手、戴口罩。

（四）操作步骤

操作步骤与方法（见表11-3）。

表11-3　保留灌肠

操作步骤	操作方法
核对解释	携用物至床旁，核对床号、姓名、手腕带，解释操作目的，取得病人配合，嘱病人排尿
安置体位	根据病情选择不同体位，慢性痢疾病变在直肠或者乙状结肠，选择左侧体位；阿米巴痢疾病变多在回盲部，取右侧卧位

续表 11－3

操作步骤	操作方法
抬高臀部	将小垫枕、垫巾置于病人臀下，抬高臀部 10 cm
润管插管	戴手套，将肛管连至已抽好灌肠溶液的注洗器上，润滑肛管前段，排气后轻轻插入肛门 15 cm～20 cm，缓慢注入药液
拔管嘱咐	注完药液，再注 5 cm～10 cm 的温开水，拔出肛管，用卫生纸在肛门处轻轻按揉嘱病人尽可能忍耐，使药液保留 1 小时以上，时间长利于药物的吸收
用物清理	整理床单位，清理用物
洗手记录	洗手，在体温单大便栏目处记录灌肠结果

【注意事项】

1. 肛门、直肠、结肠等手术后病人、排便失禁者均不宜做保留灌肠。
2. 肠道病病人在晚间睡眠前灌入为宜。
3. 慢性菌痢取左侧卧位；阿米巴痢疾取右侧卧位。
4. 为保留溶液应做到肛管细、插入深、液量少、流速慢。

任务评价

1. 评价表　见保留灌肠考核评分标准
2. 思考题

(1)保留灌肠的目的？

(2)保留灌肠常用药物有哪些？

(3)如何根据病情让病人采取合适的灌肠体位？

(4)如何向保留灌肠的病人及家属讲解有关知识？

保留灌肠考核评分标准

班级：__________　学号：__________　学生姓名：__________　得分：__________

项目总分	考核内容	分值	评分标准	扣分
评估（10 分）	1. 核对床号、姓名、手腕带	3	错或未做全扣	
	2. 了解病情及肛门部位皮肤黏膜状况	2	错或少一项扣 1 分	
	3. 告知相关事宜	2	错或未做全扣	
	4. 病人自理、合作程度，环境对病人的影响	3	错或未做全扣	

续表

项目总分	考 核 内 容	分值	评分标准	扣分
操作前准备 （10分）	1. 仪表端庄，衣帽整齐 2. 操作前剪指甲、洗手、戴口罩 3. 用物备齐，放置有序合理 4. 嘱病人排尿，环境整洁、保暖、屏风遮挡	2 3 2 3	按实际情况给分 一项不齐扣1分 少一项扣1分 少一项扣2分	
操作过程 （60）	1. 操作过程 （1）再次核对床号、姓名、手腕带及医嘱 （2）病人体位正确 （3）臀下垫小垫枕、铺巾、置弯盘 （4）戴手套，连接、润滑肛管 （5）排气夹管 （6）一手分开肛门，一手插管（15 cm～20 cm） （7）固定肛管 （8）药液灌肠完毕，再注入温开水5 ml～10ml （9）观察病人反应 （10）灌毕，夹紧肛管拔出 （11）擦净肛门，留液1小时以上 （12）协助排便 2. 操作后 （1）协助病人取舒适体位，整理床单位 （2）按医疗废物处理原则妥善清理用物 （3）洗手、记录	 4 4 4 5 4 5 2 5 4 4 3 4 4 4 4	 错全扣 错一项扣1分 位置错全扣 错一项扣1分 不符合要求全扣 操作不对全扣 不固定全扣 观察错一项扣3分 按实际情况给分 按实际情况给分 按实际情况给分 按实际情况给分 方法不对扣2分 按实际情况给分 未做全扣	
评价 （20分）	1. 擦管动作轻柔，操作过程中爱护、尊重病人 2. 插管长度正确 3. 擦洗顺序、方法正确 4. 使用后的物品处理正确 5. 时间为7分钟	4 4 4 4 4	按完成情况给分 不合格全扣 一项不合格扣1分 按实际情况给分 超过30秒扣1分	
总分 （100分）		100		

子任务四 肛管排气

肛管排气是将肛管从肛门插入直肠,以达到排出肠腔内积气的方法。其目的是帮助病人解除肠腔积气、减轻腹胀。

【情景】

王红,女,46 岁,胆囊切除术后 2 天,肠蠕动减少,主诉腹部胀痛,腹部叩诊鼓音。医嘱如下:

临时医嘱单

姓名:王红　病室:普外科　床号:19　住院号:20130120501

开始		医嘱内容	医师签名	执行时间	护士签名
日期	时间				
2013-12-9	10am	肛管排气 st	何梓民		

护士陈幸好执行医嘱,准备为病人进行肛管排气。

【任务目标】

1. 概述肛管排气的目的及注意事项。
2. 独立完成肛管排气的用物和病人准备。
3. 能在规定时间内完成肛管排气,并做到态度认真,方法正确,爱护病人。

【任务评估】

1. 操作目的　帮助病人排出肠腔积气,减轻腹胀。
2. 病人评估　腹胀原因、与饮食关系、自理能力、心理状态、合作程度,对肛管排气的认知。
3. 环境评估　病室清洁、安全、温度适宜,关闭门窗、屏风遮挡。

【任务演练准备】

1. 物品准备　治疗盘内备:肛管(26 号)、玻璃接头、橡胶管、玻璃瓶(内盛水 3/4 满),瓶颈系带,润滑油、棉签、胶布(1cm×15cm)、别针、卫生纸、弯盘,屏风。
2. 场地准备　护理实训室,分 26 个演练小组,26 张模拟病床及模拟病人。环境整洁安静,光线充足。

【操作程序】

(一)用物准备

备齐用物,按医院感染控制要求合理放于治疗车上、下层。注意生活垃圾桶和医用垃圾桶的区分。

(二)病人准备

清楚肛管排气的目的、过程以及需要注意的问题,取得病人和(或)家属的知情同意。

(三)护士准备

仪表端庄、衣帽整齐,操作前洗手、戴口罩。

(四)操作步骤

操作步骤与方法(见表11-4)

表11-4 肛管排气法

操作步骤	操作方法
核对解释	携用物至床旁,核对床号、姓名、手腕带,解释操作目的,取得病人配合
安置体位	左侧卧位,注意遮盖,暴露肛门
连接装置	用瓶口系带法(见图11-3)将玻璃瓶系于床边,橡胶管一端插入玻璃瓶液面下,另一端与肛管相连
插管观察	戴手套,润滑肛管前段,排气后轻轻插入肛门15 cm~18cm,用胶布固定肛管,用别针将肛管固定于床单上(见图11-4) 观察和记录排气情况,如排气不畅,帮助病人更换体位或按摩腹部
拔管嘱咐	保留肛管不超过20分钟,以降低括约肌的反应 拔出肛管,清洁肛门,协助病人取舒适的体位,询问病人腹胀有无减轻
清理用物	整理床单位,清理用物
洗手记录	洗手,在护理记录单上记录肛管排气结果

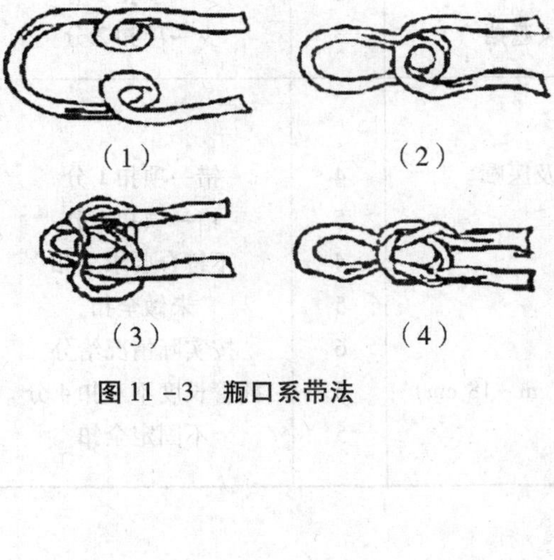

图11-3 瓶口系带法

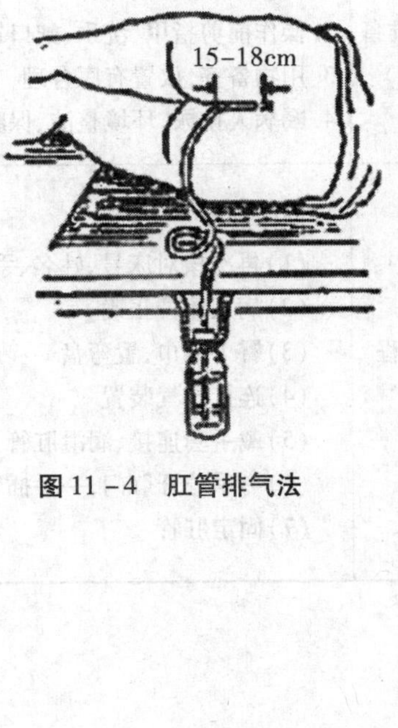

图11-4 肛管排气法

【注意事项】

1. 尽量减少暴露病人的肢体，防止受凉。

2. 做好解释工作，指导病人取左侧卧位，不要随意变动体位。

3. 插入肛管动作要轻柔，固定肛管，以防脱出。

4. 观察病人排气情况及病人反应，如有不适，及时报告医生处理。

任务评价

1. 评价表　见肛管排气考核评分标准

2. 思考题

(1)肛管排气的目的？

(2)肛管插入深度及保留的时间为多少？

(2)如何向肛管排气的病人及家属进行健康教育？

肛管排气考核评分标准

班级：________　学号：________　学生姓名：________　得分：________

项目总分	考核内容	分值	评分标准	扣分
评估（10分）	1. 核对床号、姓名、手腕带	3	错或未做全扣	
	2. 了解病情及肛门部位皮肤黏膜状况	2	错或少一项扣1分	
	3. 告知相关事宜	2	错或未做全扣	
	4. 病人自理、合作程度，环境对病人的影响	3	错或未做全扣	
操作前准备（10分）	1. 仪表端庄，衣帽整齐	2	按实际情况给分	
	2. 操作前剪指甲、洗手、戴口罩	3	一项不齐扣1分	
	3. 用物备齐，放置有序合理	2	少一项扣1分	
	4. 嘱病人排尿，环境整洁、保暖、屏风遮挡	3	少一项扣2分	
操作过程（60）	1. 操作过程			
	(1)再次核对床号、姓名、手腕带及医嘱	4	错一项扣1分	
	(2)病人体位正确	5	错一项扣1分	
	(3)臀下铺巾、置弯盘	4	不符合要求全扣	
	(4)连接排气装置	5	未做全扣	
	(5)戴手套连接、润滑肛管	6	按实际情况给分	
	(6)一手分开肛门，一手插管(15 cm ~ 18 cm)	6	插管长度不对扣4分	
	(7)固定肛管	5	不固定全扣	

续表

项目总分	考　核　内　容	分值	评分标准	扣分
操作过程（60）	(8)观察病人反应	6	观察错一项扣3分	
	(9)肛管拔出	3	按实际情况给分	
	2.操作后			
	(1)协助病人取舒适体位，整理床单位	4	方法不对扣2分	
	(2)观察病人反应	4	方法不对扣2分	
	(3)按医疗废物处理原则妥善清理用物	4	按实际情况给分	
	(4)洗手、记录	4	未做全扣	
评价（20分）	1.擦管动作轻柔，操作过程中爱护、尊重病人	4	按完成情况给分	
	2.插管长度正确	4	一项不合格扣2分	
	3.擦管顺序、方法正确	4	一项不合格扣1分	
	4.使用后的物品处理正确	4	按实际情况给分	
	5.时间为7分钟	4	超过30秒扣1分	
总分（100分）		100		

任务十二 口服给药

口服给药法是药物经口服后被胃肠道吸收入血液循环，从而达到局部治疗和全身治疗的目的，是最常用、最方便又比较安全的给药方法。但因口服给药吸收慢，故不适用于急救，另外对意识不清、呕吐不止、禁食等病人也不宜用此法给药。

【情景】

王爱红，女，63 岁，因发热、咳嗽 3 天入院，体温 39.2℃。医嘱如下：

长期医嘱单

姓名：王爱红 病室：内二科 床号：16 住院号：201301012

开始		医嘱内容	医师签名	护士签名	停止		医师签名	护士签名
日期	时间				日期	时间		
2013-10-12	8am	维生素 C 0.1g po tid	李刚					
2013-10-12	8am	维生素 B_1 10mg po tid	李刚					

临时医嘱单

姓名：王爱红 病室：内二科 床号：16 住院号：201301012

开始		医嘱内容	医师签名	执行时间	护士签名
日期	时间				
2013-10-12	8am	止咳糖浆 10ml po st	李刚		
2013-10-12	8am	阿司匹林 0.1g po st	李刚		

护士刘颖执行医嘱，按顺序给予口服给药。

【任务目标】

1. 说出口服给药目的、评估内容，独立完成其环境、用物和病人准备。

2. 熟练完成口服给药操作，操作中严格执行无菌技术规范和查对制度，关爱病人，做好解释观察。

3. 能说出口服给药的注意事项。

【任务评估】

1. 操作目的

协助病人遵照医嘱安全、正确地服下药物,以达到减轻症状、治疗疾病、维持正常生理功能、协助诊断和预防疾病的目的。

2. 病人评估 年龄、病史以及用药史、过敏史、家族史,肝肾功能,有无口腔、食道疾患,有无吞咽困难及呕吐,服药的自理能力,对口服给药的认知程度。

3. 药物评估 医嘱、药物性质和量。

4. 环境评估 病室安静、清洁、通风、光线充足。

【任务演练准备】

1. 物品准备 常用药物、服药本、发药车、小药卡、药盘、药杯、药匙、量杯、滴管、研钵、湿纱布、包药纸、吸水管、治疗巾、水壶(内盛温开水)。

2. 场地准备 护理实训室,分26个演练小组,26张模拟病床及模拟病人。环境整洁安静,光线充足。

【相关理论知识】

安全有效用药指导

1. 注意保护牙齿 对有腐蚀或牙染色药如酸剂、铁剂,用饮水管吸入,服后漱口,服用时避免与牙齿接触。

2. 注意饮茶饮水的影响

(1)服用铁剂忌茶饮,酸性食物可促进铁的吸收。

(2)止咳糖浆对呼吸道有安抚作用,服后不饮水,同时服用多种药物时,止咳糖浆最后服用,以免药效降低。

(3)服磺胺类药物和解热药物应多饮水。磺胺药物由肾脏排出,尿少时易析出结晶堵塞肾小管,阻塞肾小管损伤肾脏功能;解热药多饮水以增加发汗,有利于降温。

3. 注意服药时间

(1)饭前服:①健胃药,如龙胆大黄合剂、番木鳖酊等。这类药物宜在饭前10分钟左右服用,且不宜冲淡,更不应加入白糖、果汁等甜味剂,以免降低药效。②胃痛药,常用的胃舒平、氢氧化铝凝胶等,多应在饭前半小时服用。例如,氢氧化铝凝胶在胃壁结合形成一种薄膜,使食物不能直接刺激溃疡处,从而起到保护作用。③肠道消炎药,如磺胺类药,为了不被食物稀释而尽快入肠发挥作用,应在饭前服用。④磺脲类降血糖药:宜饭前30分钟服用。包括格列本脲(优降糖)、甲磺吡脲(达美康)、吡磺环已脲(美吡哒)、喹磺环已脲(糖适平)等。此外如红霉素、可的松、六味地黄丸、十全大补丸等,也宜于饭前服用。

(2)饭后服:①助消化药物,如食母生、胃蛋白酶、神曲、鸡内金、麦芽之类,均需饭后一刻钟左右服用,这样可与食物混合在一起,以发挥最大作用。②刺激性较强的药,如阿司匹林、硫酸亚铁、三溴片和氯化铵片等对胃肠粘膜有刺激,都需在饭后服用。③双胍类降血糖药,包括苯乙双胍(降糖灵)和二甲双胍(苯甲福明),减弱它们对胃肠道的不良刺激。

4. 注意用药反应　服强心苷类药前后要测量心率,少于60次/分或节律异常,应停服。易致过敏的药物,如阿莫西林等药物,使用前询问过敏史,并注意观察过敏反应。

5. 注意避免对口腔及胃黏膜的刺激　服用缓释片、肠溶片、胶囊药物时,宜吞服不可嚼碎,舌下含片应放于舌下或两颊黏膜与牙齿之间待其溶化。

6. 注意药物相互作用　有相互作用的药物,不宜同时服用,如胃蛋白酶溶液在碱性环境下,会迅速失去活性,忌与胃舒平、碳酸氢钠等碱性药物同时服用

7. 其他用药指导　中药补益药宜饭前服,便于吸收。驱虫药宜清晨空腹时服。镇静安神药、缓泻药宜睡前服。妇女调经药宜在月经前数日开始服。

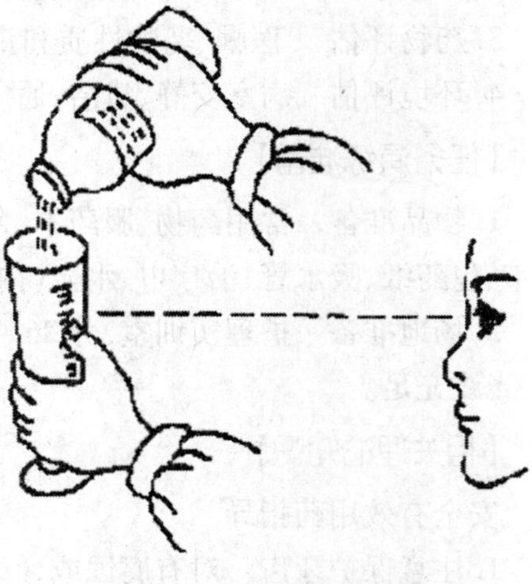

图12-1　量取药液法

【操作程序】

(一)用物准备

备齐用物,按医院感染控制要求合理放于治疗车上。

(二)病人准备

清楚口服给药目的、注意事项、取得病人和(或)家属的知情同意;体位舒适。

(三)护士准备

仪表端庄、衣帽整齐,操作前洗手、戴口罩。

(四)操作步骤

操作步骤与方法(见表12-1)

表12-1　口服给药

操作步骤	操作方法
核对备药	核对医嘱、药卡与服药本,按床号顺序将小药卡插入药盘内,放好药杯。①固体药:一手取药瓶,瓶签朝向自己,另一手用药匙取出所需药量,放入药杯。②粉剂、含化片用纸包好,放入药杯。③液体药:摇匀药液打开瓶盖,手持量杯,拇指置于所需刻度,避免药液内溶质沉淀而影响给药浓度并使其刻度与视线平齐;另一手将药瓶有瓶签的一面朝上,倒药液至所需刻度处(见图12-1)。④油剂、按滴计算的药液或药量不足1ml时在药杯内倒入少许温开水,用滴管吸取药液以免药液附着杯壁,影响剂量;不同的药液应倒入不同的药杯内,配另一种药液时,洗净量杯,以免更换药液时发生化学变化。倒药完毕用湿纱布擦净,将药瓶放回原处将物品放回原处,并根据服药本重新核对,盖上治疗巾
核对发药	洗手,在规定时间内携带服药本、药盘、温开水,送药至病人床前核对床号、姓名、药名、浓度、剂量、时间、方法,询问病人名字,查看手腕带,确认无误后发药

续表 12－1

操作步骤	操作方法
协助服药	让病人取舒适体位，按需要解释服药目的及注意事项，协助病人服药，确认服下后方可离开；对危重病人及不能自行服药的病人应喂药，鼻饲病人须将药物碾碎，用水溶解后，从胃管注入，再用少量温开水冲净胃管帮助病人适当活动输液肢体，并协助取舒适卧位
整理记录	用物分类处置，药杯浸泡消毒后清洁，再消毒备用，一次性药杯集中消毒后销毁，清洁药盘和药车洗手、记录操作结果
观察反应	随时观察病人服药后的反应，若有异常，及时与医生联系，酌情处理

【注意事项】

1. 需吞服的药物通常用40℃～60℃温开水送下，不可用茶水服药。

2. 发药前护士应收集病人的有关资料，如年龄，意识状态，有无口腔、食管的病理问题及合作程度如何等。凡作特殊检查、手术等必须禁食者，暂不发药，并做好交接班。

3. 发药时，如果病人提出疑问，护士应认真听取，重新核对，确认无误后耐心地给予解释，再给病人服下。

4. 服药后随时观察病人的服药效果和不良反应. 如出现异常情况应及时与医生联系，并酌情处理。

任务评价

1. 评价表　见口服给药法考核评分标准

2. 思考题

(1)情景里的给药顺序是怎样？

(2)如何执行口服给药？

(3)口服给药的注意事项有哪些？

(4)如何指导病人安全有效服药？

口服给药法考核评分标准

班级：＿＿＿＿＿　学号：＿＿＿＿＿　学生姓名：＿＿＿＿＿　得分：＿＿＿＿＿

项目总分	考　核　内　容	分值	评分标准	扣分
评估 (10分)	1. 核对床号、姓名、手腕带	3	错或未做全扣	
	2. 了解病情	2	错或少一项扣1分	
	3. 告知相关事宜	2	错或未做全扣	
	4. 心理、合作程度，环境对病人的影响	3	错或未做全扣	

续表

项目总分	考　核　内　容	分值	评分标准	扣分
操作前准备（10分）	1. 仪表端庄，衣帽整齐	2	按实际情况给分	
	2. 操作前剪指甲、洗手、戴口罩	3	一项不齐扣1分	
	3. 用物备齐，药物配置好备用，放置有序合理	2	按实际情况给分	
	4. 环境安静、整洁、舒适、光线充足	3	少一项扣1分	
操作过程（60）	1. 携药物及用物到病人床旁，核对床号、姓名、手腕带；核对药名、浓度、剂量、时间、方法	10	未核对全扣，少一项扣2分	
	2. 向病人解释，取得合作	5	错或少一项扣2分	
	3. 告知病人注意事项	10	未做全扣，少一项扣2分	
	4. 看病人服药到口	5	按实际情况给分	
	5. 再次核对病人床号、姓名、腕带；核对药名、浓度、剂量、时间、方法	10	未核对扣10分，少1项扣2分	
	6. 记录：在口服药发放记录本上签名、并记录时间	10	错或少一项2分	
	7. 整理病人及床单元，感谢病人的合作，整理用物	10	未整理床单元扣4分，未感谢病人扣3分，未整理用物扣3分	
评价（20分）	1. 终末处理规范	5	一项不合格扣1分	
	2. 能与病人进行有效沟通	5	按完成情况给分	
	3. 体现爱伤观念	5	按完成情况给分	
	4. 时间为5分钟	5	超过30秒扣1分	
总分（100分）		100		

任务十三　吸入给药

吸入给药法是通过特殊的吸入装置，使药液呈气雾状喷出，经病人口、鼻吸入后，进入支气管及肺泡，从而达到局部或全身治疗的效果。常用的吸入给药法有氧气雾化吸入疗法、超声波雾化吸入疗法。

子任务一　氧气雾化吸入法

【情景】

陈元，男，32岁，入院诊断为上呼吸道感染，近日来咳嗽、咳痰症状明显。医嘱如下：

临时医嘱单

姓名：陈元　　病室：呼吸科　　床号：2　　住院号：201400105

开始		医嘱内容	医师签名	执行时间	护士签名
日期	时间				
2014－1－9	8am	α－糜蛋白酶5mg 氧气雾化吸入　st	肖帅军		

护士欧阳梅执行医嘱，准备为病人进行氧气雾化吸入。

【任务目标】

1. 说出氧气雾化吸入的目的、评估内容，独立完成其环境、用物和病人准备。

2. 熟练完成氧气雾化吸入的操作，操作中严格执行无菌技术规范和查对制度，关爱病人，做好解释观察。

3. 能说明氧气雾化吸入的原理，常用的药物。

【任务评估】

1. 操作目的

(1)预防和控制呼吸道感染,消除炎症,减轻呼吸道黏膜水肿。

(2)稀释痰液,帮助祛痰。

(3)解除支气管痉挛,改善通气功能。

2. 病人评估　年龄、诊断、治疗情况,痰液黏稠度,雾化的原因,心理状态、合作程度,对氧气雾化和用氧安全的认知。

3. 药物评估　医嘱、药物性质和量

4. 环境评估　病室安静整洁、通风、用氧安全(无火险隐患和易燃物品)。

【任务演练准备】

1. 物品准备　氧气雾化吸入器、氧气装置一套、弯盘、药液。

2. 场地准备　护理实训室,分 26 个演练小组,26 张模拟病床。环境整洁安静,光线充足。

【相关理论知识】

(一)氧气雾化吸入法的原理

氧气雾化吸入法,是利用高速氧气气流,使药液形成雾状,随吸气进入呼吸道,以达到治疗效果的方法。

氧气雾化吸入器由输气管、喷嘴、储液瓶、T 型接头,吸嘴等组成,是利用"空吸"原理,借助高速气流通过毛细管并在管口产生负压,将药液由接邻的小管吸出,所吸出的药液又被毛细管口高速的气流撞击成细小的雾滴,呈气雾喷出(见图 13－1)。

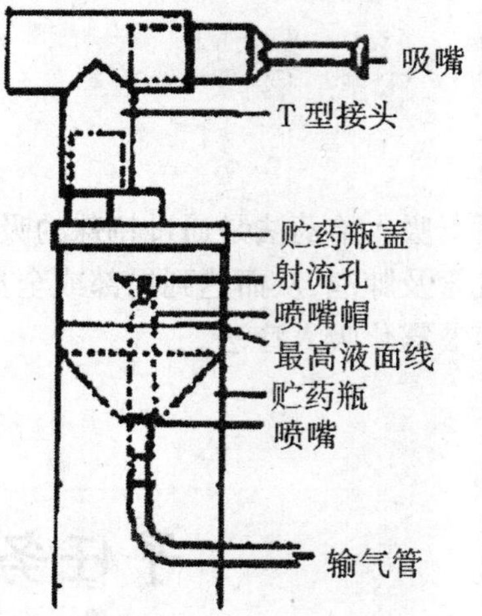

图 13－1　氧气雾化吸入器

(二)常用药物(见表 13－1)

表 13－1　雾化吸入常用药物及作用

药物种类	常用药物	药物作用
抗生素	卡那霉素,庆大霉素等	预防和控制呼吸道感染
解痉药	氨茶碱,沙丁胺醇(舒喘灵)等	扩张支气管,解除支气管痉挛
祛痰药	α－糜蛋白酶、易咳净(痰易净)等	稀化痰液,帮助祛痰
糖皮质激素	地塞米松等	减轻呼吸道黏膜水肿

【操作程序】

(一)用物准备

备齐用物,按医院感染控制要求合理放于治疗车上。

(二)病人准备

清楚氧气雾化吸入的目的、过程以及需要注意的问题,取得病人和(或)家属的知情同意;体位舒适。

(三)护士准备

仪表端庄、衣帽整齐,操作前洗手、戴口罩。

(四)操作步骤

操作步骤和方法(见表13-2)。

表13-2 氧气雾化吸入

操作步骤	操作方法
检查配药	检查氧气雾化吸入器,遵医嘱将药液稀释至5ml,注入雾化器的药杯内
核对解释	携用物至床旁,核对床号、姓名、手腕带,解释操作目的,取得病人的配合
安置体位	协助病人取取卧位或坐位接受雾化治疗
接雾化器	连接雾化器的接气口与氧气装置的橡皮管口
调节流量	氧气流量一般为6L/分钟~8L/分钟,检查性能(中心供氧室,应逐渐旋开氧气开关,至合适角度)
开始雾化	指导病人手持雾化器,将吸管放入口中,紧闭嘴唇深吸气,用鼻呼气,如此反复,直至药液吸完为止,一般时间为15分钟~20分钟
结束雾化	取出雾化器,关闭氧气开关
整理记录	协助清洁口腔,取舒适卧位,整理床单位 清理用物,洗手,记录

【注意事项】

1. 注意用氧安全,室内应避免火源;氧气湿化瓶内勿盛水,以免液体进入雾化器内使药液稀释影响疗效。

2. 注意观察病人痰液排出情况,如痰液仍未咳出,可予以拍背、吸痰等方法协助排痰。

任务评价

1. 评价表 见氧气雾化吸入考核评分标准

2. 思考题

(1)氧气雾化法治疗急慢性呼吸道疾病有什么优势?

(2)病人不配合的情况下还能使用氧气雾化吸入法吗?为什么?

氧气雾化吸入考核评分标准

班级:__________ 学号:__________ 学生姓名:__________ 得分:__________

项目总分	考核内容	分值	评分标准	扣分
评估 (10分)	1. 核对床号、姓名、手腕带	3	错或未做全扣	
	2. 病情、年龄、意识、呼吸及痰液、过敏史等	2	错或少一项扣1分	
	3. 告知相关事宜	2	错或未做全扣	
	4. 心理、合作程度,环境对病人的影响	3	错或未做全扣	
操作前准备 (10分)	1. 仪表端庄,衣帽整齐	2	按实际情况给分	
	2. 操作前剪指甲、洗手、戴口罩	3	一项不齐扣除1分	
	3. 用物备齐,药物配置好备用,放置有序合理	2	按实际情况给分	
	4. 环境清洁、调节室温	3	少一项扣1分	
操作过程 (60)	1. 携药物及用物到病人床旁,核对床号、姓名、手腕带;核对药名、浓度、剂量、时间、方法	5	未核对全扣,少一项扣2分	
	2. 向病人解释,取得合作	5	错或少一项扣2分	
	3. 接氧,调节氧流量6L/分钟~8L/分钟,接雾化装置,检查性能	10	错或少一项扣5分	
	4. 指导病人将口含嘴放入口中,嘱病人用鼻呼吸,口含吸嘴吸气,进行深呼吸,到所有药液化吸入完毕	10	错或少一项扣2分	
	5. 取出雾化器,关闭氧气	10	错或少一项扣2分	
	6. 再次核对病人信息、医嘱、药名、浓度、剂量、时间、方法	5	未核对全扣,少一项扣2分	
	7. 整理病人及床单元,感谢病人的合作,整理用物	5	少一项扣3分	
	8. 观察病人反应,记录雾化后效果(呼吸、吸痰)及反应	10	少一项扣2分	
评价 (20分)	1. 终末处理规范	5	一项不合格扣1分	
	2. 能与病人进行有效沟通	5	按完成情况给分	
	3. 体现爱伤观念	5	按完成情况给分	
	4. 时间为20分钟	5	超过30秒扣1分	
总分 (100分)		100		

子任务二　超声波雾化吸入法

【情景】

陈元,男,32 岁,入院诊断为上呼吸道感染,近日来咳嗽、咳痰症状明显,医嘱如下:

长期医嘱单

姓名:陈元　　病室:呼吸内科　　床号:10　　住院号:201301103

开始		医嘱内容	医师签名	护士签名	停止		医师签名	护士签名
日期	时间				日期	时间		
2013-11-3	8am	0.9%氯化钠 30ml, α-糜蛋白酶 5mg,超声波雾化,bid	李刚					

护士李丽执行医嘱,须为病人进行超声波雾化。

【任务目标】

1. 说出超声波雾化吸入目的、评估内容,独立完成其环境、用物和病人准备。

2. 熟练完成超声波雾化吸入的操作,操作中严格执行无菌技术规范和查对制度,关爱病人,做好解释观察。

3. 能说明超声波雾化吸入的原理,常用的药物。

【任务评估】

1. 操作目的

(1)湿化呼吸道,稀释痰液,帮助祛痰,改善通气功能。

(2)预防和控制呼吸道感染,消除炎症,减轻呼吸道黏膜水肿。

(3)解除支气管痉挛,使气道通畅,改善通气状况。

(4)治疗肺癌,可间歇吸入抗癌药物以达到治疗效果。

2. 病人评估　年龄、诊断、治疗情况,痰液黏稠度,雾化的原因,心理状态、合作程度,对超声波雾化的认知。

3. 药物评估　医嘱、药物性质和量。

4. 环境评估　病室安静整洁、通风、安全,电源插座位置合适。

【任务演练准备】

1. 物品准备　超声波雾化吸入器、水温计、弯盘、冷蒸馏水、生理盐水。

2. 场地准备　护理实训室,分 26 个演练小组,26 张模拟病床。环境整洁安静,光线充足。

【相关理论知识】

（一）超声波雾化吸入法的原理

超声波雾化吸入法是应用超声波声能，使药液变成细微的气雾，现由呼吸道吸入，达到治疗目的。

超声波发生器通电后输出的高频电能通过水槽底部晶体换能器转换为超声波声能，声能震动并透过雾化罐底部的透声膜作用于罐内的药液，使药液表面张力破坏而成为细微雾滴，通过导管在病人深吸气时进入呼吸道。

（二）超声波雾化器构造

1. 超声波发生器　通电后可输出高频电能，其面板上有电源和雾量调节开关，指示灯及定时器（见图 13－2）。

2. 水槽与晶体换能器　水槽盛冷蒸馏水，其底部有一晶体换能器，接收发生器输出的高频电能，并将其转化为超声波声能。

3. 雾化器与透声膜　雾化罐盛药液，其底部是一半透明的透声膜，声能可透过此膜与罐内药液作用，产生雾滴喷出。

4. 螺纹管和口含嘴（或面罩）。

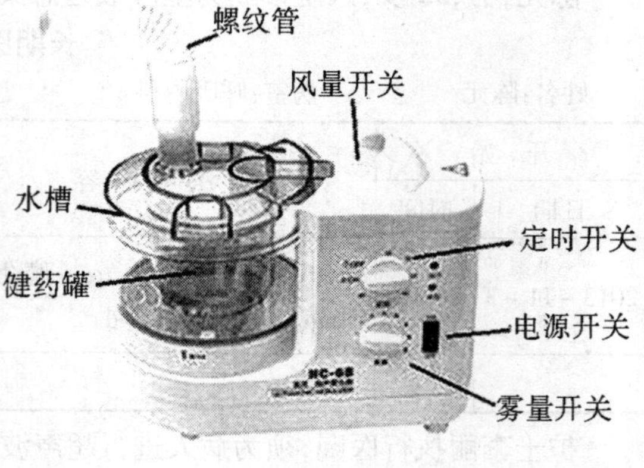

图 13－2　超声波雾化吸入器

（三）超声波雾化特点

1. 雾量大小可以调节。

2. 雾滴小而均匀（直径通常在 5μm），药液可随深而慢的吸气到达终末支气管和肺泡。

3. 雾化器电子部分产热，能对雾化液轻度加温，使病人吸入温暖、舒适的气雾。

【操作程序】

（一）用物准备

备齐用物，按医院感染控制要求合理放于治疗车上。检查雾化器各部件是否完好，有无松动、脱落等异常情况。

（二）病人准备

清楚超声波雾化吸入的目的、过程以及需要注意的问题，取得病人和（或）家属的知情同意，体位舒适。

（三）护士准备

仪表端庄、衣帽整齐，操作前洗手、戴口罩。

（四）操作步骤

操作步骤和方法（见表 13－3）。

表 13－3　超声波雾化吸入

操作步骤	操作方法
检查连接	检查超声波雾化吸入器,连接雾化器主件与附件
水槽加水	加冷蒸馏水于水槽内
配药加药	遵医嘱将药液稀释至 30 ml～50 ml,倒入雾化罐内,检查无漏水后,将雾化罐放入水槽,盖紧水槽盖
核对解释	携用物至床旁,核对床号、姓名、手腕带,解释操作目的,取得病人的配合
安置体位	协助病人取卧位或坐位接受雾化治疗
调节雾量	接通电源,打开电源开关(指示灯亮),预热 3 分钟～5 分钟 调整定时开关至所需时间,一般 15 分钟～20 分钟 打开雾化开关,调节雾量 将口含嘴放入病人口中(也可用面罩),指导病人做深呼吸
结束雾化	取下口含嘴,擦净面部,先关雾量开关,再关电源开关
整理记录	协助清洁口腔,取舒适卧位,整理床单位 清理用物,洗手,记录

【注意事项】

1. 熟悉雾化器性能,水槽内切忌加温水或热水,并保持足够的水量(虽有缺水保护装置,但不可在缺水状态下长时间开机)。如发现水槽内水温超过 50℃或水量不足,应先关机,在更换冷蒸馏水;如雾化罐内药液过少,影响正常雾化,可从盖上小孔向内注入药液,不必关机。

2. 注意保护雾化罐底部的透声膜及水槽底部晶体换能器,因透声膜及晶体换能器质脆易破碎,在操作及清洗过程中,动作要轻,防止损坏。

3. 观察病人痰液排出是否困难,若因粘稠的分泌物经湿化后膨胀致痰液不易咳出时,应予以拍背以协助痰排出,必要时吸痰。

任务评价

1. 评价表　见超声波雾化吸入考核评分标准

2. 思考题

(1)超声波雾化的原理是什么?

(2)超声波雾化应注意什么?

超声波雾化吸入考核评分标准

班级：__________ 学号：__________ 学生姓名：__________ 得分：__________

项目总分	考核内容	分值	评分标准	扣分
评估（10 分）	1. 核对床号、姓名、手腕带	3	错或未做全扣	
	2. 病情、治疗情况、意识、痰液黏稠度，雾化的原因等	2	错或少一项扣 1 分	
	3. 告知相关事宜	2	错或未做全扣	
	4. 心理、合作程度，环境对病人的影响	3	错或未做全扣	
操作前准备（10 分）	1. 仪表端庄，衣帽整齐	2	按实际情况给分	
	2. 操作前剪指甲、洗手、戴口罩	3	一项不齐扣除 1 分	
	3. 用物备齐、检查仪器	2	少一项扣 1 分	
	4. 环境清洁、调节室温	3	按实际情况给分	
操作过程（60）	1. 携药物及用物到病人床旁，核对床号、姓名、手腕带；核对药名、浓度、剂量、时间、方法	5	未做全扣，少一项扣 2 分	
	2. 向病人解释，取得合作	5	错或少一项扣 1 分	
	3. 接通电源，打开电源开关（指示灯亮），预热 3 分钟 ~5 分钟，调整定时开关至所需时间，一般 15 分钟 ~20 分钟	10	错或少一项扣 2 分	
	4. 将口含嘴放入病人口中，嘱病人用鼻呼吸，口含吸嘴吸气，进行深呼吸，到所有药液化吸入完毕	10	错或少一项扣 2 分	
	5. 观察病人反应	5	按实际情况给分	
	6. 吸毕，取下口含嘴，擦净面部，酌情漱口；先关雾量开关，再关电源开关	7	一项不合格扣 2 分	
	7. 再次核对病人信息，医嘱，核对药名、浓度、剂量、时间、方法	8	未做全扣，少一项扣 2 分	
	8. 整理病人及床单元，感谢病人的合作，整理用物	5	一项不合格扣 2 分	
	9. 记录雾化后效果（呼吸、吸痰）及反应	5	错或少一项 2 分	
评价（20 分）	1. 终末处理规范	5	一项不合格扣 1 分	
	2. 能与病人进行有效沟通	5	按完成情况给分	
	3. 体现爱伤观念	5	按完成情况给分	
	4. 时间为 20 分钟	5	超过 30 秒扣 1 分	
总分（100 分）		100		

任务十四 注射给药

注射给药是指将无菌药液注入体内,达到预防和治疗疾病的目的。注射给药的特点是吸收迅速完全,但用药不方便,且费用较高,但对胃肠道吸收差或在胃肠道不稳定的药物(如胰岛素)和对危急、昏迷而不能口服的病人适用。常用注射法包括皮内注射、皮下注射、肌内注射及静脉注射。

子任务一 药液抽吸技术

【情景】

今天是护生王莉下临床实习正式上班的第一天,她被分配到门诊注射室,带教老师指导王莉进行药液抽吸。

【任务目标】

1. 能说出注射器、针头的构造,并知道注射器和针头各部件的无菌要求。

2. 能按无菌要求正确自安瓿和密封瓶内抽吸药液,做到无污染。

3. 能正确排出注射器内的空气,做到不浪费药液。

【任务评估】

1. 操作目的 用注射器抽取适量药液,为注射做准备。

2. 环境评估 操作区域清洁、宽敞、光线充足、温湿度适宜。操作台面清洁、干燥,物品放置合理。

3. 药物评估 医嘱、药物性质和量

【任务演练准备】

1. 物品准备 基础注射盘一套(消毒液、砂轮、启瓶器、无菌棉签、弯盘)、不同规格注射器、注射卡、药物(按医嘱)。

2. 场地准备　护理实训室,分20个演练小组,20个操作台面和区域。

【相关理论知识】

(一)注射器和针头的构造

注射器分为空筒和活塞两部分。空筒前端为乳头,空筒上标有刻度,活塞后部为活塞轴、活塞柄。针头分为针尖、针梗和针栓3部分(见图14－1)。注射器的乳头和活塞、针头的针尖和针梗部分必须保持无菌,不能用手触碰。

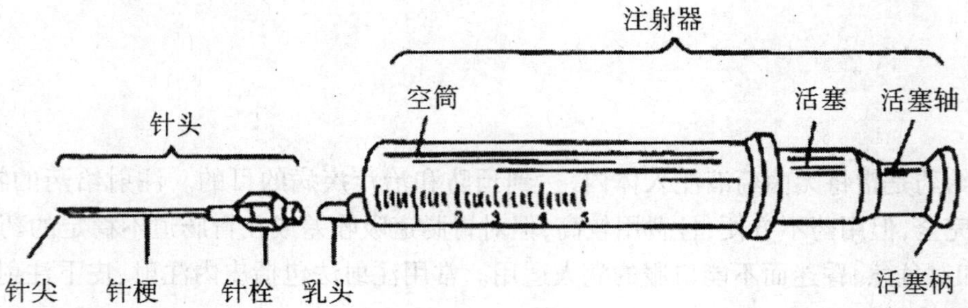

图14－1　注射器和针头的构造

(二)注射器规格和针头型号

注射器规格和针头型号有多种(见表14－1)

表14－1　各种注射法选用注射器和针头的规

注射法	注射器	针头
皮内注射	1 ml	4号~5号
皮下注射	1 ml、2 ml	5号~6号
肌内注射	2 ml、5 ml	6号~7号
静脉注射	5、10、20、30、50或100 ml	6号~9号
静脉采血	2 ml、5 ml,视采血量而定	9号~16号

【操作程序】

(一)用物准备

备齐用物,按医院感染控制要求合理放于治疗车上、下层。注意生活垃圾桶和医用垃圾桶的区分,携带锐器盒。

(二)护士准备

仪表端庄、衣帽整齐,操作前洗手、戴口罩。

(三)操作步骤

操作步骤与方法(见表14－2)。

表 14－2 药液抽吸技术

操作步骤	操作方法
备盘查对	按医嘱查对包装、药名、药物质量和有效期，第二人再查对 在治疗盘内铺无菌巾
◆自安瓿吸取药液 消毒折断	将安瓿尖端药液弹至体部，用砂轮在安瓿颈部凹陷处划一痕，用棉签蘸安尔碘消毒安瓿颈部，用无菌棉球或纱布包裹颈部，折断安瓿（图 14－2） 将安瓿放于注射盘内备用
抽吸药液	选择合适的注射器和针头，并检查（注射器大小合适，空筒与活塞无裂缝，不漏气，针头型号合适、锐利、无钩、无锈、无弯曲，针栓与注射器乳头衔接紧密） 小安瓿以左手示指和中指夹持. 其余左手指夹持注射器（见图 14－3） 大安瓿以左手拇指和示指夹持，左手其余手指夹持注射器（见图 14－4） 手持注射器，使针头斜面向下，插人安瓿液面下，右手持活塞柄，抽动活塞，吸药至需要量或吸尽
排尽空气	将针头向上轻拉活塞，使针梗内药液回落入注射器内，并使气泡集中于乳头处，轻推活塞，排尽空气（见图 14－5）
◆自密封瓶吸取药液 消毒瓶塞	用启瓶器除去铝盖中心部分，用棉签蘸安尔碘由内向外消毒瓶塞顶部及周围 2 遍，待干（如为皮试的青霉素，只需用 70% 乙醇消毒）
注入空气	用注射器抽取所需药液等量的空气，将注射器针头刺人瓶塞内，推注空气
抽吸药液	倒转药液瓶及注射器，使针尖斜面在液面下，右手抽活塞吸药至需要量或吸尽（密封瓶朝下） 以右手示指固定针栓，拔出针头（见图 14－6）
排净空气	将注射器针头向上，轻拉活塞使针梗内药液进入注射器内，并使气泡集中于乳头处，轻推活塞，排尽空气
保持无菌	用护针套或密封瓶套住针头，再次核对后放入无菌巾内备用

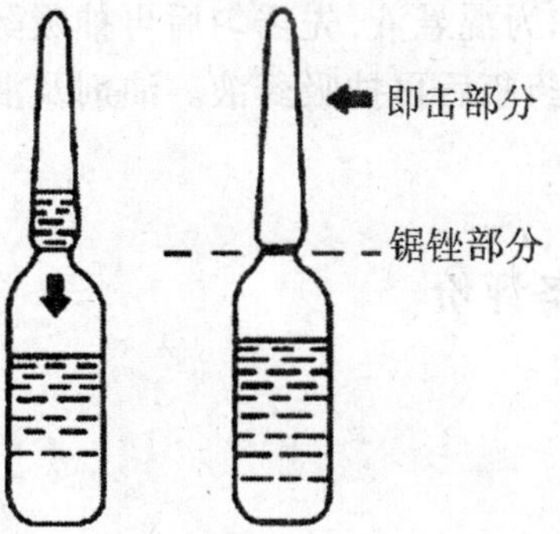

图 14－2 安瓿

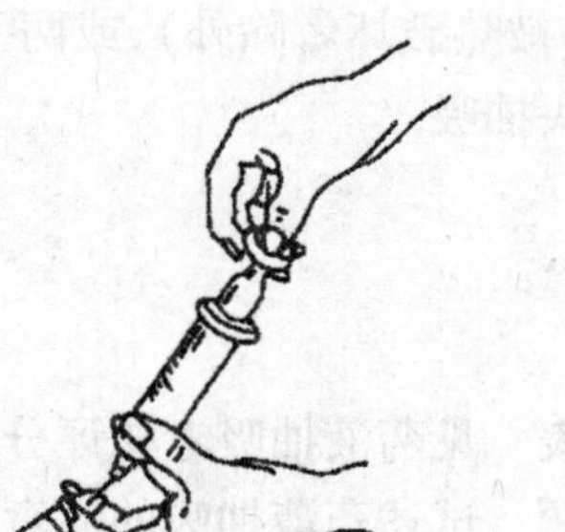

图 14－3 小安瓿抽吸药液法

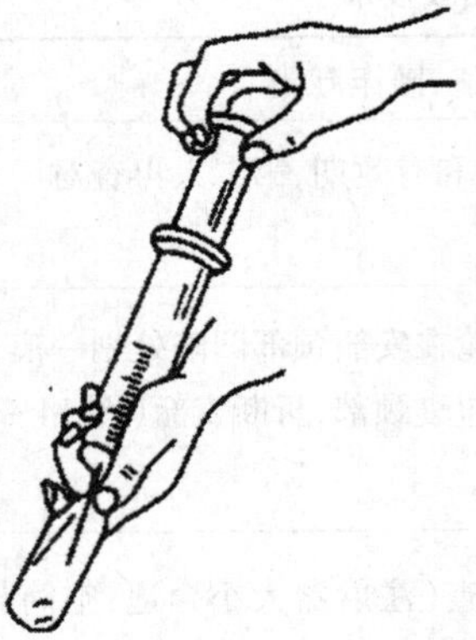

图 14－4　大安瓿抽吸药液法

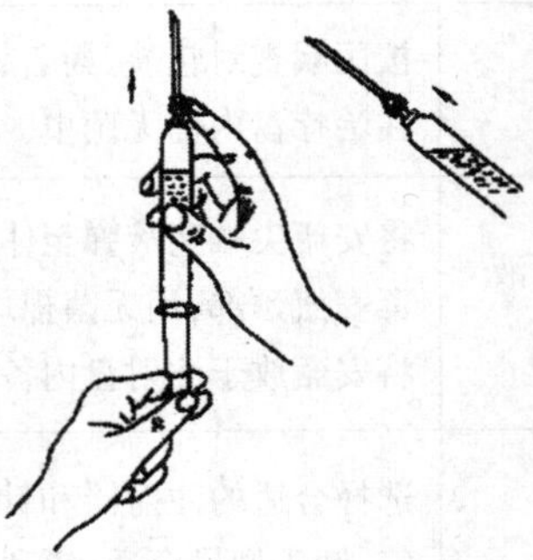

图 14－5　排气

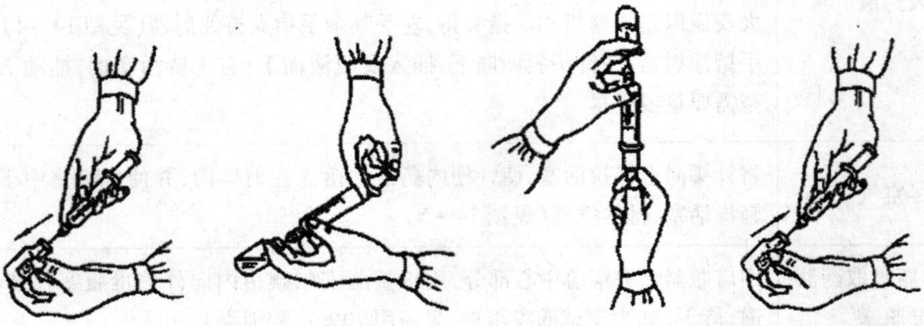

（a）插入针头　（b）注入空气　（c）抽吸药液　（d）拔出针头

图 14－6　密封瓶抽吸药液法

【注意事项】

1. 严格执行查对制度及无菌操作原则。

2. 针头进入或取出安瓿时，不可触及安瓿外口。

3. 吸药时，手只能触及活塞柄，不能握住活塞；示指只能触及针栓，不可触及针梗或针尖。不可将针栓插入安瓿内，以免污染药液。

4. 从大安瓿吸药时，安瓿的倾斜度不可过大，以免药液流出。

5. 如抽吸结晶、粉剂、油剂药物，先用无菌生理盐水或注射用水将结晶或粉剂溶化（某些药物用专用溶媒），等待充分溶解后抽吸。如为混悬液，先摇匀后再抽吸药液。油剂可以先加温（药液易被热破坏者除外），或两手对搓药瓶后再抽吸药液。油剂及混悬剂使用时应选用稍粗的针头抽吸。

任务评价

1. 评价表　见药液抽吸考核评分标准

2. 思考题　试述药液抽吸的注意事项

药液抽吸考核评分标准

班级:________ 学号:________ 学生姓名:________ 得分:________

项目总分	考核内容	分值	评分标准	扣分
评估（5分）	1. 环境整洁,安静	2	错或少一项扣1分	
	2. 医嘱、药物性质和量	3	错或未做全扣	
操作前准备（10分）	1. 仪表端庄,衣帽整齐	2	不合格扣2分	
	2. 洗手,戴口罩	3	少一项扣1分	
	3. 用物备齐,放置正确	5	少一项扣1分	
操作过程（65）	1. 按医嘱,查对包装、药名、药物质量和有效期,第二人再查对	5	未做全扣,错一项扣2分	
	2. 在治疗盘内铺无菌巾	4	错或少一项扣2分	
	3. 自安瓿吸取药液			
	(1)将安瓿尖端药液弹至体部,用砂轮在安瓿颈部凹陷处划一痕	3	少一项扣1分	
	(2)消毒安瓿颈部,折断安瓿	6	错或未消毒扣3分	
	(3)将安瓿放于注射盘内备用	2	不合格扣1分	
	(4)选择合适的注射器和针头,并检查	4	一项不合格扣2分	
	(5)抽吸药液至需要量或吸尽,排尽空气	10	错一项扣5分	
	(6)用护针套或空安瓿套住针头,再次核对后放入无菌巾内备用	4	错一项扣2分	
	4. 自密封瓶吸取药液			
	(1)除去铝盖中心部分,消毒瓶塞顶部及周围2遍,待干	4	错或未做全扣	
	(2)抽取所需药液等量的空气,注人密封瓶内	5	不规范扣3分	
	(3)倒转药液瓶及注射器,抽吸药至需要量或吸尽,以右手示指固定针栓,拔出针头	10	错或少一项扣2分	
	(4)排尽空气	4	不合格扣2分	
	5. 清理用物,整理还原	4	错或少一项扣2分	
评价（20分）	1. 操作方法规范、熟练,整洁有序	5	按实际情况给分	
	2. 剂量准确,不浪费	5	一项不合格扣2分	
	3. 态度认真,无菌观念强、无污染	5	一项不合格扣3分	
	4. 时间为2分钟以内	5	超过30秒扣1分	
总分（100分）		100		

子任务二 皮内注射法

皮内注射法是将少量药液或生物制剂注射入表皮和真皮之间的方法。

【情景】

王宝宝,女,早产儿,出生2个月,因出生时未接种卡介苗,现来院补种。护士裴欣华为她皮内注射卡介苗。

【任务目标】

1. 说出皮内注射的目的、评估内容,独立完成其环境、用物和病人准备。

2. 说出皮内注射法概念,说出注射原则。

3. 熟练完成皮内注射部位的选择。

4. 熟练完成皮内注射操作,严格执行无菌技术规范和查对制度,关爱病人,做好解释,观察反应。

【任务评估】

1. 操作目的

(1)进行药物过敏试验,以判断有无过敏反应。

(2)预防接种。

(3)局部麻醉的先驱步骤。

2. 病人评估 病情、治疗情况、用药史、过敏史、家族史;意识状态、心理状态、对皮内注射的认知及合作程度;注射部位的皮肤状况。

3. 药物评估 医嘱、药物性质和量。

4. 环境评估 安静、整洁、安全。

【任务演练准备】

1. 物品准备 基础注射盘、1ml 注射器、4 $\frac{1}{2}$号针头、注射卡,按医嘱备药。

2. 场地准备 护理实训室,分26个演练小组,26张模拟病床及模拟穿刺手臂。环境整洁安静,光线充足。

【相关理论知识】

(一)注射原则

1. 严格执行查对制度

严格执行“三查”、“八对”,把好药品质量关。检查药液有效期及质量,如果发现药液有效期已过、有混浊、沉淀、变色、安瓿有裂痕等现象,则不能使用。如果同时注射多种药物,要注意配伍禁忌。

2. 严格遵守无菌操作原则

(1)环境清洁,无尘埃飞扬,符合无菌操作基本要求。

(2)操作者必须着装整洁、洗手、戴口罩。

(3)注射部位皮肤消毒:①常规消毒:用无菌棉签蘸2%的碘酊,以注射点为中心,由内向外螺旋式均匀涂擦,直径 > 5 cm,待干,用70%乙醇以同法脱碘,待干后方可注射。②安尔碘消毒:用无菌棉签蘸安尔碘原液,以注射点为中心涂擦2遍~3遍,待干后,方可注射。

(4)注射时做到注射器、针头、止血带、小垫枕一人一物,用过的注射器和针头应先浸泡消毒,再进行处理。对一次性物品不可随意丢弃,应按有关规定销毁。

3. 选择合适的注射器和针头

根据药液性质(如黏稠度和刺激性)、药液量,选样合适的注射器及针头。注射器大小合适,空筒与活塞无裂缝,不漏气;针头型号合适、锐利、无钩、无锈、无弯曲,针栓与注射器乳头衔接紧密。如果使用一次性注射器,包装必须完好,并在有效期内使用。

4. 选择合适的注射部位

不能在皮肤炎症、硬结、疤痕、患有皮肤病处进针,防止损伤神经和血管。

5. 注射药液现配现用

药液临时抽取,配制药液应在规定的时间内进行,现配现用,以防药物久置效价降低或污染。已抽取药液的注射器,必须用无菌物品遮盖,不可暴露在空气中。

6. 注射前排尽空气

注射前,排尽注射器内的空气,特别是静脉注射或静脉点滴时,以防空气进入血管内形成气栓。排气时,应防止药液浪费。

7. 注药前检查有无回血

进针后,注射药液前,应抽动活塞,检查有无回血。静脉注射必须见到回血才能注药。皮下、肌内注射无回血才可注入药液,若有回血,应拔出针头重新进针。

8. 掌握无痛注射技术

(1)解除病人的思想顾虑,分散其注意力;选择合适体位,使肌肉松弛,易于进针。

(2)注射时做到"二快一慢"(即快进针、快拔针、慢推药),匀速推药。

(3)刺激性强的药物,选择粗长针头,且进针要深;如果需同时注射数种药物,先注射刺激性较弱的药物.后注射刺激性强的药物。

(二)皮内注射部位

1. 药物过敏试验　常选用前臂掌侧下段,因该处皮肤较薄,易于注射,且易辨认局部反应。

2. 预防接种　常选用上臂三角肌下缘。

3. 局部麻醉的先驱步骤　选择需要局部麻醉的部位。

【操作程序】

(一)用物准备

备齐用物,按医院感染控制要求合理放于治疗车上、下层;注意生活垃圾桶和医用垃圾桶的区分，携带锐器盒；按医嘱抽吸药液置于无菌盘内。

（二）病人准备

清楚皮内注射的目的、过程以及需要注意的问题，取得病人和（或）家属的知情同意；体位舒适。

（三）护士准备

仪表端庄、衣帽整齐，操作前洗手、戴口罩。

（四）操作步骤

操作步骤与方法（见表14－3）。

表14－3　皮内注射

操作步骤	操作方法
核对解释	携用物及药液至床旁核对床号、姓名、手腕带，如为药物过敏试验应详细询问过敏史、用药史、家族史 向病人解释操作目的，取得病人的配合
选择部位	协助病人取舒适卧位，根据注射目的选择合适的部位（卡介苗注射选三角肌下缘）
消毒皮肤	70%乙醇消毒注射部位，待干
核对排气	再次核对医嘱、药物并排尽空气
进针推药	左手绷皮，右手以平执式持注射器（见图14－7），针尖斜面向上，与皮肤呈5°进针（见图14－8） 当针尖刺破皮肤后，放平注射器，将针尖斜面完全刺入皮内，左手拇指固定针栓，右手推入药液0.1 ml（见图14－9）
拔针观察	快速拔针，勿按压注射部位 再次查对药液，如为药物过敏试验嘱病人勿离开病室，20分钟后观察结果
整理记录	安置病人于舒适卧位 整理用物，分类处理，洗手，记录

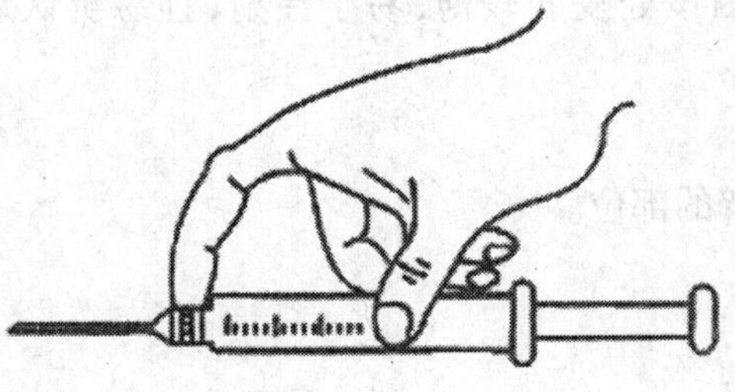
图14－7　平执式持注射器

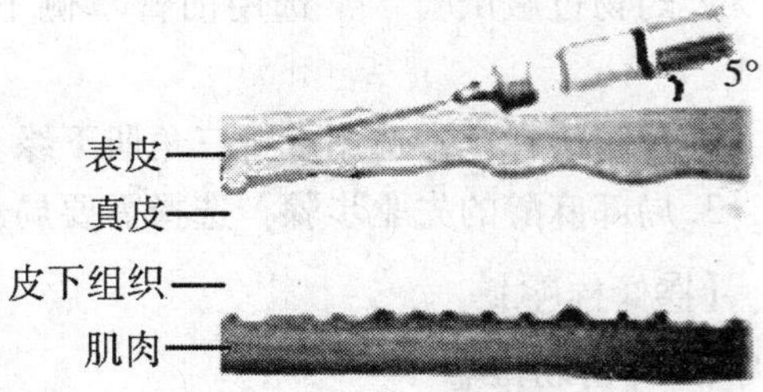

图14－8　皮内注射角度

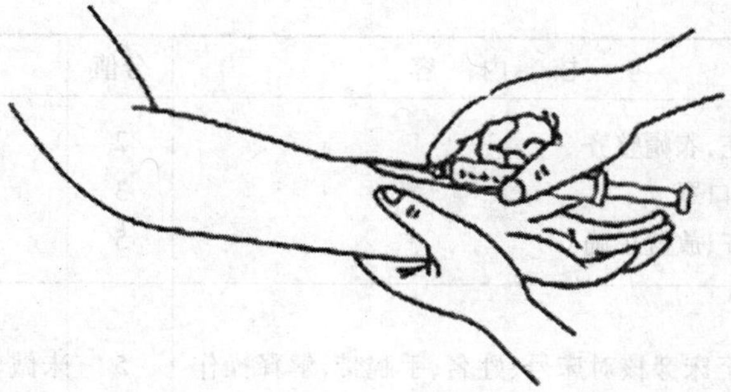

图 14－9　皮内注射法

【注意事项】

1. 严格执行查对制度和无菌操作原则。

2. 做药物过敏试验前,应详细询问病人的用药史、过敏史及家族史。如病人对需要注射的药物有过敏史,则不可作皮试,应及时与医生联系,更换其他药物。

3. 做药物过敏试验时忌用碘消毒皮肤,以免影响对局部反应的观察。

4. 进针角度以针尖斜面能全部进入皮内为宜,进针角度过大易将药液注入皮下,会影响结果的观察和判断。

5. 指导病人拔针后勿揉擦局部,以免影响结果的观察。

任务评价

1. 评价表　见皮内注射考核评分标准

2. 思考题

(1)皮内注射应注意哪些事项?

(2)皮内注射进针的角度是多少?

(3)如何做到无痛注射?

皮内注射考核评分标准

班级:________　学号:________　学生姓名:________　得分:________

项目总分	考核内容	分值	评分标准	扣分
评估(10分)	1. 核对床号、姓名、手腕带	3	错或未做全扣	
	2. 病情、治疗情况、意识、注射部位的皮肤状况	2	错或少一项扣1分	
	3. 告知相关事宜	2	错或未做全扣	
	4. 心理、合作程度,环境对病人的影响	3	错或未做全扣	

续表

项目总分	考　核　内　容	分值	评分标准	扣分
操作前准备 （10分）	1. 仪表端庄，衣帽整齐 2. 洗手，戴口罩 3. 用物备齐，放置正确	2 3 5	不合格扣2分 少一项扣1分 少一项扣1分	
操作过程 （60）	1. 携用物至床旁核对床号、姓名、手腕带，解释操作目的，取得病人的配合 2. 协助病人取舒适卧位，根据注射目的选择合适的部位 3. 70%乙醇消毒注射部位，待干 4. 再次核对医嘱、药物并排尽空气 5. 左手绷皮，右手以平执式持注射器，针尖斜面向上，与皮肤呈5°进针 6. 针尖斜面完全刺入皮内后，左手拇指固定针栓，右手推入药液0.1 ml，使局部隆起形成一皮丘 7. 注射完毕，迅速拔出针头，勿按、揉针眼 8. 再次核对病人姓名及执行单、药物是否一致 9. 关心病人，密切观察并询问病人反应 10. 整理床单位，协助病人取舒适体位，交待注意事项 11. 洗手，在执行单上签名、记录时间	5 4 5 5 8 8 4 5 6 6 4	未做全扣，错一项扣2分 错或少一项扣2分 错一项扣2分 错一项扣2分 角度不对扣5分 药量错误扣5分 一项不合格扣2分 未做全扣，错一项扣3分 错或少一项扣2分 错或未交待扣3分 错或少一项扣2分	
评价 （20分）	1. 态度认真，无菌观念强，无污染 2. 手法正确，动作轻巧、规范，操作熟练 3. 与病人沟通有效 4. 时间为6分钟	4 5 4 2	错或污染一次扣2分 错一项扣2分 错一项扣2分 每超过30秒扣1分	
总分 （100分）		100		

子任务三　皮下注射法

皮下注射法是将少量药液或生物制剂注射入皮下组织的方法。

【情景】

李明，男，65岁，因糖尿病在内分泌科住院治疗，医嘱予胰岛素8U，每日餐前30分钟注射一次。

长期医嘱单

姓名:李明　　病室:内分泌科　　床号:16　　住院号:201301011

开始		医嘱内容	医师签名	护士签名	停止		医师签名	护士签名
日期	时间				日期	时间		
2013-10-11	8am	胰岛素8U　H　1次/餐前30分钟	段明亮					

护士杨丽雯执行医嘱，须为病人进行皮下注射。

【任务目标】

1. 说出皮下注射目的、评估内容，独立完成其环境、用物和病人准备。

2. 熟练完成皮内注射部位的选择。

3. 熟练完成皮下注射的操作，操作中严格执行无菌技术规范和查对制度，关爱病人，做好解释，观察反应。

【任务评估】

1. 操作目的

(1)注入小剂量药物，用于不宜口服给药而需在一定时间内发生药效时。

(2)预防接种。

(3)局部麻醉用药。

2. 病人评估　病情、治疗情况、意识状态、心理状态、合作程度，注射部位的皮肤状况，对皮下注射的认知。

3. 药物评估　医嘱、药物性质和量。

4. 环境评估　安静、整洁、安全。

【任务演练准备】

1. 物品准备　基础注射盘、1ml~2ml注射器、5号~6号针头、注射卡，按医嘱备药。

2. 场地准备　护理实训室，分26个演练小组，26张模拟病床及模拟穿刺手臂。环境整洁安静，光线充足。

【相关理论知识】

皮下注射部位

常选择上臂三角肌下缘，上臂外侧，大腿前侧外侧，下腹部组织及肩胛下方（见图 14－9）。

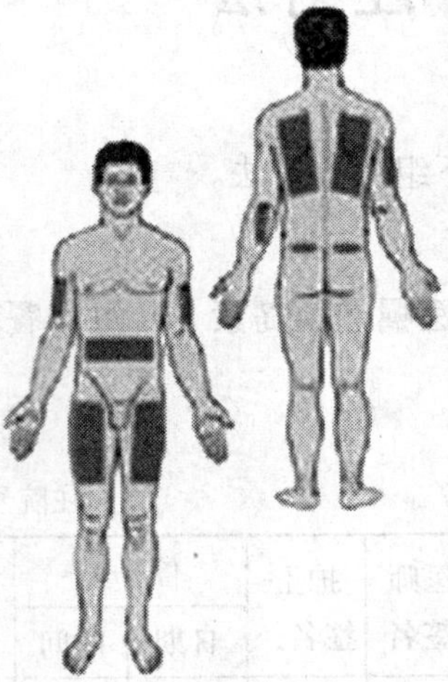

图 14－9 皮下注射部位

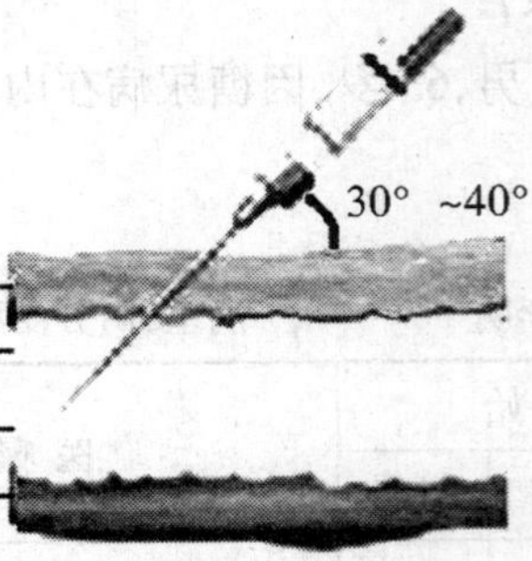

图 14－10 皮下注射角度

【操作程序】

（一）用物准备

备齐用物，按医院感染控制要求合理放于治疗车上、下层；注意生活垃圾桶和医用垃圾桶的区分，携带锐器盒；按医嘱抽吸药液置于无菌巾内。

（二）病人准备

清楚皮下注射的目的、过程以及需要注意的问题，取得病人和（或）家属的知情同意；体位舒适。

（三）护士准备

仪表端庄、衣帽整齐，操作前洗手、戴口罩。

（四）操作步骤

操作步骤与方法（见表 14－4）。

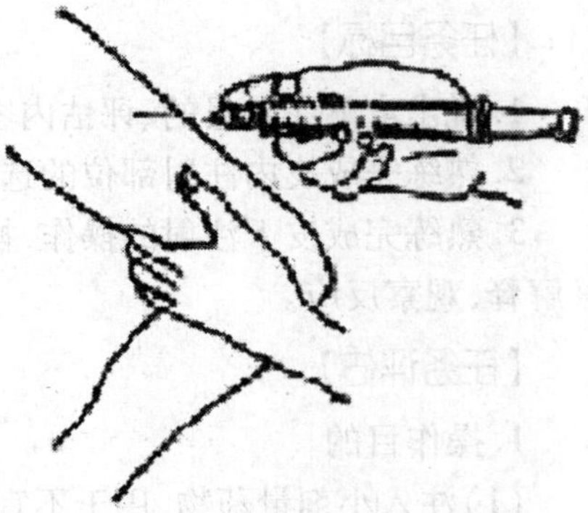

图 14－11 皮下注射

表 14－4 皮下注射

操作步骤	操作方法
核对解释	携用物至床旁，核对床号、姓名、手腕带，解释操作目的，取得病人的配合
选择部位	助病人取舒适卧位，取上臂三角肌下缘
消毒皮肤	常规消毒注射部位，待干后，再消毒一次
核对排气	再次核对医嘱、药物并排尽空气

续表 14－4

操作步骤	操作方法
进针推药	左手绷皮，右手持注射器，针尖斜面向上，与皮肤呈 30°～40°（见图 14－10）快速刺入针梗的 2/3（图 14－11）右手固定针栓，左手放松皮肤，抽吸无回血，缓慢推药
按压拔针	注射毕，用无菌干棉签按压针刺处快速拔针
再次查对	再次查对医嘱、药液
整理记录	安置病人于舒卧位 整理用物，分类处理，洗手，记录

【注意事项】

1. 进针角度不宜超过 45°，以免刺入肌层。
2. 刺激性强的药物不宜皮下注射。
3. 对需长期注射的病人，应有计划的更换注射部位，以保证药物的充分吸收。
4. 注射不足 1ml 的药液时，用 1ml 注射器抽吸药液，以保证药物剂量的准确性。

任务评价

1. 评价表　见皮下注射考核评分标准
2. 思考题

（1）皮下注射应注意哪些事项？

（2）皮下注射进针的角度是多少？消瘦病人怎样进行皮下注射？

皮下注射考核评分标准

班级：__________　学号：__________　学生姓名：__________　得分：__________

项目总分	考核内容	分值	评分标准	扣分
评估 （10 分）	1. 核对床号、姓名、手腕带	3	错或未做全扣	
	2. 病情、治疗情况、意识、注射部位的皮肤状况	2	错或少一项扣 1 分	
	3. 告知相关事宜	2	错或未做全扣	
	4. 心理、合作程度，环境对病人的影响	3	错或未做全扣	
操作前准备 （10 分）	1. 仪表端庄，衣帽整齐	2	不合格扣 2 分	
	2. 洗手，戴口罩	3	少一项扣 1 分	
	3. 用物备齐，放置正确	5	少一项扣 1 分	

续表

项目总分	考核内容	分值	评分标准	扣分
操作过程（60）	1. 携用物至床旁核对床号、姓名、手腕带，解释操作目的，取得病人的配合	5	未做全扣，错一项扣2分	
	2. 协助病人取舒适卧位，根据注射目的选择合适的部位	4	错一项扣2分	
	3. 常规消毒注射部位，待干后，再消毒一次	5	错一项扣2分	
	4. 再次核对医嘱、药物并排尽空气	5	未做全扣，错一项扣2分	
	5. 左手绷皮，右手持注射器，针尖斜面向上，与皮肤呈30°～40°进针	10	角度不对扣5分	
	6. 右手固定针栓，左手放松皮肤，抽吸无回血，缓慢推药	10	一项不合格扣2分	
	7. 注射毕，用无菌干棉签按压针刺处快速拔针	4	错或少一项扣2分	
	8. 再次核对病人姓名及执行单、药物是否一致	5	未做全扣，错一项扣3分	
	9. 整理床单位，协助病人取舒适体位	6	少一项扣3分	
	10. 洗手，在执行单上签名、记录时间	6	错或少一项扣2分	
评价（20分）	1. 态度认真，无菌观念强，无污染	4	错或污染一次扣2分	
	2. 手法正确，动作轻巧、规范，操作熟练	5	错一项扣2分	
	3. 与病人沟通有效	4	错一项扣2分	
	4. 时间为6分钟	2	每超过30秒扣1分	
总分（100分）		100		

子任务四　肌内注射法

肌内注射是将一定量药液注入肌肉组织的方法。

【情景】

张爱国，男，70岁，2型糖尿病。给予普通胰岛素治疗。近半个月来，病人出现左侧前臂疼痛，皮肤有轻度麻木感。经检查是糖尿病并发周围神经病变，医嘱如下：

长期医嘱单

姓名:张爱国　　病室:内分泌科　　床号:18　　住院号:201300911

开始		医嘱内容	医师签名	护士签名	停止		医师签名	护士签名
日期	时间				日期	时间		
2013-09-11	8am	维生素 B_{12} 0.2mg　im　qd						

护士钱丽执行医嘱,须为病人进行肌内注射。

【任务目标】

1. 说出肌内注射目的、评估内容,独立完成其环境、用物和病人准备。

2. 熟练完成肌内注射部位的选择。

3. 熟练完成肌内注射的操作,操作中严格执行无菌技术规范和查对制度,关爱病人,做好解释观察。

【任务评估】

1. 操作目的

(1)注入药物,用于不宜或不能口服或静脉注射,且要求比皮下注射更快发生疗效的药物。

(2)药物刺激性较强或药量较多。

2. 病人评估　病情、治疗情况、意识状态、心理状态、合作程度,注射部位的皮肤状况,对肌内注射的认知。

3. 药物评估　医嘱、药物性质和量。

4. 环境评估　安静、整洁、安全。

【任务演练准备】

1. 物品准备　基础注射盘、2ml~5ml 注射器、6 号~7 号针头、注射卡,按医嘱备药。

2. 场地准备　护理实训室,分 26 个演练小组,26 张模拟病床及肌内穿刺模型。环境整洁安静,光线充足。

【相关理论知识】

(一)肌内注射部位

注射部位一般选择肌肉丰厚且距大血管及神经较远处。其中最常用的部位为臀大肌,其次为臀中肌、臀小肌、股外侧肌及上臂三角肌。

(二)常用注射部位定位

1. 臀大肌注射定位法　臀大肌起自髂后上棘与尾骨尖之间,肌纤维平行向外下方止于股骨上部。坐骨神经起自骶丛神经,自梨状肌下孔出骨盆至臀部,在臀大肌深部,约在坐骨结节与大转子之间中点处下降至股部,其体表投影为自大转子尖至坐骨结节中点向下至腘窝。注射时注意避免损伤坐骨神经。臀大肌注射的定位方法有两种:

(1)十字法:从臀裂顶点向左侧或向右侧划一水平线,然后从髂嵴最高点作一垂线,将一侧臀部分为四个象限，其外上象避开内角（髂后上棘与股骨大转子连线）为注射区（见图 14－12）。

（2）联线法：从髂前上棘至尾骨作一联线，其外上 1/3 处为注射部位（见图 14－13）。

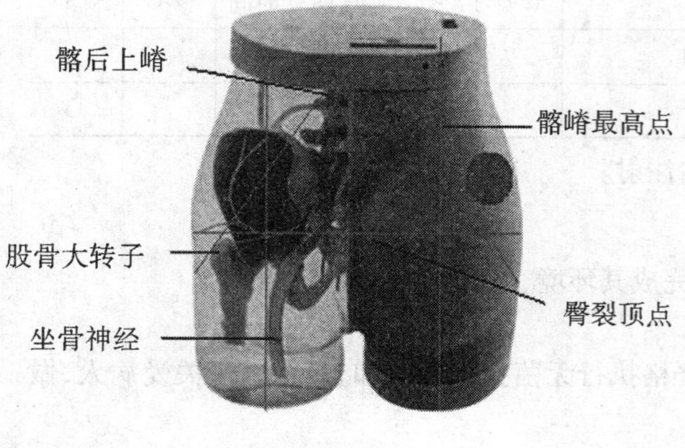

图 14－12　臀大肌注射十字法定位

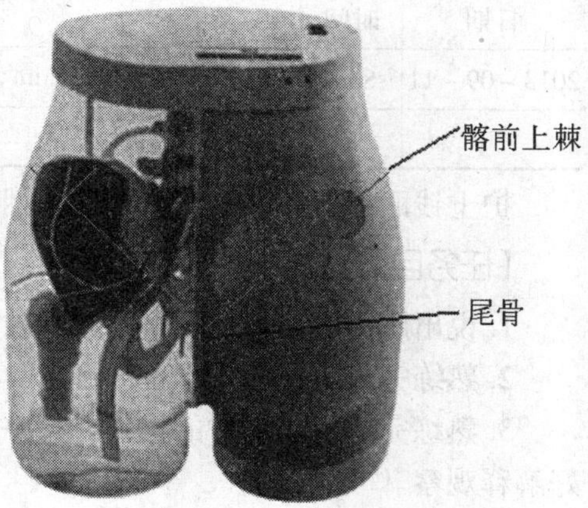

图 14－13　臀大肌注射连线法定位

2. 臀中肌、臀小肌注射定位法

（1）构角法：以示指尖和中指尖分别置于髂前上棘和髂嵴下缘处，在髂嵴、示指、中指之间构成一个三角形区域，其示指与中指构成的内角为注射区（见图 14－14）。

（2）三横指法：髂前上棘外侧三横指处（以病人的手指宽度为准）。

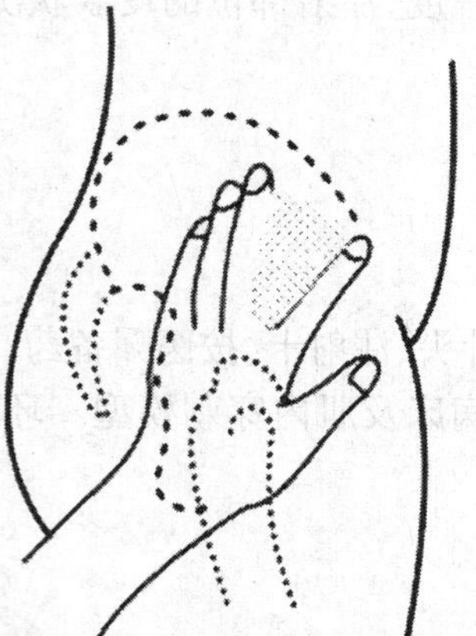

图 14－14　臀中肌、臀小肌注射定位

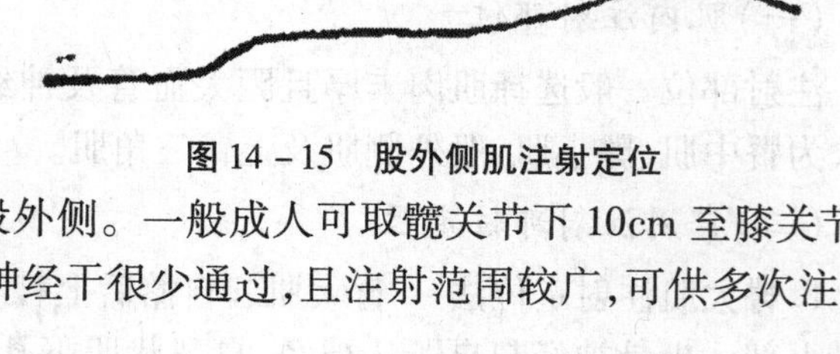

图 14－15　股外侧肌注射定位

3. 股外侧肌注射定位法　取大腿中段外侧。一般成人可取髋关节下 10cm 至膝关节上 10cm 的范围，宽约 7.5cm。此处大血管、神经干很少通过，且注射范围较广，可供多次注射，尤适用于 2 岁以下幼儿（见图 14－15）。

4. 上臂三角肌注射定位法　上臂外侧，肩峰下 2～3 横指处。此处肌肉较薄，只可作小剂量注射（见图 14－16）。

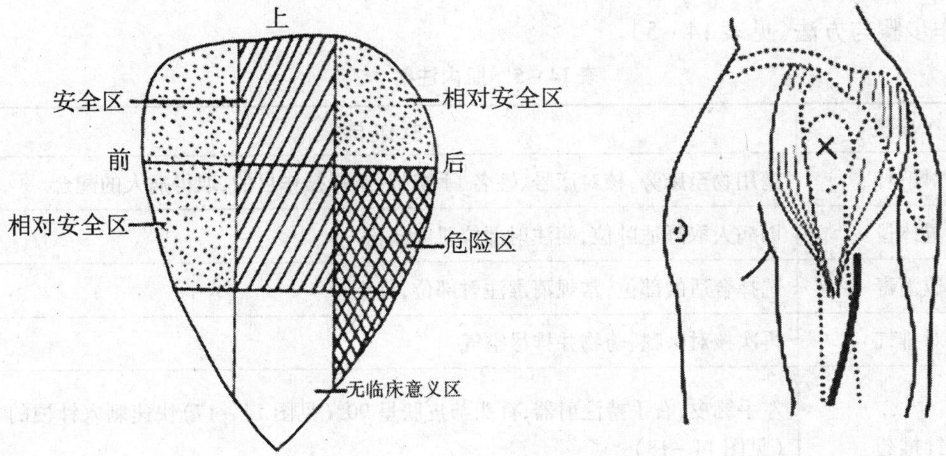

图 14－16　上臂三角肌注射定位

【操作程序】

（一）用物准备

备齐用物，按医院感染控制要求合理放于治疗车上、下层。注意生活垃圾桶和医用垃圾桶的区分，携带锐器盒；按医嘱抽吸药液置于无菌巾内。

（二）病人准备

清楚肌内注射的目的、过程以及需要注意的问题，取得病人和（或）家属的知情同意；体位舒适（臀部注射体位：①侧卧位：上腿伸直，下腿稍弯曲；②俯卧位：足尖相对，足跟分开，头偏向一侧；③仰卧位：自然平躺，臀中小肌注射时采用；④坐位，坐椅稍高，注射侧腿伸直，常用于门诊、急诊病人）。

（三）护士准备

仪表端庄、衣帽整齐，操作前洗手、戴口罩。

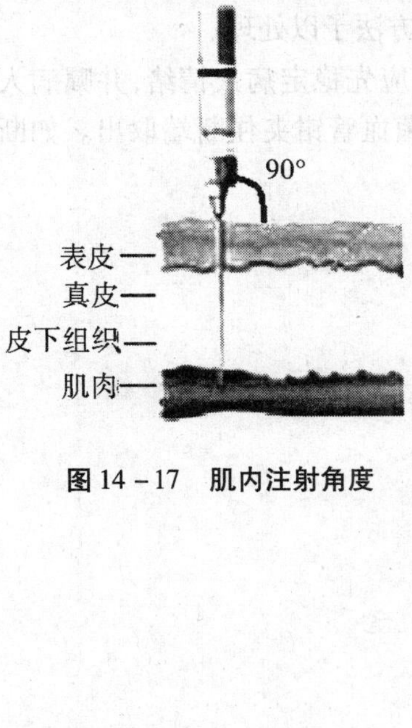

图 14－17　肌内注射角度

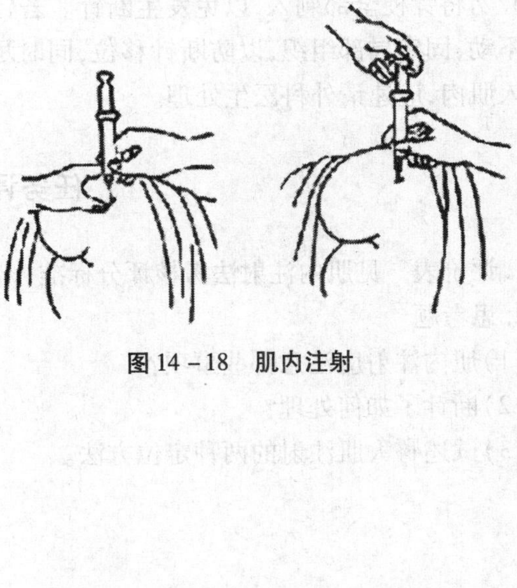

图 14－18　肌内注射

（四）操作步骤

操作步骤与方法（见表 14－5）。

表 14－5　肌内注射

操作步骤	操作方法
核对解释	携用物至床旁，核对床号、姓名、手腕带，解释操作目的，取得病人的配合
安置体位	助病人取舒适卧位，使注射部位肌肉放松
定位消毒	选择合适的部位，常规消毒注射部位，待干
核对排气	再次核对医嘱、药物并排尽空气
进针推药	左手绷皮，右手持注射器，针头与皮肤呈 90°（见图 14－17）快速刺入针梗的 2/3（见图 14－18） 右手固定针栓，左手放松皮肤，抽吸无回血，缓慢推药
按压拔针	注射毕，用无菌干棉签按压针刺处快速拔针
再次查对	再次查对医嘱、药液
整理记录	安置病人于舒适卧位 整理用物，分类处理，洗手，记录

【注意事项】

1. 严格执行查对制度和无菌操作原则。

2. 两种药物同时注射时，注意配伍禁忌。

3. 对 2 岁以下婴幼儿不宜选用臀大肌注射，因其臀大肌尚未发育好，注射时有损伤坐骨神经的危险，最好选择臀中肌和臀小肌注射或选择股外侧肌注射。

4. 对需长期注射者，应交替更换注射部位，并选用细长针头，以避免或减少硬结的发生。如因长期多次注射出现局部硬结时，可采用热敷、理疗等方法予以处理。

5. 勿将针梗全部刺入，以免发生断针。若针梗折断，应先稳定病人情绪，并嘱病人保持原位不动，固定局部组织，以防断针移位，同时尽快用无菌血管钳夹住断端取出。如断端全部埋入肌肉，应速请外科医生处理。

任务评价

1. 评价表　见肌内注射法考核评分标准

2. 思考题

(1) 肌内注射应注意哪些事项？

(2) 断针了如何处理？

(3) 试述臀大肌注射的两种定位方法。

肌内注射考核评分标准

班级:________　学号:________　学生姓名:________　得分:________

项目总分	考核内容	分值	评分标准	扣分
评估（10分）	1. 核对床号、姓名、手腕带	3	错或未做全扣	
	2. 病情、治疗情况、意识、注射部位的皮肤状况	2	错或少一项扣1分	
	3. 告知相关事宜	2	错或未做全扣	
	4. 心理、合作程度,环境对病人的影响	3	错或未做全扣	
操作前准备（10分）	1. 仪表端庄,衣帽整齐	2	不合格扣2分	
	2. 洗手,戴口罩	3	少一项扣1分	
	3. 用物备齐,放置正确	5	少一项扣1分	
操作过程（60）	1. 携用物至床旁核对床号、姓名、手腕带,解释操作目的,取得病人的配合	5	未做全扣,错一项扣2分	
	2. 协助病人取舒适卧位,根据注射目的选择合适的部位	4	错一项扣2分	
	3. 常规消毒注射部位,待干	5	错一项扣2分	
	4. 再次核对医嘱、药物并排尽空气	5	未做全扣,错一项扣2分	
	5. 左手绷皮,右手持注射器,针头与皮肤呈90°进针	10	角度不对扣5分	
	6. 右手固定针栓,左手放松皮肤,抽吸无回血,缓慢推药	10	一项不合格扣2分	
	7. 注射毕,用无菌干棉签按压针刺处快速拔针	4	错或少一项扣2分	
	8. 再次核对病人姓名及执行单、药物是否一致	5	未做全扣,错一项扣3分	
	9. 整理床单位,协助病人取舒适体位	6	少一项扣3分	
	10. 洗手,在执行单上签名、记录时间	6	错或少一项扣2分	
评价（20分）	1. 态度认真,无菌观念强,无污染	4	错或污染一次扣2分	
	2. 手法正确,动作轻巧、规范,操作熟练	5	错一项扣2分	
	3. 与病人沟通有效	4	错一项扣2分	
	4. 时间为6分钟	2	每超过30秒扣1分	
总分（100分）		100		

子任务五　静脉注射法

静脉注射是将一定量无菌药液自静脉注入体内的方法。药液直接进入血液循环，是发挥药效最快的给药方法。

【情景】

赵佳，女，25 岁，因肾功能不全，少尿，入院治疗，医嘱如下：

长期医嘱单

姓名:赵佳　　　病室:呼吸科　　　床号:18　　　住院号:201400216

开始		医嘱内容	医师签名	护士签名	停止		医师签名	护士签名
日期	时间				日期	时间		
2014－02－16	10am	速尿 20mg，iv，bid						

护士彭海萍执行医嘱，须为病人进行静脉注射。

【任务目标】

1. 说出静脉注射目的、评估内容，独立完成其环境、用物和病人准备。

2. 能准确判断静脉穿刺失败的原因。

3. 熟练完成静脉注射的操作，操作中严格执行无菌技术规范和查对制度，关爱病人，做好解释观察。

【任务评估】

1. 操作目的

(1)药物不宜口服、皮下、肌内注射，又需迅速发挥药效时。

(2)静脉输液、输血或静脉高营养治疗。

(3)作某些诊断性检查或试验，如由静脉注入造影剂对肝、肾、胆囊造影检查。

2. 病人评估　病情、治疗情况、意识状态、心理状态、合作程度，注射部位的皮肤状况，对静脉注射的认知。

3. 药物评估　医嘱、药物性质和量。

4. 环境评估　安静、整洁、安全。

【任务演练准备】

1. 物品准备　基础注射盘、注射器(规格视药量而定)、6 号～9 号针头或头皮针、无菌纱布、止血带、小垫巾、胶布、注射卡及药液(按医嘱准备)。

2. 场地准备　护理实训室，分 26 个演练小组，26 张模拟病床及静脉穿刺模型。环境整洁安静，光线充足。

【相关理论知识】

（一）静脉注射部位

1. 四肢浅静脉　上肢常用肘部浅静脉（贵要静脉、肘正中静脉、头静脉）、腕部及手背静脉。下肢常用大隐静脉、小隐静脉、足背静脉（见图14－19）。

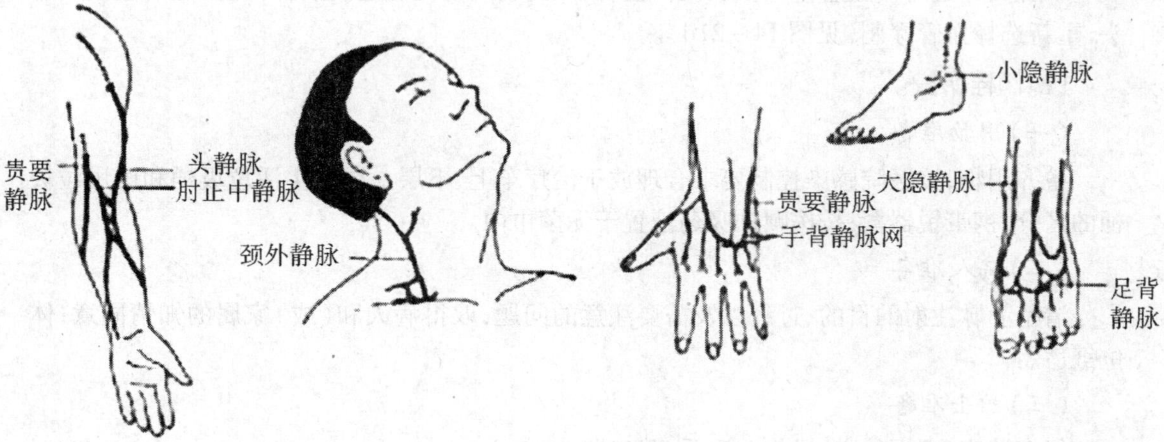

图14－19　四肢浅静脉

2. 头皮静脉　小儿头皮静脉极为丰富，分支甚多，互相沟通交错成网且静脉表浅易见，易于固定，方便患儿肢体活动，故患儿静脉注射多采用头皮静脉。临床常用的头皮静脉有：颞浅静脉、额静脉、耳后静脉和枕后静脉（见图14－20）。

3. 股静脉　股静脉位于股三角区，在股神经和股动脉的内侧（见图14－24）。

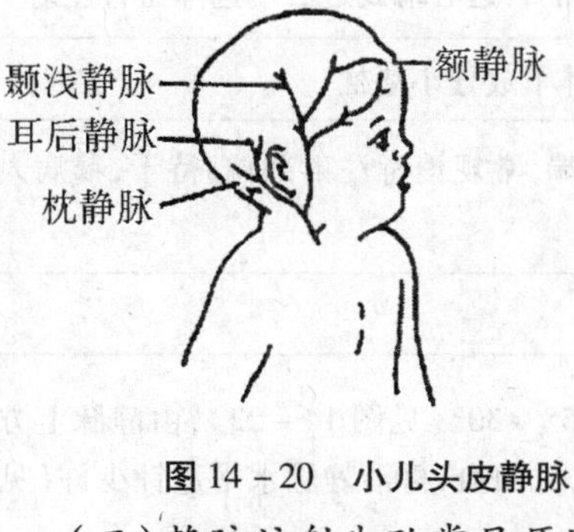

图14－20　小儿头皮静脉

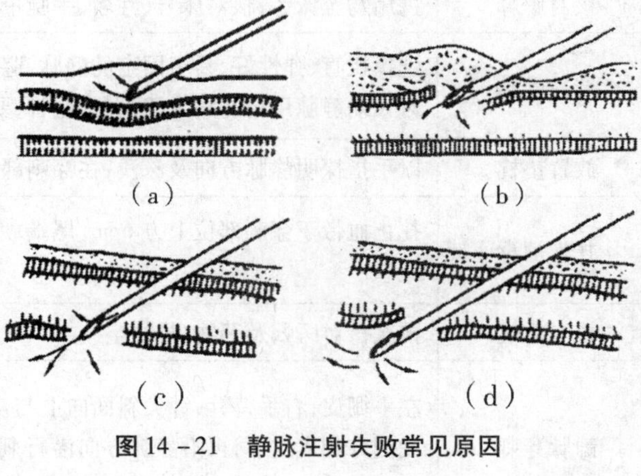

图14－21　静脉注射失败常见原因

（二）静脉注射失败常见原因

1. 针头未刺入血管内　刺入过浅，或因静脉滑动，针头未刺入血管，表现为抽吸无回血，推注药液局部隆起、疼痛。此时如果肿胀不明显，可沿静脉走向继续进针；若肿胀过度，应拔出针头，重新选择血管穿刺（见图14－21a）。

2. 针头斜面嵌在血管壁上　针头斜面刺入静脉过少，部分在血管外，抽吸虽有回血，但推药时药液溢至皮下,局部隆起并有痛感。此时应沿静脉走向再进针少许,试抽有回血,病人无疼痛感,方可注药(见图 14 - 21b)。

3. 针头斜面一半穿破对侧血管壁　抽吸有回血,推注少量药液,局部可无隆起,但因部分药液渗出至深层组织,病人有痛感。此时应拔出针头,重新选择血管穿刺。(见图 14 - 21c)

4. 针头穿透对侧血管壁　抽吸无回血,注入药物局部无隆起,主诉疼痛。此时应拔出针头,重新选择血管穿刺(见图 14 - 21d)。

【操作程序】

(一)用物准备

备齐用物,按医院感染控制要求合理放于治疗车上、下层。注意生活垃圾桶和医用垃圾桶的区分,携带锐器盒;按医嘱抽吸药液置于无菌巾内。

(二)病人准备

清楚静脉注射的目的、过程以及需要注意的问题,取得病人和(或)家属的知情同意;体位舒适。

(三)护士准备

仪表端庄、衣帽整齐,操作前洗手、戴口罩。

(四)操作步骤

操作步骤与方法(见表 14 - 6)。

表 14 - 6　四肢浅静脉注射

操作步骤	操作方法
核对解释	携用物至床旁,核对床号、姓名、手腕带,解释操作目的,取得病人的配合
选择静脉	选择粗直、弹性好、易于固定的静脉,避开关节及静脉瓣 对长期静脉用药的病人,为保护血管,要有计划的自远心端到近心端选择血管注射
放置垫枕	以手指探明静脉方向及深浅,在穿刺部位的肢体下放置小垫枕
扎带消毒	扎止血带于穿刺部位上方 6cm,尾端朝向近心端,常规消毒注射部位,待干,嘱病人握拳
核对排气	再次核对医嘱及药物,排尽空气
静脉穿刺	左手绷皮,右手持针,针尖斜面向上与皮肤呈 15° ~ 30°(见图 14 - 22),由静脉上方或侧方刺入皮下,再沿静脉方向潜行刺入血管,见回血,再沿静脉水平进针少许(见图 14 - 23)
两松固定	松止血带,嘱病人松拳,固定针头

续表 14－6

操作步骤	操作方法
注药观察	缓慢推注药液，注药过程中要试抽回血确定针头是否在静脉内，并随时听取病人的主诉，观察局部情况及病情变化
拔针按压	注射毕，将无菌干棉签放于穿刺点上方，快速拔针，按压片刻，或嘱病人曲肘
再次查对	再次查对医嘱、药液
整理记录	安置病人于舒适卧位 整理用物，分类处理，洗手，记录

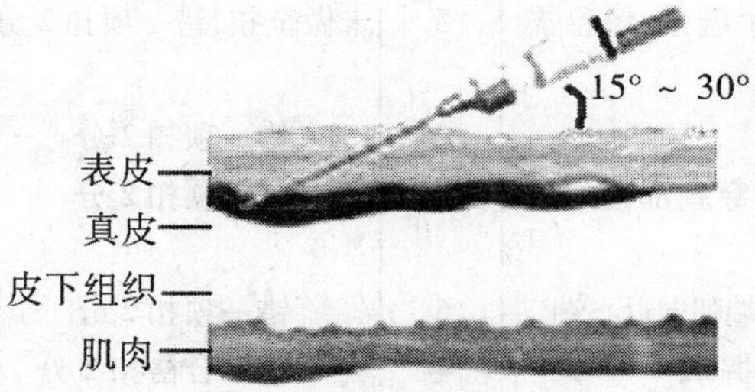

图 14－22　静脉注射角度

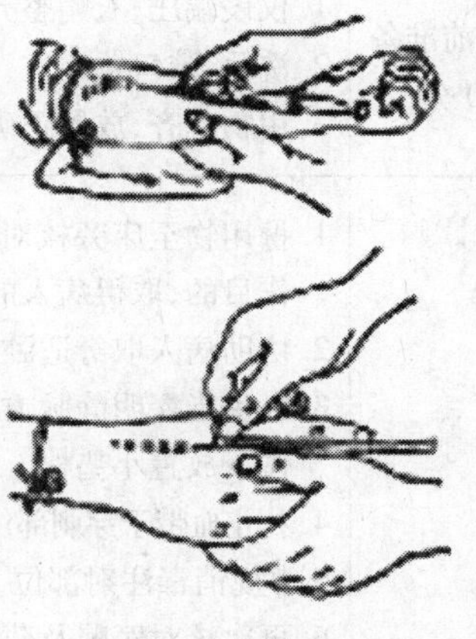

图 14－23　静脉注射

【注意事项】

1. 注射时应选择粗直、弹性好、不易滑动的静脉。

2. 如需长期静脉给药者，应由远心端到近心端进行注射。

3. 根据病情及药物性质，掌握注入药液的速度，并随时听取病人的主诉，观察体征及其病情变化。

4. 对组织有强烈刺激的药物，注射前应先作穿刺，注入少量等渗盐水，证实针头确在血管内，再推注药物，以防药液外溢于组织内而发生坏死。

任务评价

1. 评价表　见静脉注射法考核评分标准

2. 思考题

(1)静脉注射应注意哪些事项？

(2)静脉穿刺失败常见的原因有哪些？

静脉注射考核评分标准

班级:__________ 学号:__________ 学生姓名:__________ 得分:__________

项目总分	考 核 内 容	分值	评 分 标 准	扣分
评估（10分）	1. 核对床号、姓名、手腕带	3	错或未做全扣	
	2. 病情、治疗情况、意识、注射部位的皮肤状况	2	错或少一项扣1分	
	3. 告知相关事宜	2	错或未做全扣	
	4. 心理、合作程度,环境对病人的影响	3	错或未做全扣	
操作前准备（10分）	1. 仪表端庄,衣帽整齐	2	不合格扣2分	
	2. 洗手,戴口罩	3	少一项扣1分	
	3. 用物备齐,放置正确	5	少一项扣1分	
操作过程（60）	1. 携用物至床旁核对床号、姓名、手腕带,解释操作目的,取得病人的配合	5	未做全扣,错一项扣2分	
	2. 协助病人取舒适卧位,选择血管	4	错一项扣2分	
	3. 以手指探明静脉方向及深浅,在穿刺部位的肢体下放置小垫枕	5	少一项扣2分	
	4. 扎止血带于穿刺部位上方6cm,尾端朝向近心端	5	错一项扣2分	
	5 常规消毒注射部位,待干,嘱病人握拳	4	一项不合格扣2分	
	6. 再次核对医嘱及药物,排尽空气	4	未做全扣,错一项扣3分	
	7. 左手绷皮,右手持针,针尖斜面向上与皮肤呈15°～30°进针,见回血,再沿静脉水平进针少许	8	角度不对扣5分	
	8. 松止血带,嘱病人松拳 固定针头	3	少一项扣3分	
	9. 缓慢推注药液,注药过程中要试抽回血确定针头是否在静脉内,并随时听取病人的主诉,观察局部情况及病情变化	8	错或少一项扣3分	
	10. 注射毕,将无菌干棉签放于穿刺点上方,快速拔针,按压片刻,或嘱病人曲肘	4	错或少一项扣2分	
	11. 再次查对医嘱、药液,安置病人于舒适卧位	5	未做全扣,错一项扣2分	
	12. 整理用物,分类处理,洗手,记录	5	错或少一项扣2分	
评价（20分）	1. 态度认真,无菌观念强,无污染	4	错或污染一次扣2分	
	2. 手法正确,动作轻巧、规范,操作熟练	5	错一项扣2分	
	3. 与病人沟通有效	4	错一项扣2分	
	4. 时间为10分钟	2	每超过30秒扣1分	
总分（100分）		100		

子任务六　股静脉注射与采血技术

股静脉注射法适宜于抢救危重病人时注入药物或置管加压输血输液；股静脉穿刺也适于采集血标本作化验检查。股静脉位于股三角区，在股神经和股动脉的内侧。护士应熟记股静脉的解剖位置及其与毗邻组织的关系，以防操作时误伤重要的神经与血管。

【情景】

某晚，护士王红正在急诊科值班，忽然120急救车送来一位疑似药物中毒的病人，该病人神志模糊，同行人员表示不清楚病人服用了何种药物，医生嘱王红为病人立刻进行股静脉采血。

【任务目标】

1. 说出股静脉注射目的、评估内容，独立完成其环境、用物和病人准备。

2. 能准确定位股静脉。

3. 熟练完成股静脉注射的操作，操作中严格执行无菌技术规范和查对制度，关爱病人，做好解释，观察反应。

【任务评估】

1. 操作目的

(1)急救时加压输液输血。

(2)采集血标本。

2. 病人评估　病情、治疗情况、意识状态、心理状态、合作程度，注射部位的皮肤状况，对股静脉注射的认知。

3. 药物评估　医嘱、药物性质和量。

4. 环境评估　安静、整洁、安全。

【任务演练准备】

1. 物品准备　基础注射盘、注射器(规格视药量而定)、6号～9号针头、标本瓶、无菌纱布、胶布、注射卡及药液(按医嘱准备)。

2. 场地准备　护理实训室，分26个演练小组，26张模拟病床及模拟病人。环境整洁安静，光线充足。

【相关理论知识】

股静脉解剖位置

股静脉是下肢的主要静脉干，其上段位于股三角内。股三角位于股前部上1/3，为底在上、尖朝下的三角形凹陷。底边为腹股沟韧带，外侧边为缝匠肌内侧缘，内侧边为长收肌的内侧缘。股三角的尖位于缝匠肌与长收肌相交处，此尖端向下与收肌管的上口相连续。股三角的前壁是阔筋膜，其后壁凹陷，自外向内依次为髂腰肌、耻骨肌和长收肌及其表面的筋膜。股静脉穿刺点选在髂前上棘与耻骨结节连线的中、内段交界点下方2cm～3cm处，股动脉搏动处的内侧0.5 cm～1.0cm(见图14－24)。

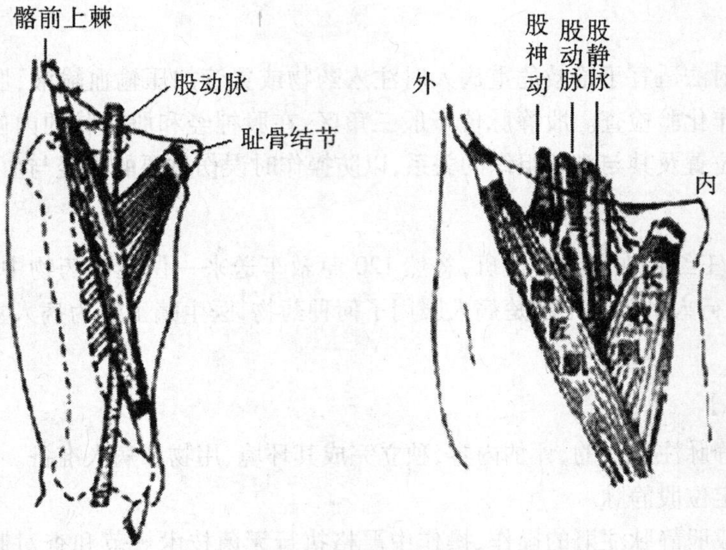

图14－24 股静脉解剖位置

【操作程序】

(一)用物准备

备齐用物，按医院感染控制要求合理放于治疗车上、下层。注意生活垃圾桶和医用垃圾桶的区分，携带锐器盒。

(二)病人准备

清楚股静脉注射的目的、过程以及需要注意的问题，取得病人和(或)家属的知情同意；体位舒适。

(三)护士准备

仪表端庄、衣帽整齐，操作前洗手、戴口罩。

(四)操作步骤

操作步骤与方法(见表14－7)。

表14－7 股静脉注射与采血

操作步骤	操作方法
核对解释	携用物至床旁，核对床号、姓名、手腕带，解释操作目的，取得病人的配合
安置体位	协助病人取仰卧位，下肢略屈膝外展外旋，暴露注射部位，如为小儿注射，需用尿布覆盖会阴，以防其排尿打湿穿刺部位

续表 14－7

操作步骤	操作方法
准确定位	于股三角区扪及股动脉搏动最明显处或以髂前上棘和耻骨结节连线中点作为股动脉的定位，股静脉位于股动脉内测 0.5 cm 处（见图 14－24）
消毒皮肤	常规消毒局部皮肤，待干；同时消毒术者左手示指和中指
再次核对	再次核对病人信息及医嘱
进针采血	左手示指和中指扪及股动脉搏动最明显处并固定，右手持注射器，针头和皮肤呈 45°或 90°，在股动脉内测 0.5 cm 处刺入，抽出暗红色血，固定针头，采集血标本或根据需要注入药液
按压拔针	操作毕，拔出针头，局部用无菌纱布加压止血 3 分钟～5 分钟，确认无出血，胶布固定
整理记录	再次核对，安置病人于舒适卧位 整理用物，分类处理，洗手，记录

【注意事项】

1. 操作中严格遵守无菌操作原则，防止局部感染。

2. 有出血倾向或凝血功能障碍者慎用此法，以免引起出血。

3. 若穿刺失败，不宜在同侧反复多次穿刺。

4. 如抽出鲜红色血液，表示刺入股动脉，应立即拔出针头，穿刺部位用无菌干纱布加压包扎止血 5 分钟～10 分钟，直至不出血为止。

任务评价

1. 评价表　见股静脉注射与采血法考核评分标准

2. 思考题

（1）股静脉的生理解剖？

（2）若穿刺抽出鲜红色血液如何处理？

股静脉注射与采血考核评分标准

班级：________ 学号：________ 学生姓名：________ 得分：________

项目总分	考 核 内 容	分值	评 分 标 准	扣分
评估（10分）	1. 核对床号、姓名、手腕带	3	错或未做全扣	
	2. 病情、治疗情况、意识、注射部位的皮肤状况	2	错或少一项扣1分	
	3. 告知相关事宜	2	错或未做全扣	
	4. 心理、合作程度，环境对病人的影响	3	错或未做全扣	
操作前准备（10分）	1. 仪表端庄，衣帽整齐	2	不合格扣2分	
	2. 洗手，戴口罩	3	少一项扣1分	
	3. 用物备齐，放置正确	5	少一项扣1分	
操作过程（60）	1. 携用物至床旁核对床号、姓名、手腕带，解释操作目的，取得病人的配合	5	未做全扣，错一项扣2分	
	2. 协助病人取仰卧位，下肢略屈膝外展外旋，暴露注射部位	5	错一项扣2分	
	3. 准确定位股静脉	5	定位错误全扣	
	4. 常规消毒局部皮肤，待干	4	不合格扣3分	
	5. 消毒术者左手示指和中指	4	不合格扣3分	
	6. 再次核对病人信息及医嘱	4	未做全扣，错一项扣3分	
	7. 左手示指和中指扪及股动脉搏动最明显处并固定，右手持注射器，针头和皮肤呈45°或90°，在股动脉内侧0.5 cm处刺入，抽出暗红色血，固定针头	10	角度不对扣5分	
	8. 采集血标本或根据需要注入药液	5	采血量错扣3分	
	9. 操作毕，拔出针头，局部用无菌纱布加压止血3分钟～5分钟，确认无出血，胶布固定	8	错或少一项扣3分	
	9. 再次核对，安置病人于舒适卧位	5	未做全扣，错一项扣2分	
	10. 整理用物，分类处理，洗手，记录	5	错或少一项扣2分	
评价（20分）	1. 态度认真，无菌观念强，无污染	4	错或污染一次扣2分	
	2. 手法正确，动作轻巧、规范，操作熟练	5	错一项扣2分	
	3. 与病人沟通有效	4	错一项扣2分	
	4. 时间为10分钟	2	每超过30秒扣1分	
总分（100分）		100		

任务十五　药物过敏试验

药物过敏反应是异常的免疫反应，一般仅发生于少数人的身上，临床症状严重程度不一，轻者轻微发热、皮疹、血管神经性水肿、血清病综合征等，严重者可发生过敏性休克，危及生命。所以临床医生、护士和药师要高度重视药物过敏试验相关事宜，尤其临床护士是过敏试验的执行者，应当熟悉使用前需要进行过敏试验的药物品种，严格掌握需要进行过敏试验和严禁做过敏试验的情形，以防止意外情况的发生。

子任务一　青霉素皮内过敏试验

【情景】

王晓丽，女，22 岁，学生，因上呼吸道感染住院治疗，医嘱如下：

长期医嘱单

姓名：王晓丽　　病室：呼吸科　　床号：10　　住院号：201301019

开始 日期	开始 时间	医嘱内容	医师签名	护士签名	停止 日期	停止 时间	医师签名	护士签名
2013－10－19	8am	NS500ml＋青霉素 400 万 U，ivgtt，bid	李志军					

临时医嘱单

姓名：王晓丽　　病室：呼吸科　　床号：10　　住院号：201301019

开始 日期	开始 时间	医嘱内容	医师签名	执行时间	护士签名
2013－10－19	8am	青霉素皮试（　）　st	李志军		

护士李云执行医嘱，须为病人进行青霉素过敏试验。

【任务目标】

1. 说出青霉素过敏试验的目的、评估内容，独立完成护士、环境、用物和病人准备。

2. 熟练完成青霉素过敏试验的操作，操作中严格执行无菌技术规范和查对制度，准确配置皮试液。

3. 能准确判断青霉素过敏试验结果。

【任务评估】

1. 病人评估　病情、治疗情况、用药情况、过敏史及家族史，心理状态、意识状态、进食情况，对青霉素过敏试验的认识程度、合作态度。

2. 药物评估　医嘱、青霉素种类、性质和剂量，抢救药品及设备是否符合抢救要求。

3. 环境评估　安静、整洁、光线充足。

【任务演练准备】

1. 物品准备

(1)基础注射盘、1ml 注射器、2ml ~ 5ml 注射器、4 号 ~ 5 号、6 号针头，青霉素、生理盐水、尺子。

(2)抢救用物：0.1% 盐酸肾上腺素，急救小车(备常用抢救药物)、氧气、吸引器等。

2. 场地准备　护理实训室，分 26 个演练小组，26 张模拟病床及模拟病人。环境安静、整洁、光线充足。

【相关理论知识】

(一)青霉素过敏的机理及分型

青霉素主要用于敏感的革兰阳性球菌、阴性球菌和螺旋体感染。青霉素的毒性较低，最常见的不良反应是过敏反应，其发生率在各种抗生素中最高，为 3% ~6%。多发生于多次接受青霉素治疗者，偶见初次用药的病人。

青霉素过敏性反应属 I 型变态反应，特点是反应迅速、强烈、消退亦快。目前对其发生机制的解释是：青霉素本身不具有抗原性，其降解产物青霉噻唑酸和青霉烯酸为半抗原，进入机体后与蛋白质或多肽分子结合而发挥完全抗原的作用，有些个体在此作用下能产生相当量的 IgE 类抗体，IgE 能与肥大细胞和嗜碱性粒细胞结合。当再次接触相同的变应原时，变应原与上述细胞表面的 IgE 特异性地结合，所形成的变应原 lgE 复合物能激活肥大细胞和嗜碱性粒细胞，使之脱颗粒。从排出的颗粒中及从细胞内释出的一系列生物活性介质，如组胺、缓激肽、白三烯等，引起毛细血管扩张、血管壁通透性增加、平滑肌收缩和腺体分泌增多。临床上可表现为荨麻疹、哮喘、喉头水肿；严重时可引起窒息、血压下降或过敏性休克。至于初次注射青霉素引起的过敏性休克，则很可能与病人在以往生活中，通过其他方式接触过与青霉素有关的变应原成分有关。此外，半合成青霉素(如阿莫西林、氨苄西林、羧苄西林等)与青霉素之间有交叉过敏反应，用药前同样要做皮肤过敏试验。

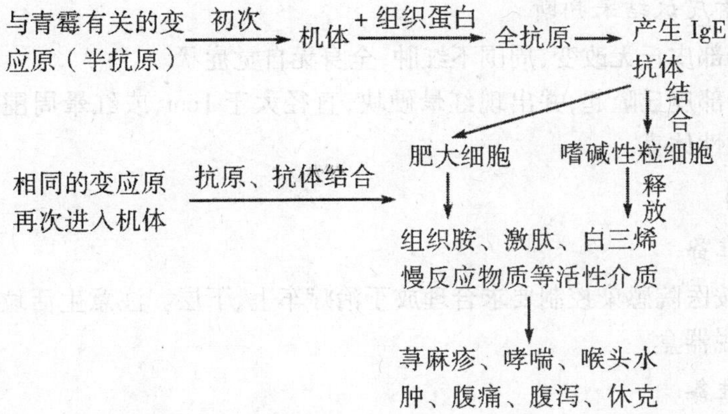

青霉素过敏试验各种类型的变态反应（Ⅰ、Ⅱ、Ⅲ、Ⅳ型）都可以出现，但以皮肤过敏反应和血清样反应较为多见。前者主要表现为荨麻疹，严重者会发生剥脱性皮炎；后者临床表现与血清病相似，有皮肤发痒、荨麻疹、发热、关节肿痛、全身淋巴结肿大、腹痛等症状。上述反应多不严重，停药或应用 H1 受体阻断药可恢复。属Ⅰ型变态反应的过敏性休克虽然少见，但其发生、发展迅猛，可因抢救不及时而死于严重的呼吸困难和循环衰竭。

（二）青霉素过敏的临床表现

1. 过敏性休克　过敏性休克危及病人生命，多在注射青霉素后 5 分钟～20 分钟内，甚至可在数秒内发生。既可发生于皮内试验过程中，也可发生于初次肌内注射或静脉注射时（皮内试验结果阴性）。还有极少数病人发生于连续用药过程中。

2. 血清病型反应　一般发生于用药后的 7 天～12 天，临床表现和血清病相似，如皮肤发痒、荨麻疹、发热、关节肿痛、全身淋巴结肿大、腹痛等症状。

3. 各器官或组织的过敏反应

（1）皮肤过敏反应：瘙痒、荨麻疹，严重者可发生剥脱性皮炎。

（2）呼吸道过敏反应：可引起哮喘或诱发原有哮喘发作。

（3）消化系统过敏反应：可出现过敏性紫癜，以腹痛和便血为主要表现。

（三）青霉素皮试液配置

以每 ml 含青霉素 200 U～500 U 的皮内试验液为标准（见表 15－1）。注入剂量为 20 U～50 U（0.1ml）

表 15－1　青霉素皮肤试验液的配制（以青霉素钠 80 万 U 为例）

步骤	青霉素 G	加生理盐水	药物浓度	要求
溶解药液	80 万 U／瓶	4 ml	20 万 U／ml	充分溶解
第 1 次稀释	取上液 0.1 ml	至 1 ml	2 万 U／ml	混匀
第 2 次稀释	取上液 0.1 ml	至 1 ml	2000 U／ml	混匀
第 3 次稀释	取上液 0.1 ml～0.25 ml	至 1 ml	200 U～500 U／ml	混匀

（四）青霉素皮试结果判断

1. 阴性　局部皮丘无改变，周围不红肿，全身无自觉症状。

2. 阳性　局部皮丘隆起，并出现红晕硬块，直径大于1cm，或红晕周围有伪足、痒感，严重时可出现过敏性休克。

【操作程序】

（一）用物准备

备齐用物，按医院感染控制要求合理放于治疗车上、下层。注意生活垃圾桶和医用垃圾桶的区分，携带锐器盒。

（二）病人准备

清楚青霉素皮试的目的、过程以及需要注意的问题，取得病人和（或）家属的知情同意；体位舒适。

（三）护士准备

仪表端庄、衣帽整齐，操作前洗手、戴口罩。

（四）操作步骤

操作步骤与方法（见表15－2）。

表15－2　青霉素过敏试验法

操作步骤	操作方法
核对铺盘	核对医嘱、注射单，检查有效期，二人再核对无误，铺无菌巾于治疗盘内
配皮试液	开启生理盐水瓶，注明开瓶时间及“青霉素专用”字样，开启青霉素中心铝盖，按常规消毒青霉素及盐水瓶塞，用5 ml注射器抽取4 ml生理盐水注入80万U青霉素瓶内，充分溶解药物“三抽两排”：用1 ml注射器抽取0.1 ml青霉素稀释液，抽生理盐水至1ml，混匀，排至剩余0.1ml；再抽取生理盐水至1 ml，混匀，排至剩余0.25 ml，最后再抽取生理盐水至1 ml，混匀更换针头，排气，套针帽，放入无菌盘内备用
核对解释	携用物至床旁核对床号、姓名、手腕带，解释操作目的，取得病人的配合
安置体位	协助病人取舒适卧位，暴露前臂掌侧下段
消毒排气	70%乙醇消毒注射部位，待干 再次排气，精确刻度
皮内注射	按皮内注射法注入青霉素皮试液0.1ml，记录注射时间
再次查对	再次查对药液，安置病人于舒适卧位
交待观察	交待病人注意事项，在病人床旁观察5分钟后离开
整理记录	用物分类处理，洗手记录
结果判断	20分钟后由两名护士观察结果，记录，双签字

【注意事项】

1. 青霉素过敏试验前详细询问病人的用药史、过敏史及家族史。如有青霉素过敏史,应禁止做过敏试验。

2. 做青霉素试验前做好急救准备,首次注射后观察30min,以防发生延迟反应,注意局部和全身反应,倾听病人主诉,并做好急救准备工作。

3. 凡初次用药、停药3天后再用及在应用中更换青霉素批号时,均须重新做过敏试验。

4. 皮肤试验液必须现用现配,浓度与剂量必须准确。

5. 皮试结果阳性者不可使用青霉素,并在体温单、医嘱单、病历、床头卡和注射本上醒目注明,同时将结果告知病人及其家属。

6. 如对皮试结果有怀疑,应在对侧前臂皮内注射生理盐水0.1ml,以作对照,确认青霉素皮试结果为阴性方可用药。使用青霉素治疗过程中要继续严密观察反应。

任务评价

1. 评价表　见青霉素过敏试验考核评分标准

2. 思考题

(1)如何配置青霉素皮试液?

(2)在青霉素皮试之前,护士应当评估病人哪些情况?

青霉素过敏试验考核评分标准

班级:__________　学号:__________　学生姓名:__________　得分:__________

项目总分	考核内容	分值	评分标准	扣分
评估（10分）	1. 核对床号、姓名、手腕带	3	错或未做全扣	
	2. 病情、治疗情况、意识、注射部位的皮肤状况	2	错或少一项扣1分	
	3. 告知相关事宜	2	错或未做全扣	
	4. 心理、合作程度,环境对病人的影响	3	错或未做全扣	
操作前准备（10分）	1. 仪表端庄,衣帽整齐	2	不合格扣2分	
	2. 洗手,戴口罩	3	少一项扣1分	
	3. 用物备齐,放置正确	5	少一项扣1分	
操作过程（60）	1. 核对医嘱、注射单,检查有效期,二人再核对无误,铺无菌巾于治疗盘内	5	未做全扣,错一项扣2分	
	2. 开启生理盐水瓶,注明开瓶时间及“青霉素专用”字样	4	错或少一项扣2分	

续表

项目总分	考核内容	分值	评分标准	扣分
操作过程（60）	3.开启青霉素中心铝盖，按常规消毒青霉素及盐水瓶塞	3	按实际情况给分	
	4.用5 ml 注射器抽取4 ml 生理盐水注入80万U青霉素瓶内，充分溶解药物	4	按实际情况给分	
	5."三抽两排"：用1 ml 注射器抽取0.1 ml 青霉素稀释液，抽生理盐水至1ml，混匀，排至剩余0.1 ml；再抽取生理盐水至1 ml，混匀，排至剩余0.25 ml，最后再抽取生理盐水至1 ml，混匀	6	错一项扣2分	
	6.更换针头，排气，套针帽，放入无菌盘内备用	3	错或未做全3分	
	7.携用物至床旁核对床号、姓名、手腕带，解释操作目的，取得病人的配合	5	未做全扣，错一项扣2分	
	8.协助病人取舒适卧位，暴露前臂掌侧下段	2	错或少一项扣2分	
	9.70%乙醇消毒注射部位，待干	3	按实际情况给分	
	10.再次排气，精确刻度		错或未做全3分	
	11.按皮内注射法注入青霉素皮试液0.1 ml，记录注射时间	3 6	按实际情况给分	
	12.再次查对药液，安置病人于舒适卧位	4	未做全扣，错一项扣2分	
	13.交待病人注意事项，在病人床旁观察5分钟后离开	5	错或未做全扣	
	14.用物分类处理，洗手记录	2	错或少一项扣2分	
	15.20分钟后由两名护士观察结果，记录，双签字	5	结果判断错误全扣	
评价（20分）	1.态度认真，无菌观念强，无污染	4	错或污染一次扣2分	
	2.手法正确，动作轻巧、规范，操作熟练	5	错一项扣2分	
	3.与病人沟通有效	4	错一项扣2分	
	4.时间为10分钟	2	每超过1分钟扣1分	
总分（100分）		100		

子任务二　青霉素过敏性休克的急救

【情景】

肖红，女，20岁，诊断大叶性肺炎。医嘱肌内注射青霉素80万U，bid。护士黄鹂莉接到医嘱,在给病人用药前,首先询问了病人的用药史、过敏史、家族史,无异常,给病人进行了青霉素过敏试验。病人在接受青霉素过敏试验5分钟后皮丘增大,局部出现瘙痒,并自觉心慌、气急,头晕,继而面色发白、呼吸急促。她马上按床头呼叫。护士小黄闻讯赶来,看到此情景,她应该怎么办?

【任务目标】

1. 说出青霉素过敏性休克的临床表现。

2. 熟练完成青霉素过敏性休克的抢救技术。

【任务评估】

1. 病人评估　病情、意识状态、心理状态、合作程度,对青霉素过敏的认知。

2. 药物评估　抢救药品及设备是否符合抢救要求。

3. 环境评估　安静、整洁、光线充足。

【任务演练准备】

1. 物品准备　治疗盘一套,另加瓶套、开瓶器、小垫枕、止血带、无菌纱布和胶带等;一次性输液器;加药用注射器和针头、输液架、生理盐水及平衡液、抢救药盒(盐酸肾上腺素、尼可刹米或洛贝林、地塞米松或氢化可的、盐酸异丙嗪或苯海拉明等),氧气湿化瓶、蒸馏水、吸氧管。

2. 场地准备　护理实训室,分5个演练小组,5张模拟病床及模拟病人。环境整洁安静,光线充足。

【相关理论知识】

(一)青霉素过敏性休克的临床表现

1. 呼吸道阻塞症状　由喉头水肿、支气管痉挛、肺水肿引起,可表现为胸闷、气促、哮喘与呼吸困难,伴濒死感。

2. 循环衰竭症状　由于周围血管扩张导致有效循环血量不足,而表现为面色苍白、出冷汗、发绀,脉搏细弱、血压下降。

3. 神经系统症状　表现为四肢麻木,脑组织缺氧致面部麻木、意识丧失、抽搐或大小便失禁等。

4. 皮肤过敏反应:表现为皮肤瘙痒、荨麻疹及其他皮疹。

呼吸道症状和皮肤过敏反应是青霉素过敏性休克的早期表现,因此必须认真倾听病人主诉。

(二)青霉素过敏性休克的急救措施

1. 停药就地抢救　立即停药,协助病人平卧,报告医生,就地抢救。

2. 注射首选药物　立即皮下注射0.1%盐酸肾上素1 ml,小儿剂量酌减。症状如不缓解,可每隔半小时皮下或静脉注射该药0.5 ml,直至脱离危险期。盐酸肾上腺素是抢救过敏性休克的首选药物,具有收缩血管、增加外周阻力、提升血压、兴奋心肌、增加心排出量以及松弛支气管平滑肌等作用。

3. 改善呼吸功能　给予氧气吸入,改善缺氧症状。呼吸受抑制时,应立即进行口对口人工呼吸,并肌内注射尼可刹米、洛贝林等呼吸兴奋药。有条件者可插入气管导管,借助人工呼吸机辅助或控制呼吸。喉头水肿导致窒息时,应尽快施行气管切开。

4. 按医嘱给药　根据医嘱静脉注射地塞米松 5 mg ~ 10 mg 或将琥珀酸钠氢化可的松 200 mg ~400 mg 加入 5% ~10% 葡萄糖溶液 500 ml 内静脉滴注;应用抗组胺类药物,如肌内注射盐酸异丙嗪 25 mg ~50 mg 或苯海拉明 40 mg。

5. 维护循环功能　静脉滴注 10% 葡萄糖溶液或平衡溶液扩充血容量。如血压仍不回升,可按医嘱加入多巴胺或去甲肾上腺素静脉滴注。

6. 心肺复苏术　若发生呼吸心跳骤停,立即进行复苏抢救。如施行体外心脏按压,气管内插管或人工呼吸等急救措施。

7. 观察记录　密切观察病情,记录病人生命体征、神志和尿量等病情变化,病人未脱离危险前不得搬动转移。继续评价治疗与护理的效果,为进一步处置提供依据。

【操作程序】

(一)用物准备

备齐用物,按医院感染控制要求合理放于治疗车上、下层。注意生活垃圾桶和医用垃圾桶的区分,携带锐器盒。

(二)护士准备

仪表端庄、衣帽整齐,操作前洗手、戴口罩。

(三)操作步骤

操作步骤与方法(见表 15 -3)。

表 15 -3　青霉素过敏性休克的抢救

操作步骤	操作方法
◆首诊护士 判断病情	接到病人床头呼叫,立刻根据病人的临床表现判断病情,
按铃呼叫	按床头铃呼叫医生和其他护士来参加病人抢救
安置卧位	立即置病人平卧位
急救用药	打开床头柜上放置的抢救药盒,用注射器抽吸 0.1% 盐酸肾上腺素 1 ml,消毒病人上臂,给病人皮下注射
准备氧气	解开床头中心吸氧装置,在湿化瓶中放入 1/2 蒸馏水,接好管道,准备给病人吸氧 测量病人脉搏、呼吸

续表 15－3

操作步骤	操作方法
◆护士长及其他护士 组织抢救	护士长应马上通知医生，并组织护士参加抢救 推抢救车到现场
氧气吸入	给病人接上氧气管，吸氧流量 6 L～8 L/分钟
判断病情	测量病人血压，评估病人是否发生休克及估计休克的程度
建立通道	建立静脉通道，用生理盐水给病人静脉输液 医生到场后，向医生汇报病人生命体征情况，等待医嘱 准备其它抢救药物、仪器设备和用物，对症处理（呼吸受抑制时，应立即进行口对口人工呼吸，或者插入气管导管，借助人工呼吸机辅助或控制呼吸；喉头水肿导致窒息时，尽快施行气管切开；若发生呼吸心跳骤停，立即进行心肺复苏） 执行医嘱，按医嘱给药 密切观察生命体征，每 15 分钟～30 分钟测量一次，留置尿管动态观察尿量，为病人做好保暖。

【注意事项】

1. 首诊护士到达现场后应保持冷静，以对病人的情况作出准确判断。
2. 护士单独一人时，应立即利用病房内一切可以利用的条件，观察和救治病人。

任务评价

1. 抢救人员在紧急情况下是否分工明确，相互配合，使抢救工作有条不紊进行。
2. 思考题

(1) 试述青霉素过敏性休克急救措施。

(2) 青霉素过敏性休克急救的首选药物是什么？为什么？

子任务三　破伤风抗毒素（TAT）过敏试验法及脱敏注射

【情景】

李贵，男，52 岁，木匠，因工作时不慎将一生锈铁钉刺入手指来院治疗，医嘱给予破伤风抗毒素 1500IU，肌内注射，st。护士李云在给病人注射前，须首先为病人进行 TAT 过敏试验。

【任务目标】

1. 说出 TAT 过敏试验的目的、评估内容，独立完成环境、用物和病人准备。

2. 熟练完成 TAT 过敏试验的操作及脱敏注射法，操作中严格执行无菌技术规范和查对制度，准确配置皮试液。

3. 能准确判断 TAT 试验结果。

【任务评估】

1. 病人评估　病情、治疗情况、用药情况、过敏史及家族史，心理状态、意识状态、进食情况，对破伤风抗毒素过敏试验的认识程度、合作态度。

2. 药物评估　医嘱、药物性质和剂量，抢救药品及设备是否符合抢救要求。

3. 环境评估　安静、整洁、光线充足。

【任务演练准备】

1. 物品准备

(1)基础注射盘、1ml 注射器、2ml～5ml 注射器、4 号～5 号、6 号针头，TAT、生理盐水、尺子。

(2)抢救用物：0.1% 盐酸肾上腺素，急救小车(备常用抢救药物)、氧气、吸引器等。

2. 场地准备　护理实训室，分 26 个演练小组，26 张模拟病床及模拟病人。环境整洁安静，光线充足。

【相关理论知识】

(一)TAT 过敏反应的机理及临床表现

破伤风抗毒素是用破伤风类毒素免疫马血清经物理、化学方法精制而成，是一种特异性抗体，能中和病人体液中的破伤风毒素。常在救治破伤风病人时应用，有利于控制病情发展；并常用于有潜在破伤风危险的外伤伤员，作为被动免疫的预防注射。

TAT 对于人体是一种异种蛋白，具有抗原性，注射后可引起过敏反应。主要表现为发热、速发型或迟缓型血清病。反应一般不严重，但偶尔可见过敏性休克，抢救不及时可导致死亡。故首次使用 TAT 前，必须作过敏试验，结果阴性，方可把所需剂量一次注射完。

TAT 是一种特异性抗体，没有可以代替的药物，皮试结果即使阳性，仍需考虑使用。但要采用脱敏注射法，注射过程要密切观察。如发现异常，立即采取有效的处理措施。

(二)TAT 过敏试验皮试液的配置

用 1ml 注射器吸取 TAT 药液(1500IU /ml)0.1ml，加生理盐水稀释至 1ml(1ml 内含 150IU)，即可供皮试使用。

(三)TAT 皮试结果判断

1. 阴性　局部无红肿、全身无异常反应。

2. 阳性　皮丘红肿，硬结直径大于 1.5cm，红晕范围直径超过 4cm，有时出现伪足或有痒感，全身过敏性反应表现与青霉素过敏反应相类似，以血清病型反应多见。

(四)TAT 脱敏注射法

脱敏注射法是将所需要的 TAT 剂量分多次少量注入体内。脱敏的基本原理是将 TAT 小剂量注射时变应原所致生物活性介质的释放最少,不至于引起临床症状;短时间内连续多次药物注射可以逐渐消耗体内已经产生的 lgE,最终可以全部注入所需药量而不致发病。但这种脱敏只是暂时的,经过一定时间后,IgE 再产生而重建致敏状态。故日后如再用 TAT,还需重做皮内试验。

TAT 皮试结果阳性,而病人确实需要应用 TAT 时应采用脱敏注射,预先按抢救过敏性休克的需要准备好急救物品(见表 15-4)。

表 15-4 破伤风抗毒素脱敏注射法

次数	TAT(ml)	加生理盐水	注射途径
1	0.1	至 1 ml	肌内注射
2	0.2	至 1 ml	肌内注射
3	0.3	至 1 ml	肌内注射
4	余量	至 1 ml	肌内注射

按上表,每隔 20 分钟肌内注射 TAT 一次,直至完成总剂量注射(1500IU)。在脱敏注射过程中,应密切观察病人的反应。如发现病人有面色苍白、发绀、荨麻疹及头晕、心跳等不适,或过敏性休克时,应立即停止注射并配合医生进行抢救。如过敏反应轻微,可待症状消退后,酌情将剂量减少、注射次数增加,在密切观察病人情况下,使脱敏注射顺利完成。

【操作程序】

(一)用物准备

备齐用物,按医院感染控制要求合理放于治疗车上、下层。注意生活垃圾桶和医用垃圾桶的区分,携带锐器盒。

(二)病人准备

清楚 TAT 皮试及其脱敏注射的目的、过程以及需要注意的问题,取得病人和(或)家属的知情同意;体位舒适。

(三)护士准备

仪表端庄、衣帽整齐,操作前洗手、戴口罩。

(四)操作步骤

操作步骤与方法(见表 15-5)。

表 15-5 破伤风抗毒素(TAT)过敏试验及脱敏注射法

操作步骤	操作方法
核对铺盘	核对医嘱、注射单,检查有效期,二人再核对无误,铺无菌巾于治疗盘内
配皮试液	用 1 ml 注射器抽取 0.1 ml TAT 原液,抽生理盐水至 1ml,混匀 更换针头,排气,套针帽,放入无菌盘内备用

续表 15－5

操作步骤	操作方法
核对解释	携用物至床旁核对床号、姓名、手腕带，解释操作目的，取得病人的配合
安置体位	协助病人取舒适卧位，暴露前臂掌侧下段
消毒排气	70%乙醇消毒注射部位，待干再次排气，精确刻度
皮内注射	按皮内注射法注入 TAT 皮试液 0.1ml，记录注射时间
再次查对	再次查对药液，安置病人于舒适卧位
交待观察	交待病人注意事项，在病人床旁观察 5 分钟后离开
整理记录	用物分类处理，洗手记录
结果判断	20 分钟后由两名护士观察结果，记录，双签字
阴性注药	对皮试结果为阴性的病人进行 TAT 注射
阳性脱敏	对皮试结果为阳性的病人进行脱敏注射，用 1 ml 注射器抽取 TAT0.1 ml 加生理盐水至 1 ml，肌内注射，观察 20 分钟，病人无反应，用 1 ml 注射器抽取 TAT0.2 ml 加生理盐水至 1 ml，肌内注射，观察 20 分钟，病人无反应，用 1 ml 注射器抽取 TAT0.3 ml 加生理盐水至 1 ml，肌内注射，观察 20 分钟，病人无反应，用 1 ml 注射器抽取剩余的 TAT 加生理盐水至 1 ml，肌内注射，观察
整理记录	整理床单位，协助病人取舒适卧位，用物分类处理，洗手记录

任务评价

思考题：

病人杜某，男，60 岁，因上山砍柴时小腿不小心被木片刺伤，伤口较深，急诊到医院就诊，在清创同时，医嘱给予肌内注射破伤风抗毒素 1500U。请问你将如何处理？

子任务四　其他常用药物过敏试验及过敏反应的护理

【情景】

宗莉敏，女，28 岁，因工作比较忙，很多时候连上厕所都来不及，通常是很急了才去厕所,最近感觉尿越来越多,还尿痛,来院治疗。医嘱给予头孢唑林钠 0.5g,肌内注射,bid。护士李云在给病人注射前,须首先为病人进行头孢唑林过敏试验。

【任务目标】

1. 说出链霉素、头孢菌素类药物、普鲁卡因、细胞色素 C、碘过敏试验的目的、评估内容,独立完成环境、用物和病人准备。

2. 熟练完成各种过敏试验的操作,操作中严格执行无菌技术规范和查对制度,准确配置皮试液。

3. 能准确判断各种皮试结果。

4. 能说出各种药物过敏反应的处理。

【任务评估】

1. 病人评估　病情、治疗情况、用药情况、过敏史及家族史,心理状态、意识状态、进食情况,对药物过敏试验的认识程度、合作态度。

2. 药物评估　医嘱、药物种类、性质和剂量,抢救药品及设备是否符合抢救要求。

3. 环境评估　安静、整洁、光线充足。

【任务演练准备】

1. 物品准备

(1)基础注射盘、1ml 注射器、2ml ~ 5ml 注射器、4 号 ~ 5 号、6 号针头、尺子,生理盐水、链霉素、头孢菌素类药物、普鲁卡因、细胞色素 C、碘、5% 氯化钙或 10% 葡萄糖酸钙。

(2)抢救用物:0.1% 盐酸肾上腺素,急救小车(备常用抢救药物)、氧气、吸引器等。

2. 场地准备　护理实训室,分 26 个演练小组,26 张模拟病床及模拟病人。环境整洁安静,光线充足。

【相关理论知识】

(一)链霉素过敏试验法

链霉素主要对革兰阴性细菌及结核杆菌有较强的抗菌作用。引起链霉素过敏反应的原因是它本身的毒性作用及所含杂质(链霉素胍和二链霉胺)具有释放组胺的作用,可引起过敏反应和中毒反应。除了导致发热、荨麻疹、血管性水肿等过敏症状,还因链霉素本身具有毒性作用,主要损害第八对脑神经。过敏性休克发生率虽较青霉素低,但死亡率很高,故使用链霉素时,应做皮肤过敏试验。

1. 试验液的配制　以每 1ml 试验液含链霉素 2500U 为标准配制(见表 15 - 6)。

表 15 - 6　链霉素皮肤试验液的配制

步骤	链霉素	加生理盐水	药物浓度	要求
溶解药液	100 万 U / 瓶	3.5ml	25 万 U / ml	充分溶解
第 1 次稀释	取上液 0.1 ml	至 1 ml	2.5 万 U / ml	混匀
第 2 次稀释	取上液 0.1 ml	至 1 ml	2500 U / ml	混匀

2. 试验方法　在病人前臂掌侧下段皮内注射链霉素皮试溶液 0.1ml（含 250U），20 分钟后观察、判断并记录试验结果。

3. 试验结果判断　同青霉素过敏皮内试验法。

4. 过敏反应的临床表现及处理　链霉素过敏反应的临床表现及处理与青霉素过敏反应基本相同。一旦出现过敏反应，除采取青霉素过敏反应，还应静脉注射葡萄糖酸钙或氯化钙，因链霉素与钙离子进行络合，使中毒症状减轻。如出现肌肉无力、呼吸困难者，遵医嘱皮下注射新斯的明 0.5 mg～1mg，必要时给予 0.25mg 静脉注射。

（二）头孢菌素类药物过敏试验法

头孢菌素类药物是一类高效、低毒、广谱的抗生素，因可致过敏反应，故用药前需做皮肤过敏试验。此外，应注意头孢菌素类和青霉素之间可呈现不完全的交叉过敏反应，对青霉素过敏者约有 10%～30% 对头孢菌素过敏，而对头孢菌素过敏者绝大多数对青霉素过敏。

1. 试验液的配制　以头孢唑林为例，皮试液以含头孢唑啉 500μg / ml 的生理盐水溶液为标准，皮试注入剂量为 0.1ml（含头孢唑啉 50μg）。皮试液配制方法（见表 15－7）。

表 15－7　头孢唑啉皮肤试验液的配制

步骤	头孢唑林	加生理盐水	药物浓度	要求
溶解药液	0.5 g / 瓶	2ml	250 mg / ml	充分溶解
第 1 次稀释	取上液 0.2 ml	至 1 ml	50 mg / ml	混匀
第 2 次稀释	取上液 0.1 ml	至 1 ml	5 mg / ml	混匀
第 3 次稀释	取上液 0.1 ml	至 1 ml	500μg / ml	混匀

2. 试验方法　在病人前臂掌侧下段皮内注射头孢唑啉皮试溶液 0.1ml（含 50μg），20 分钟后观察、判断并记录试验结果。

3. 结果的判断和过敏反应的处理　同青霉素过敏试验及过敏反应的处理

（三）普鲁卡因过敏试验法

普鲁卡因是局部麻醉药，少数病人用药后可发生过敏反应。凡首次应用普鲁卡因，均须做过敏试验。

1. 过敏试验方法　皮内注射 0.25% 普鲁卡因溶液 0.1 ml，20 分钟后观察试验结果并记录。

配制方法一：抽取 1% 普鲁卡因溶液 0.25 ml 加生理盐水稀释至 1 ml 即可。

配制方法二：抽取 2% 普鲁卡因溶液 0.1 ml 加生理盐水稀释至 0.8 ml 即可。

2. 结果的判断和过敏反应的处理　同青霉素过敏试验及过敏反应的处理。

（四）细胞色素 C 过敏试验法

细胞色素 C 是一种细胞呼吸激活剂，常作为组织缺氧治疗的辅助用药。偶见过敏反应发生，用药前须做过敏试验。过敏试验常用方法有两种：

1. 过敏试验方法

（1）皮内试验：取细胞色素 C 溶液（每支 2 ml，内含 15 mg）0.1 ml 加生理盐水至 1 ml

(1 ml内含细胞色素 C 0.75 mg),皮内注射0.1 ml(含细胞色素 C 0.075 mg)。20 分钟后观察结果。局部发红、直径大于1 cm,出现丘疹者为阳性。

(2)划痕试验 在前臂下段内侧,用70%乙醇常规消毒皮肤。取细胞色素 C 原液(每1ml 含细胞色素 C 7.5 mg)1 滴,滴于皮肤上,用无菌针头在表皮上划痕两道,长度约0.5 cm,深度以不出血为度。

2. 结果的判断和过敏反应的处理 同青霉素过敏试验及过敏反应的处理

(五)碘过敏试验法

临床上常用碘化物造影剂作支气管、脑血管、心血管、胆囊、肾脏、膀胱等脏器造影,此类药物也可发生过敏反应。凡首次用药者应在碘造影前1天~2天做过敏试验,结果为阴性时方可做碘造影检查。

1. 过敏试验方法

(1)口服法:口服5%~10%碘化钾5 ml,每日3次,共3天,观察结果。

(2)皮内注射法:皮内注射碘造影剂0.1 ml,20分钟后观察结果。

(3)静脉注射法:静脉注射碘造影剂(30%泛影葡胺)1 ml,5分钟~10分钟后观察结果。在静脉注射造影剂前,必须先作皮内注射,然后再行静脉注射,结果阴性时方可进行碘剂造影。

2. 结果判断

(1)口服法:有口麻、头晕、心慌、恶心、呕吐、流泪、流涕、荨麻疹等症状为阳性。

(2)皮内注射法:局部有红肿、硬块,直径超过1 cm 为阳性。

(3)静脉注射法:有血压、脉搏、呼吸及面色等改变为阳性。

有少数病人虽过敏试验阴性,但在注射碘造影剂时也会发生过敏反应,故造影时仍需备好急救药品。

3. 过敏反应的处理 同青霉素过敏反应的处理。

【操作程序】

(一)用物准备

备齐用物,按医院感染控制要求合理放于治疗车上、下层。注意生活垃圾桶和医用垃圾桶的区分,携带锐器盒。

(二)病人准备

清楚皮试及的目的、过程以及需要注意的问题,取得病人和(或)家属的知情同意;体位舒适。

(三)护士准备

仪表端庄、衣帽整齐,操作前洗手、戴口罩。

(四)操作步骤

操作步骤与方法(见表15-8)。

表 15－8　各种药物过敏试验法

操作步骤	操作方法
核对铺盘	核对医嘱、注射单,检查有效期,二人再核对无误,铺无菌巾于治疗盘内
配皮试液	◆链霉素皮试液的配制(2500 U / ml) 开启生理盐水瓶,开启链霉素中心铝盖,按常规消毒链霉素及盐水瓶塞,用 5 ml 注射器抽取 3.5 ml 生理盐水注入 100 万 U 链霉素瓶内,充分溶解药物,“两抽一排”:用 1 ml 注射器抽取 0.1 ml 青霉素稀释液,抽生理盐水至 1 ml,混匀,排至剩余 0.1 ml;再抽取生理盐水至 1 ml,混匀 ◆头孢唑啉皮试液的配制(500μg / ml) 开启生理盐水瓶,开启头孢唑啉中心铝盖,按常规消毒头孢唑啉及盐水瓶塞用,5 ml 注射器抽取 2 ml 生理盐水注入 0.5 g 头孢唑啉瓶内,充分溶解药物 “三抽二排”:用 1 ml 注射器抽取 0.2 ml 头孢唑啉稀释液,抽生理盐水至 1ml,混匀,排至剩余 0.1ml;再抽取生理盐水至 1 ml,混匀,排至剩余 0.1ml;再抽取生理盐水至 1 ml,混匀 ◆普鲁卡因皮试液的配制(0.25%) 用 1 ml 注射器抽取 0.25 ml 1% 普鲁卡因溶液,加生理盐水稀释至 1 ml,混匀 ◆细胞色素 C 皮试液的配制(0.75 mg/ml) 用 1 ml 注射器抽取 0.1 ml 细胞色素 C 溶液,加生理盐水稀释至 1 ml,混匀,更换针头,排气,套针帽,放入无菌盘内备用
核对解释	携用物至床旁核对床号、姓名、手腕带,解释操作目的,取得病人的配合
安置体位	协助病人取舒适卧位,暴露前臂掌侧下段
消毒排气	70% 乙醇消毒注射部位,待干,再次排气,精确刻度
皮内注射	按皮内注射法注入皮试液 0.1ml,记录注射时间
再次查对	再次查对药液,安置病人于舒适卧位
交待观察	交待病人注意事项,在病人床旁观察 5 分钟后离开
整理记录	用物分类处理,洗手记录
结果判断	20 分钟后由两名护士观察结果,记录,双签字

任务评价

思考题

1. 链霉素过敏性休克的急救为什么要使用钙剂?

2. 试问青霉素、链霉素、TAT、普鲁卡因、细胞色素 C、碘、头孢菌素类药物过敏试验的皮试液浓度分别是多少?

任务十六 静脉输液法

静脉输液是临床上用于纠正水、电解质及酸碱平衡失调，恢复机体内环境稳定状态的重要措施，也可通过静脉输注药物达到治疗疾病的目的。静脉输液技术是一项侵入性治疗方法，要求医护人员必须熟知静脉输液技术的使用原则和操作规程，以确保其使用过程中的安全性和有效性。

子任务一 密闭式周围静脉输液（头皮针）

【情景】

温丽艳，女，25岁，未婚，售货员，测得体温39.5℃，经物理降温效果不明显，医嘱如下：

临时医嘱单

姓名：温丽艳　　病室：内一科　　床号：22　　住院号：201400503

开始		医嘱内容	医师签名	执行时间	护士签名
日期	时间				
2014－5－3	10am	5%葡萄糖氯化钠250ml＋头孢唑啉钠1g，iv gtt 60gtt/min st	李刚		

护士李丽执行医嘱，须为病人进行密闭式周围静脉输液（头皮针）。

【任务目标】

1. 说出静脉输液目的、评估内容，独立完成其环境、用物和病人准备。
2. 熟练完成密闭式周围静脉输液（头皮针）的操作，操作中严格执行无菌技术规范和查对制度，关爱病人，做好解释观察。
3. 能判断和排除输液过程故障。

4. 说明静脉输液原理，液体种类及应用原则。

【任务评估】

1. 操作目的

(1)补充水分及电解质，维持酸碱平衡。常用于各种原因引起的脱水、酸碱平衡失调病人，如腹泻、剧烈呕吐、大手术后。

(2)增加血容量，维持血压，改善微循环。常用于严重烧伤、大失血、休克等病人。

(3)输入药物，治疗疾病。常用于中毒、感染、脑等组织水肿或需静脉给药治疗的病人。

(4)补充营养，促进组织修复. 增加体重，维持正氮平衡。常用于慢性消耗性疾病、胃肠道吸收障碍、不能经口进食如昏迷、口腔疾病等病人。

2. 病人评估　年龄、心肺功能、局部皮肤、血管状况、心理状态、合作程度，对静脉输液的认知

3. 药物评估　医嘱、药物性质和量

4. 环境评估　安静、整洁、光线充足。

【任务演练准备】

1. 物品准备　①治疗盘内备物：基础治疗盘用物一套。需输注溶液及药物（按医嘱准备），止血带，棉签，弯盘，加药用注射器，一次性输液器，胶布，输液敷贴，砂轮，输液卡，笔，有秒针手表，小垫枕。②治疗盘外备物：小夹板. 棉垫及绷带（必要时），输液架。

2. 场地准备　护理实训室，分26个演练小组，26张模拟病床及模拟静脉输液手臂。环境整洁安静，光线充足。

【相关理论知识】

(一)静脉输液原理

静脉输液是利用大气压和液体静压形成输液系统内压高于机体静脉压的原理，将大量无菌溶液或药液直接输入静脉内的技术。

(二)常用溶液

1. 晶体溶液　分子量小，在血管内存留时间短，对维持细胞内外水分的相对平衡，纠正体内水、电解质失调具有重要作用。常用晶体溶液如下

(1)葡萄糖溶液：用于补充水及能量，减少组织分解、防止酮体产生，减少蛋白消耗及促进钾离子进入细胞内。葡萄糖进入身体后迅速分解，一般不产生高渗和利尿作用，主要用作静脉给药的载体和稀释剂。临床常用5%葡萄糖溶液和10%葡萄糖溶液。

(2)等渗电解质溶液：用于补充水及电解顶，维持体液容量利渗透压平衡。临床常用0.9%氯化钠溶液、复方氯化钠溶液（林格等渗溶液），5%葡萄糖氯化钠溶液。

(3)碱性溶液：用于纠正酸中毒，维持酸碱平衡。临床常用5%碳酸钠溶液、11.2%乳酸钠溶液。

(4)高渗溶液：用于利尿脱水，可迅速提高血浆渗透压。回收组织间水分进入血管内，消除水肿，同时可以降低颅内压、改善中枢神经系统的功能。临床常用20%甘露醇、25%～50%葡萄糖溶液。

2. 胶体溶液　分子量大，在血液内存留时间长，能有效维持血浆胶体渗透压、增加血容量，改善微循环，提高血压。常用胶体溶液如下。

(1) 右旋糖酐：为水溶液多糖类高分子聚合物，常用的溶液有中分子右旋糖酐、低分子右旋糖酐。中分子右旋糖酐能提高血浆胶体渗透压、扩充血容量；低分子右旋糖肝能降低血液黏稠度、减少红细胞凝聚、改善血液循环和抗血栓形成。

(2) 代血浆：作用与低分子右旋糖酐相似，其扩容效果良好，输入后可使循环血量和心输出量显著增加，在体内停留时间较右旋糖酐长，且过敏反应少，急性大出血时可与全血交替使用。临床常用的代血浆有羟基淀粉、氧化聚明胶、聚乙烯吡咯酮等。

(3) 血液制品：能提高胶体渗透压，扩大和增加循环血容量，补充蛋内质和抗体，有助于组织修复和增加机体免疫力。临床常用血液制品有5%白蛋白和血浆蛋白。

3. 静脉高营养溶液　主要由氨基酸、脂肪酸、维生素、矿物质、高浓度葡萄糖以及水分组成。凡不能经消化道供给营养或营养摄入不足的病人可通过静脉高营养溶液获得热能供给，补充蛋白质、维持正氮平衡，并补充各种维生素和矿物质，制剂应根据病人不同需要调解配制。配制时必须按照无菌技术操作进行，不得在溶液中添加与营养素无关的物质。

(三) 静脉输液原则

静脉输入溶液的种类和数量应根据病人水电解质及酸碱平衡失调程度来确定，严重脱水的病人在静脉输液时应遵守以下原则：

1. "先晶后胶"　补充血容量通常先选用晶体溶液。由于晶体溶液扩容作用短暂，因此，在查明病人病情后应及时补充分子量大、不易透过血管壁、扩容作用持久的胶体溶液。

2. "先快后慢"　一般输液初期速度应快，以尽快纠正体液失衡状态。待病情相对稳定后补充速度逐步减慢，在输液开始4小时~8小时内应输入输液总量的1/3~1/2，余量在24小时~48小时内补足。同时，应根据药物的性质，病人病情、年龄以及心、肺肾功能情况调节输液速度。

3. "宁少勿多"　一般应先纠正失液，然后在1~2天内继续输液直至完全纠正液体失衡状况。监测每日尿量，当每小时尿量为30ml~40ml，比重为1.018时，说明输液量恰当。

4. "补钾四不宜"　静脉补钾时应注意：不宜过早，见尿补钾；不宜过浓，不超过0.3%；不宜过快，成人30滴/分~40滴/分；不宜过多，成人每日补钾总量不超过5g，小儿每日0.1g/kg~0.3g/kg，浓度稀释为0.1%~0.3%。

(四) 输液过程管理

1. 输液滴速与输液时间计算　在输液过程中，点滴系数是指每毫升溶液的滴数。目前常用的输液器点滴系数有20、15、10三种型号。输液滴数和输液时间可按下列公式计算。

(1) 已知液体总量与计划需输液时间，计算每分钟液体滴数。

每分钟滴数 = 液体总量 × 点滴系数/输液时间(分钟)

例如：病人需输入1500 ml液体，计划10小时输完、所用输液器的点滴系数为20，计算每分钟液体滴数。

每分钟滴速 = 1500 × 20/10 × 60 = 50 滴/分钟

(2) 已知每分钟滴速与液体总量，计算输液时间。

输液时间(小时)=输液总量(ml)×点滴系数/每分钟滴数×60分钟

例如:病人需输入1500 ml液体,每分钟滴速为50滴,输液器点滴系数为15,计算输液时间。

输液时间(小时)=1500×15/50×60=7.5(小时)

2. 输液故障及处理

(1)溶液不滴:①针头滑出血管外,局部有肿胀、疼痛,应另选血管重新穿刺。②针头斜面紧贴血管壁,可调整针头位置或适当变换肢体位置,直到滴注通畅为止。③针头阻塞,应更换针头重新穿刺。④压力过低,可抬高输液瓶位置。⑤静脉痉挛所致,用热水袋或热毛巾热敷注射部位上端血管,可以缓解静脉痉挛。

(2)滴管内液面过高:从输液架上取下输液瓶,倾斜液面,使插入瓶内的针头露于液面上,待溶液缓缓流下,直至滴管露出液面,再将瓶挂于输液架上,继续进行滴注。

(3)滴管内液面过低:折叠滴管下端输液管,同时挤压塑料滴管,迫使液体流入滴管,直至液面升高至滴管1/2处。

(4)滴管内液面自行下降:检查滴管各接头部位是否松动,上端输液管和滴管内有无漏气或裂隙,必要时更换输液器

【操作程序】

(一)用物准备

备齐用物,按医院感染控制要求合理放于治疗车上、下层。注意生活垃圾桶和医用垃圾桶的区分,携带锐器盒。

(二)药物准备

1. 核对检查　①根据医嘱单,核对药液瓶签(药名、浓度、剂量和时间)。②检查药液质量,药液是否在有效期内,瓶盖有无松动,瓶身有无裂痕,将输液瓶上下摇动2次,对光检查药液有无浑浊、沉淀及絮状物等。③检查输液器具,核查输液器、注射器是否在有效期内,检查外包装是否有破损。

2. 输液卡填制　①根据医嘱单填写输液卡及瓶签。②将填写好的输液瓶签倒贴于输液瓶上,切勿覆盖输液瓶原有标签。

3. 配置药液　①开启液体瓶盖中心部分,常规消毒瓶盖。②按医嘱加入药物。应根据病情和治疗原则,合理分配用药,安排液体输入顺序,并注意药物之间的配伍禁忌。

4. 连接输液器具　①检查输液器后取出,将输液导管和通气管的针头同时插入输液瓶塞至针头根部。②关闭输液导管上的输液滴速调节器。

(三)病人准备

清楚输液目的、过程以及需要注意的问题,取得病人和(或)家属的知情同意;协助病人排便排尿,取舒适卧位。

(四)护士准备

仪表端庄、衣帽整齐,操作前洗手、戴口罩。

(五)操作步骤

操作步骤与方法(见表16－1)

表16－1　密闭式静脉输液法(头皮针)

操作步骤	操作方法
核对解释	携用物到病人床边,核对床号(住院号)、姓名,手腕带,向病人解释,并协助取舒适卧位
挂瓶排气	输液瓶倒挂于输液架上,输液架高度适中,使输液装置内压力超过静脉压 手待穿刺针的针柄,倒置茂菲滴管,打开调节器,当药液平面至茂菲滴管1/3～1/2时,迅速倒转滴管,使药液下流,直至液体充满导管和针头内。关闭调节器,待用,注意保持输液装置无菌
选择部位	协助病人取舒适卧位,根据病情、药物性质和病人的合作情况挑选静脉。宜选择粗、直、弹性好,避开关节处静脉,注意保护和合理使用静脉,从远端小静脉开始穿刺
扎带消毒	将小枕垫入待输液的肢体下,在穿刺上方6cm处扎止血带,常规消毒穿刺部位皮肤,备胶布,再次核对药液 嘱病人握拳,使静脉充盈便于穿刺
静脉穿刺	再次排气,排液滴于弯盘中,确认穿刺前输液导管内无气泡 取下护针帽,按静脉注射法穿刺,见回血后再将针头平行送入血管少许,针头斜面应全部进入血管内
三松固定	一手固定针柄,另一手松开止血带,嘱病人松拳,打开调节器 待药液滴入顺畅后,用输液敷贴固定针头(见图16－1),遮盖穿刺部位,以防感染
调节滴速	根据病人年龄、病情及药液的性质调节输液滴数,一般成人40滴/分～60滴/分,儿童20滴/分～40滴/分(见图16－2)
核对整理	再次查对药液,安置病人于舒适卧位
洗手记录	用物分类处理,洗手、记录
巡视观察	观察有无输液故障及输液反应
更换液体	需更换液体时,常规消毒瓶塞,先将第一瓶的通气管拔出,插入第二瓶液体内,再将第一瓶中输液管拔出,再插入第二瓶液体内,待输液畅通并确认输液管内无气泡后,方可离开

续表 16 - 1

操作步骤	操作方法
拔针整理	输液毕,关闭输液器,轻揭无沙布的输液敷贴,左手拇指轻压穿刺点上方有纱布的输液敷贴,右手反折头皮针软管快速拔针,针眼上方局部按压1分钟 ~2 分钟(至无出血为止) 帮助病人适当活动输液肢体,并协助取舒适卧位
洗手记录	在污物处置室按院感要求处理用物、规范洗手、记录

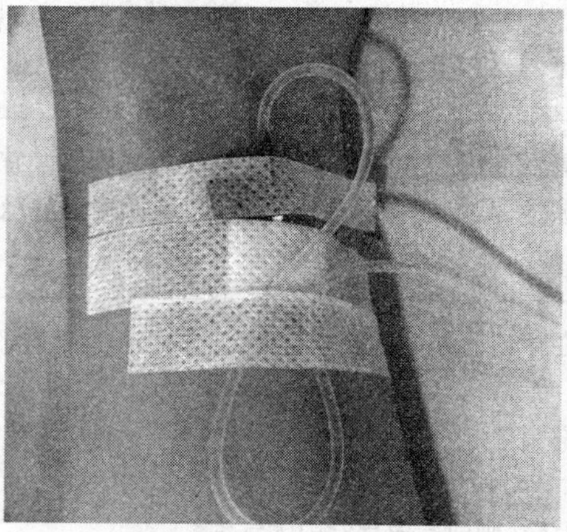

图 16 - 1　头皮针固定法

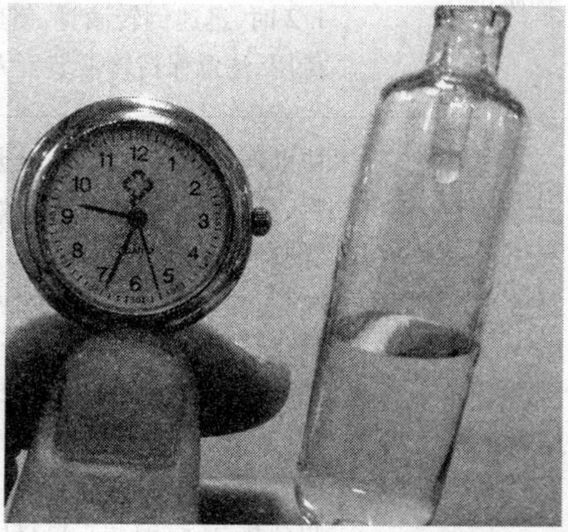

图 16 - 2　输液滴速调节

【注意事项】

1. 严格遵守查对制度及无菌操作原则。
2. 确保输液管道内无气泡,合理控制输液滴速。
3. 加压输液时,应有专人看护以防空气输入导致空气栓塞。
4. 输入刺激性药物或某些特殊药物,如抗生素,需先输入生理盐水。
5. 输液期间注意观察,预防与处理输液反应。

任务评价

1. 评价表　见密闭式周围静脉输液法(头皮针)考核评分标准
2. 思考题

(1)一病人进行静脉输液,发现溶液不滴,请你考虑可能是哪些问题?如何处理?

(2)静脉输液滴数如何调节?应考虑什么?

(3)严重脱水的病人在静脉输液时应遵守哪些原则?

密闭式周围静脉输液法(头皮针)考核评分标准

班级:________　学号:________　学生姓名:　　　　　得分:________

项目总分	考核内容	分值	评分标准	扣分
评估(10分)	1.核对床号、姓名、手腕带	3	错或未做全扣	
	2.了解病情	2	错或少一项扣1分	
	3.告知相关事宜	2	错或未做全扣	
	4.心理、合作程度,环境对病人的影响	3	错或未做全扣	
操作前准备(10分)	1.仪表端庄,衣帽整齐	3	一项不齐扣除1分	
	2.操作前剪指甲、洗手、戴口罩	3	按实际情况给分	
	3.用物备齐,放置有序合理	4	少一项扣1分	
操作过程(60)	1.将用物携到病人床旁,核对床号、姓名、手腕带	4	少一项扣2分	
	2.向病人解释,嘱病人排尿	4	少一项扣2分	
	3.核对治疗单(大小治疗单)取药液用纱布擦拭瓶上灰尘,核对药液瓶签、检查药液质量、贴小治疗单于药瓶上	6	少或错一项扣1分	
	4.打开铝盖中心,套瓶套	2	少一项扣1分	
	5.消毒瓶塞,检查输液器质量,插入输液器	6	错或少一项扣2分	
	6.挂输液瓶,排空气,关闭调节器	6	错或少一项扣2分	
	7.再次查对,备胶布于治疗盘边	2	少一项扣2分	
	8.选择静脉,扎止血带(不拍打肢体)	2	错或少一项扣2分	
	9.消毒皮肤,嘱病人握拳,让病人不紧张	3	少一项全扣	
	10.再次排气,绷紧皮肤穿刺	6	少或错全扣	
	11.见回血后再进针少许,松止血带,松拳,松调节器	8	错或少一项扣1分	
	12.点滴通畅后,胶布固定,调速(口述),再查对	6	错或少一项扣2分	
	13.在临时医嘱单、输液小卡上签名、并记录时间	3	错或少一项扣2分	
	14.整理病人及床单元,整理用物	2	错或少一项扣2分	

续表

项目总分	考核内容	分值	评分标准	扣分
评价 (20分)	1. 无菌观念强 2. 排空气手法正确,不污染针梗 3. 排气一次成功,不浪费药液 4. 不拍打血管,穿刺一次成功 5. 扎止血带位置、方法正确 6. 消毒范围、方法正确 7. 能与病人进行有效沟通 8. 操作中动作轻稳 9. 操作熟练,爱护病人 10. 时间为10分钟	2 2 2 4 2 2 2 1 2 1	违反或污染一次扣2分 一项不合格扣1分 多排一次扣1分 退针一次扣2分,穿刺失败一次扣4分 一项不合格扣1分 一项不合格扣1分 按完成情况给分 按完成情况给分 按完成情况给分 超过1分钟扣1分	
总分 (100分)		100		

子任务二 静脉输液(留置针)

【情景】

万洪林,男性,60岁,退休工人,今晨起床后发现口齿不清、左上肢麻木,即刻来院门诊,经头颅核磁共振(MRI)检查,诊断:右基底节脑血栓形成,收住神经内科。既往未发现高血压病史。查体:T36℃,P80次/分,R20次/分,BP148/98mmHg,意识清,瞳孔等大等圆,对光反射灵敏。入院后第二天,病人主诉剧烈头痛,呕吐一次呈喷射状,查:视神经盘水肿。医嘱如下:

长期医嘱单

姓名:万洪林　　病室:神经内科　　床号:2　　住院号:201400416

开始		医嘱内容	医师签名	护士签名	停止		医师签名	护士签名
日期	时间				日期	时间		
2014-4-20	8am	20%甘露醇125ml iv gtt　bid	刘文熠					

护士方梅执行医嘱,须为病人进行静脉输液(留置针)。

【任务目标】

1. 说明静脉留置针输液目的、评估内容,独立完成其环境、用物和病人准备。

2. 熟练进行静脉留置针输液的观察与护理。

3. 理解和说明静脉输液留置针的使用方法。

【任务评估】

1. 操作目的　保护静脉,减少因反复穿刺造成的痛苦和血管损伤。

2. 病人评估　年龄、心肺功能、局部皮肤、血管状况、心理状态、合作程度,对静脉输液及留置针的认知

3. 药物评估　医嘱、药物性质和量

4. 环境评估　安静、整洁、光线充足。

【任务演练准备】

1. 物品准备　治疗盘一套,另加小垫枕、止血带、无菌纱布、胶带、一次性输液器、加药用注射器和针头、输液架、药液(按医嘱准备)、输液卡,型号合适的静脉留置针 1 套及无菌透明敷贴(规格 6cm×7cm)。封管需另备 5ml ~ 10ml 注射器 1 付,12500U 肝素钠 1 支及生理盐水 250ml,或 10ml 生理盐水 1 支,另备胶布 1 条 ~ 2 条。

2. 场地准备　护理实训室,分 26 个演练小组,26 张模拟病床及模拟静脉输液手臂。环境整洁安静,光线充足。

【相关理论知识】

(一)静脉留置针概述

静脉留置针作为头皮钢针的换代产品,其应用是目前静脉输液发展的必然趋势。留置针的外套管(导管)使用光滑柔软的聚氨酯或硅胶材质,生物相容性高,在血管内呈漂浮状态,对血管壁刺激性小,不易发生血栓性静脉炎,且输液时肢体活动不受明显影响,可减少液体外渗和静脉穿刺次数。由于持续保留静脉通道的通畅,非常有利于抢救和治疗,使静脉输液更加方便,减轻了护士的工作量。因此,临床广泛用于输液时间长、输液量较多的病人以及老人、儿童、躁动不安的病人、输全血或血液制品的病人,需做糖耐量试验以及连续多次采集血标本等病人。

1. 静脉留置针的结构　静脉留置针又称静脉套管针,有密闭式(图 16-3)和开放式(图 16-4)两种类型。其基本结构为金属的不锈钢针芯、软的外套管及塑料针座 3 部分。密闭式留置针尚有延长管、肝素帽、针翼等结构。穿刺时利用锐利的针芯将外套管一起刺入血管中,并将外

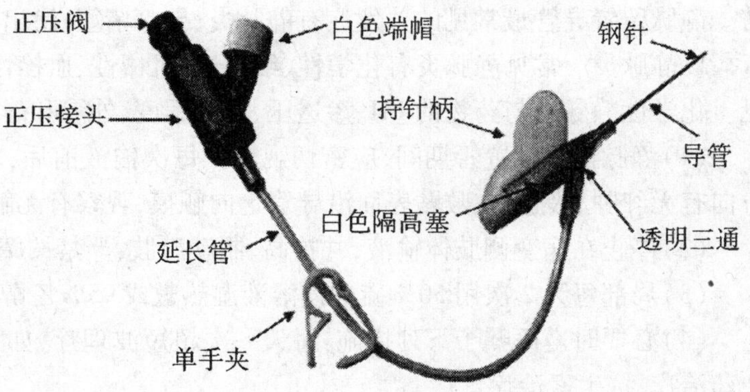

图 16-3 密闭式留置针

套管完全送入血管后,撤出针芯,仅将柔软的外套管留在血管中进行输液。某些静脉留置针也可用于动脉置管。

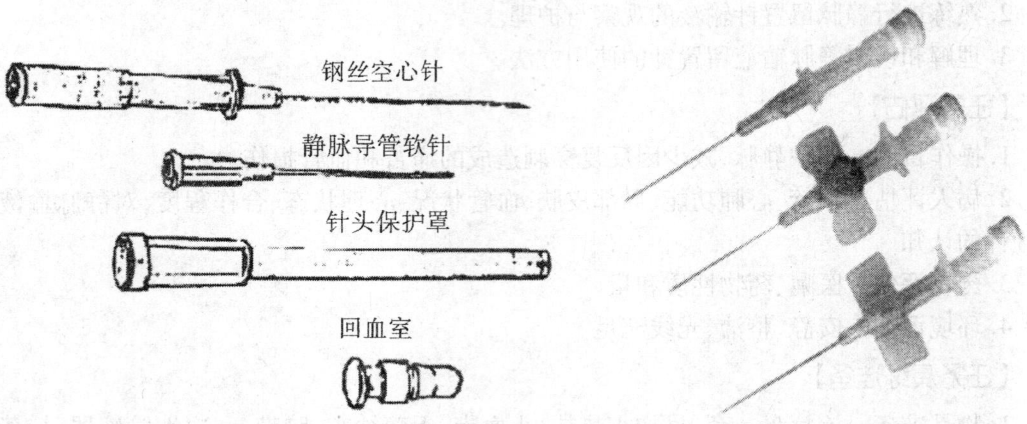

图 16-4　开放式留置针

2. 静脉留置针的规格及其临床应用　静脉留置针由细到粗有 24G、22G、20G、18G 四种规格(见表 16-2)。临床常根据输液速度、病人年龄、静脉条件等选择留置针。在不影响输液速度的前提下,宜选用细而短的留置针,以减小对静脉壁的刺激。

表 16-2　静脉留置针的规格及其临床用途

国际型号	国内型号	临床用途	针座颜色
24G	5 #	细小且脆的静脉,小儿常规输液	黄色
22G	7 #	小且脆的静脉,儿童常规输液,成人输液	蓝色
20G	9 #	常规输血,常规手术,成人常规输液	粉红色
18G	12 #	常规输血,常规手术,大剂量输液,快速输液	绿色

(二)静脉留置针常见的并发症及护理

静脉留置针虽然在较大程度上减轻了病人痛苦,也减少了护理人员工作量。但是,护理人员必须正确实施置管操作,加强护理,避免护理不当所致并发症给病人带来的不必要痛苦。静脉留置导管最常见的并发症有静脉炎、导管堵塞、渗出与组织坏死。

1. 静脉炎　常见静脉炎有化学性、细菌性、机械性、血栓性和拔针后静脉炎,前 2 类最常见。化学性静脉炎与药物的 PH、渗透压、稀释程度、外渗和静脉内血流量有关。

(1)静脉留置针置管期间,应密切观察。每次输液前后,均应检查穿刺部位及静脉走行方向有无红肿、热感,在敷贴表面沿导管走向触摸,观察有无触痛等异常,必要时拔管。

(2)停止在病变侧肢体输液,并抬高、制动患肢,严禁按摩患处。

(3)局部每天 2 次用 50% 硫酸镁溶液湿热敷或 95% 乙醇湿敷。

(4)必要时遵医嘱予下列措施:每天一次超短波理疗,如意金黄散兑清茶水局部外敷等中药治疗,抗生素治疗。

2. 导管堵塞　导管堵塞后表现为溶液不滴或滴速过慢,只能拔除留置针,严禁以注射器用力推注，以免将导管内凝固的血栓推进血管，造成肺栓塞等严重后果。

3. 渗出、组织坏死　轻者局部肿胀、疼痛，重者局部组织坏死。应拔除导管，更换部位重新置管，肿胀局部用硫酸镁湿热敷。

另外，静脉留置导管还可能引起皮下血肿、导管脱出、静脉血栓形成和导管相关感染等不良后果，只要护理人员严格遵守操作规程，病人密切配合，定能在最大程度上减轻这些并发症对病人的损害，增进健康。

(三)健康教育

护理人员在完成封管后，必须根据病人的年龄、个性、家庭环境、文化程度等，给予有针对性的健康宣教。

1. 密切观察置管局部情况　若发现红、肿、热、痛或导管滑出甚至脱落等异常情况，应联系护士及时处理。

2. 保持穿刺部位清洁干燥　留有静脉留置针的肢体避免被水沾湿，如需要洗脸或洗澡时用塑料纸将局部严密包裹，若不慎沾湿、出汗太多或透明敷贴卷边、松脱应及时告知护理人员处理。

3. 防止回血堵塞导管　留置肢体尽量避免用力活动、提取重物和长时间下垂，穿刺部位上方衣物(如袖口)避免太紧，睡眠时不要压迫穿刺血管，以免造成留置血管内压力增高。

4. 防止意外拔管　患儿封管后必须告知家长看护好孩子，意识不清等不合作病人，可酌情约束另一上肢，以免自行拔管。更衣时注意不要将导管勾出或拔出，置管侧衣袖应先穿、后脱。

【操作程序】

(一)用物准备

备齐用物，按医院感染控制要求合理放于治疗车上、下层。注意生活垃圾桶和医用垃圾桶的区分，携带锐器盒。

(二)药物准备

同密闭式周围静脉输液(头皮针)

(三)病人准备

清楚静脉留置输液目的、重要性、可能出现的并发症、注意事项，取得病人和(或)家属的知情同意；协助病人排便排尿，取舒适卧位。

(四)护士准备

仪表端庄、衣帽整齐，操作前洗手、戴口罩。

(五)操作步骤

操作步骤与方法(见表16-3)。

表 16-3 静脉输液法(留置针)

操作步骤	操作方法
核对解释	携用物到病人床边,核对床号(住院号)、姓名,手腕带,向病人解释,并协助取舒适卧位
连接排气	再次查对药液无误后将输液瓶挂于输液架上,排尽头皮针内空气,挂妥;戴无菌手套,取出静脉留置针,将头皮针直接插入留置针的肝素帽内,排尽套管针内空气,关闭调节器
选择静脉	选择穿刺静脉,避开关节处静脉和静脉瓣,以便置管
扎带消毒	于穿刺部位下铺治疗巾,在穿刺点上方 10 cm 处扎止血带(扎止血带时间不宜超过 2 分钟),常规消毒穿刺部位皮肤,直径 8 cm(大于所用透明敷贴面积);打开透明敷贴外包装,并在其中一条纸质胶布上注明置管日期和时间,再次消毒
静脉穿刺	除去护针帽,转动松解针芯和外套管,再次排气嘱病人握拳,左手绷紧皮肤,右手持针翼(蝶形针翼夹住两翼),一般于静脉上方进针,针头与皮肤呈 15°~30°缓缓地直刺静脉,见回血后以 5°~10°推进 0.2 cm 左右。一手固定留置针,一手退出针芯约 0.5 cm 后固定针芯,将外套管全部送入静脉,松止血带,打开调节器,嘱病人松拳
妥善固定	左手固定针座,右手撤出针芯,确认输液通畅,以穿刺点为中心用透明敷贴密闭式固定留置针,以写有留置时间的胶布 U 形固定留置针延长管,使肝素帽高于外套管头端,且与血管平行,透明敷贴要将隔离塞完全覆盖,Y 型接口朝外(图 16-5)
调节滴速	脱手套,调节滴速,再次查对无误,在输液巡视卡上记录时间、滴速并签名
整理宣教	协助病人取舒适卧位,整理床单位,告知病人及家属注意事项
处理用物	推治疗车回污物处置室,按院感要求处理用物、洗手、记录
加强巡视	观察有无局部和全身的异常表现
正压封管	确认病人输液完毕后实施封管。关闭调节器取下胶布,将头皮针拔出少许至只留针尖斜面在肝素帽内,将头皮针与输液器分离,连接抽有 5 ml 肝素钠封管液的注射器,先以脉冲方式推注 4 ml 左右封管液,再以一手稳妥固定肝素帽,边拔头皮针边快速推注封管液,使推药速度大于拔针速度(正压封管)(见图 16-6)。用夹子夹闭留置针硅胶管近针头端
洗手记录	再妥善固定头皮针,取出止血带和治疗巾用物分类处置,洗手、记录
再次输液	核对无误,常规消毒肝素帽,松开夹子,将抽有生理盐水的注射器连接输液头皮针,刺入肝素帽内,抽到回血后推注 5ml 生理盐水,分离注射器,将头皮针与输液器紧密衔接进行输液,也可直接将输液头皮针插入肝素帽内再次输液
停液拔管	核对,小心揭开胶布和无菌透明敷贴,常规消毒皮肤和穿刺点,关闭调节器,置无菌输液贴于穿刺点上,轻压穿刺点,迅速拔出套管针,重按 2 个进针点至无出血(按压时间长于一般头皮针)
洗手记录	在污物处置室按院感要求处理用物、规范洗手、记录

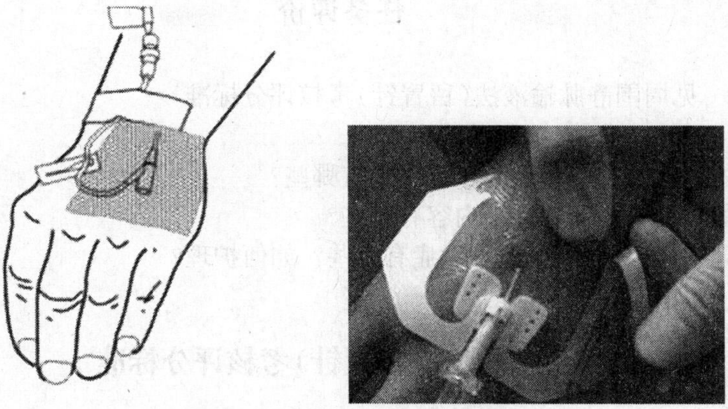

图 16－5　静脉留置针固定法

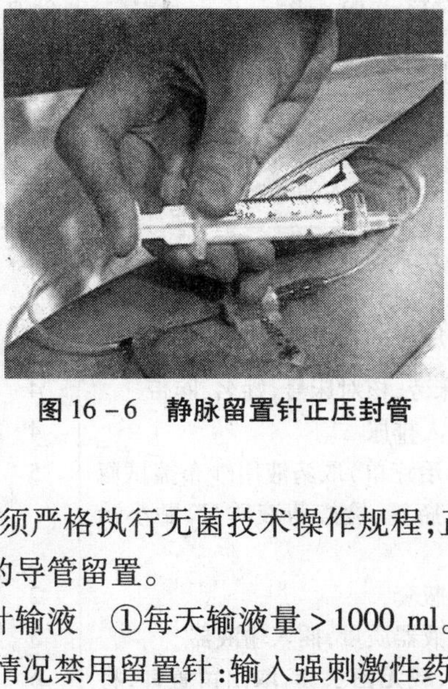

图 16－6　静脉留置针正压封管

【注意事项】

1. 使用静脉留置针时，必须严格执行无菌技术操作规程；正确选择留置针，能满足输液治疗的情况下，用最短、最细的导管留置。

2. 下列情况宜首选留置针输液　①每天输液量＞1000 ml。②输液时间＞6 小时。③输液疗程在 2 天～14 天。下列情况禁用留置针：输入强刺激性药物、胃肠外营养液、pH 值低于 5 或高于 9 的液体或药物，以及渗透压大于 600 mOsm/L 的液体。

3. 再次输液前先试抽回血，再用无菌的生理盐水冲洗导管。如无回血且冲洗有阻力，应考虑导管堵塞，应拔出静脉留置针，禁止用力推注以"冲通"留置针。

4. 外周静脉留置针一般可保留 3 天～4 天（72 小时～96 小时），最长不超过 7 天，留置期间密切观察穿刺局部情况和生命体征变化，如有异常及时拔管并予相应处。

5. 封管用稀释肝素液的配制方法：肝素钠 12500 U/支，一般稀释成 10 U～100 U/ml，临床最常用 50 U/ml，即 12500 U 肝素钠稀释于 250ml 生理盐水中，每次用量 3ml～5ml。对于血小板减少症、血友病和肝肾功能不全等不宜使用肝素的病人可使用 5ml～10ml 生理盐水封管。

任务评价

1. 评价表　见周围静脉输液法(留置针)考核评分标准
2. 思考题
(1)静脉留置输液操作要点和注意事项有哪些?
(2)静脉留置期间的健康宣教内容有哪些?
(3)若护理不当,最易发生的并发症有哪些?如何护理?

静脉输液法(留置针)考核评分标准

班级:________　学号:________　学生姓名:________　得分:________

项目总分	考核内容	分值	评分标准	扣分
评估(10分)	1. 核对床号、姓名、手腕带	3	错或未做全扣	
	2. 了解病情	2	错或少一项扣1分	
	3. 告知相关事宜	2	错或未做全扣	
	4. 心理、合作程度,环境对病人的影响	3	错或未做全扣	
操作前准备(10分)	1. 仪表端庄,衣帽整齐	3	一项不齐扣除1分	
	2. 操作前剪指甲、洗手、戴口罩	3	按实际情况给分	
	3. 用物备齐,放置有序合理	4	少一项扣1分	
操作过程(60)	1. 将用物携到病人床旁,核对床号、姓名、腕带	4	少一项扣2分	
	2. 向病人解释,嘱病人排尿	4	少一项扣2分	
	3. 核对治疗单(大小治疗单)取药液用纱布擦拭瓶上灰尘,核对药液瓶签、检查药液质量、贴小治疗单于药瓶上	5	少或错一项扣1分	
	4. 打开铝盖中心,套瓶套,	2	少一项扣1分	
	5. 消毒瓶塞,检查输液器质量,插入输液器	5	错或少一项扣2分	
	6. 挂输液瓶,排空气,载无菌手套,取出留置针,将头皮针插入留置针肝素帽内,排尽套管针内空气,关闭调节器	6	错或少一项扣2分	
	7. 再次查对,打开透明敷贴外包装,注明置管日期和时间,备胶布于治疗盘边	2	少一项全扣	
	8. 选择静脉,扎止血带(不拍打肢体)	2	少或错全扣	
	9. 消毒皮肤,嘱病人握拳,让病人不紧张	3	错或少一项扣1分	
	10. 再次排气,绷紧皮肤穿刺	6	进针角度、深度错,扣3分	
	11. 见回血后再进针少许,松止血带,松拳,松调节器	5	错或少一项扣2分	
	12. 点滴通畅后,胶布固定,调速(口述),再查对	6	错或少一项扣2分	
	13. 记录在临时医嘱单、输液小卡上签名、并记录时间	3	错或少一项扣2分	
	14. 整理病人及床单元,整理用物	2	错或少一项扣2分	
	15. 输液完毕后正压封管	5	按实际情况给分	

续表

项目总分	考　核　内　容	分值	评分标准	扣分
评价 (20 分)	1. 无菌观念强 2. 排空气手法正确,不污染针梗 3. 排气一次成功,不浪费药液 4. 不拍打血管,穿刺一次成功 5. 扎止血带位置、方法正确 6. 消毒范围、方法正确 7. 能与病人进行有效沟通 8. 操作中动作轻稳 9. 操作熟练,爱护病人 10. 时间为 10 分钟	2 2 2 4 2 2 2 1 2 1	违反或污染一次扣 2 分 一项不合格扣 1 分 多排一次扣 1 分 退针一次扣 2 分 穿刺失败一次扣 4 分 一项不合格扣 1 分 一项不合格扣 1 分 按完成情况给分 按完成情况给分 按完成情况给分 超过 1 分钟扣 1 分	
总分 (100 分)		100		

子任务三　小儿头皮静脉输液

【情景】

汤小丽,女,4 岁,由于饮食不当出现恶心、呕吐、腹泻。诊断为:急性肠炎。医嘱如下:

临时医嘱单

姓名:汤小丽　　病室:儿科　　床号:6　　住院号:201400516

开始		医嘱内容	医师签名	执行时间	护士签名
日期	时间				
2014 - 5 - 16	9am	0.9% 氯化钠 100ml + 利复星 0.5g, iv gtt st	张力骏		

护士林颖执行医嘱,须为患儿进行头皮静脉输液。

【任务目标】

1. 说出小儿头皮静脉输液评估内容,独立完成其环境、用物和病人准备。
2. 能正确判断和区分小儿头皮静脉和动脉,说出误入头皮动脉的表现。
3. 能模仿完成小儿头皮静脉输液的操作,操作中严格执行无菌技术规范和查对制度。

【任务评估】

1. 病人评估　年龄、心肺功能、局部皮肤、血管状况、心理状态、合作程度，对静脉输液的认知。

2. 药物评估　医嘱、药物性质和量。

3. 环境评估　安静、整洁、光线充足。

【任务演练准备】

1. 物品准备　同密闭式周围静脉输液，另备注射器、无菌生理盐水、剃刀、纱布、小儿头皮针1～2个。

2. 场地准备　护理实训室，分26个演练小组，26张模拟病床及小儿头皮输液模型。环境整洁安静，光线充足。

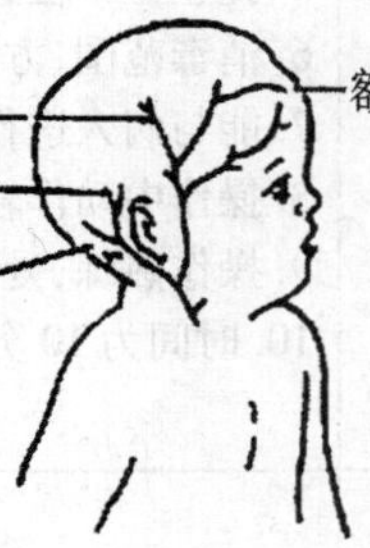

图16－7　小儿头皮静脉分布

【相关理论知识】

小儿头皮静脉与动脉的辨别

小儿头皮静脉非常丰富，具有分叉极多、互相沟通交错成网、浅表不易滑动的特点。进行头皮静脉输液既不影响患儿保暖，又不影响肢体活动。临床常选择颞浅静脉、额静脉、耳后静脉、枕静脉（见图16－7）。穿刺时，应注意对头皮动、静脉进行辨别（见表16－4）

表16－4　小儿头皮静脉与动脉的辨别

鉴别项目	头皮静脉	头皮动脉
外观	浅蓝色	正常肤色或浅红色
搏动	无	有
管壁	薄、易被压瘪	厚、不易被压瘪
活动度	不易滑动	易滑动
血流方向	向心	离心

【操作程序】

（一）用物准备

备齐用物，按医院感染控制要求合理放于治疗车上、下层。注意生活垃圾桶和医用垃圾桶的区分，携带锐器盒。

（二）输液药物准备

同密闭式周围静脉输液（头皮针）

（三）病人准备

同密闭式周围静脉输液（头皮针），另根据需要剃去局部头发。

（四）护士准备

仪表端庄、衣帽整齐，操作前洗手、戴口罩。

（五）操作步骤

操作步骤与方法（见表16－5）

表16－5　小儿头皮静脉输液法

操作步骤	操作方法
核对解释	携用物到病人床边，核对床号、姓名、手腕带，向患儿或家属解释，并协助取舒适卧位
挂瓶排气	再次查对药液无误后将输液瓶挂于输液架上，排尽头皮针内空气，挂妥
选择静脉	操作者在患儿头侧选样较粗、直的头皮静脉
消毒穿刺	用70%乙醇消毒局部皮肤，待干 取5 ml注射器抽取适量生理盐水，接上头皮针头，用左手拇指、食指分别固定静脉两端，右手持头皮针沿静脉向心方向平行进针，见回血后，推入少量生理盐水，以确定针头是否在血管内
固定调速	确定针头在血管内后分离注射器，连接输液器，待液体滴入通畅后固定针头，根据病情和年龄调节输液速度，一般每分钟不超过20滴
整理巡视	整理床单位，清理用物，告知家属注意事项，加强巡视

【注意事项】

1. 危重患儿操作过程中，应密切观察病情变化，如呼吸和脸色，切不可只集中注意寻找静脉穿刺而忽略了病情变化。

2. 长期输液的患儿应经常更换体位，以防发生坠积性肺炎和压疮。

3. 其余同密闭式输液法。

任务评价

1. 评价表　见小儿头皮静脉输液考核评分标准

2. 思考题　如何区分小儿头皮静脉与动脉？误入头皮动脉有何表现？

小儿头皮静脉输液操作评分标准

班级:＿＿＿＿＿　学号:＿＿＿＿＿　学生姓名:＿＿＿＿＿　得分:＿＿＿＿＿

项目总分	考核内容	分值	评分标准	扣分
评估(10分)	1. 核对床号、姓名、手腕带	3	错或未做全扣	
	2. 了解病情	2	错或少一项扣1分	
	3. 告知相关事宜	2	错或未做全扣	
	4. 心理、合作程度,环境对病人的影响	3	错或未做全扣	
操作前准备(10分)	1. 仪表端庄,衣帽整齐	3	一项不齐扣除1分	
	2. 操作前剪指甲、洗手、戴口罩	3	按实际情况给分	
	3. 用物备齐,放置有序合理	4	少一项扣1分	
操作过程(60)	1. 将用物携到病人床旁,核对床号、姓名、腕带	4	少一项扣2分	
	2. 向患儿或家属解释,嘱排尿	4	少一项扣2分	
	3. 核对治疗单,取药液用纱布擦拭瓶上灰尘,核对药液瓶签、检查药液质量、贴小治疗单于药瓶上	6	少或错一项扣1分	
	4. 打开铝盖中心,套瓶套	2	少一项扣1分	
	5. 消毒瓶塞,检查输液器质量,插入输液器	6	错或少一项扣2分	
	6. 挂输液瓶,排空气,关闭调节器	6	错或少一项扣2分	
	7. 再次查对,备胶布于治疗盘边	3	错或少一项扣2分	
	8. 选择静脉操作者在患儿头侧选样较粗、直的头皮静脉	2	少一项全扣	
	9. 用70%乙醇消毒局部皮肤,待干	6	少或错全扣	
	10. 取5ml注射器抽取适量生理盐水,接上头皮针头,用左手拇指、食指分别固定静脉两端,右手持头皮针沿静脉向心方向平行进针,见回血后,推入少量生理盐水,以确定针头是否在血管内	8	错或少一项扣2分	
	11. 点滴通畅后,胶布固定,调速(口述),再次查对	6	错或少一项扣2分	
	12. 在临时医嘱单、输液卡上签名、并记录时间	4	错或少一项扣2分	
	13. 整理病人及床单元,整理用物	3	错或少一项扣2分	

续表

项目总分	考 核 内 容	分值	评 分 标 准	扣分
评价 (20 分)	1. 无菌观念强	2	违反或污染一次扣 2 分	
	2. 排空气手法正确,不污染针梗	2	一项不合格扣 1 分	
	3. 排气一次成功,不浪费药液	2	多排一次扣 1 分	
	4. 不拍打血管,穿刺一次成功	4	退针一次扣 2 分, 穿刺失败一次扣 4 分	
	5. 扎止血带位置、方法正确	2	一项不合格扣 1 分	
	6. 消毒范围、方法正确	2	一项不合格扣 1 分	
	7. 能与病人进行有效沟通	2	按完成情况给分	
	8. 操作中动作轻稳	1	按完成情况给分	
	9. 操作熟练,爱护病人	2	按完成情况给分	
	10. 时间为 10 分钟	1	超过 1 分钟扣 1 分	
总分 (100 分)		100		

子任务四 输液反应与护理

【情景】

杨根生,男,68 岁。因慢性支气管炎急性发作住院,今日静脉输液过程中出现了胸闷、呼吸困难、咳嗽、咳粉红色泡沫痰。护士发现后立即判断病人出现了输液反应:急性肺水肿。同时迅速采取了护理措施进行护理。

【任务目标】

学会观察输液反应,概述防治措施。

【任务评估】

1. 病人评估 年龄、病情、心肺功能、心理状态、对静脉输液反应的认知。

2. 输液反应的原因及症状评估。

【任务演练准备】

1. 案例准备

(1)案例一:李韵升,男,34 岁,在输液过程中诉全身发冷、寒战、头痛,查体:体温 39.5℃,脉搏 110 次/min,呼吸 24 次/min。问:病人出现了什么反应?原因是什么?如何防治?

(2)案例二:马勋英,女,50 岁,在静脉输液过程中突感胸部异常不适,胸骨后疼痛,呼吸困难，严重发绀，有濒死感。听诊心前区闻及响亮、持续的水泡声。问：病人出现了什么反应？原因是什么？如何防治？

(3)案例三：胡俊闵，女，25岁，支原体肺炎病人入院。予以红霉素静脉滴注。用药3d后，注射部位沿静脉走向出现条索状红线，伴红、肿、热、痛等症状。问：病人出现了什么反应？原因是什么？如何防治？

2. 场地准备　护理实训室，分26个演练小组，26张模拟病床及模拟病人。环境整洁、安静，光线充足。

【相关理论知识】

输液反应的原因、临床表现及预防

1. 发热反应

(1)原因：输入致热物质引起。多由于输液瓶清洁灭菌不完善或又被污染，输入的溶液或药物制品不纯，消毒保存不良，输液器消毒不严或被污染，输液过程中未能严格执行无菌操作等所致。

(2)临床表现：发冷、寒战，发热38℃。重者高热伴头痛、恶心、呕吐等。

(3)预防：严格检查药液质量、输液用具的包装及灭菌有效期等，严格无菌技术操作，防止致热物质进入体内。

2. 急性肺水肿（循环负荷过重）

(1)原因：输液速度过快，循环血容量急剧增加，心脏负荷过重；病人心肺功能不良。

(2)临床表现：①突发呼吸困难，咳嗽、咳泡沫痰（粉红色，亦可白色）。②听诊。肺部湿啰音，心率快且节律不齐。

(3)预防：严控输液速度与量，尤其是老人、小儿、心肺功能不良者。

3. 静脉炎

(1)原因：高浓度或强刺激药物的长时间输注；局部静脉壁发生化学炎症反应；无菌操作不严引起感染。

(2)临床表现：沿静脉走行出现条索状红线，局部组织红、肿、热、痛，可伴畏寒、发热等。

(3)预防：严格无菌操作；刺激性药物稀释后缓慢输注；防止药液外溢；有计划更换输液部位；使用静脉留置针选择无刺激或刺激小的导管，留置时间不宜过长。

4. 空气栓塞

(1)原因：空气进入静脉，输液管未排尽空气，液体走空未及时添加；导管连接漏气；加压输液、输血时液体走空。空气进入静脉，可随血流先进入右心房，再进入右心室。如空气量少，可随心脏收缩被压入肺动脉，分散到肺小动脉内，经毛细血管吸收，损害较小；如输入空气量大，则空气在右心室内阻塞肺动脉入口（见图16－8），血液不能进入肺内进行气体交换，引起机体严重缺氧。

(2)临床表现：病人突感胸部异常不适，胸骨后疼痛，呼吸困难，严重发绀，有濒死感。听诊心前区闻及响亮、持续的水泡声。心电图示心肌缺血和急性肺心病表现。

(3)预防：排尽输液管空气，液体输完及时添加或拔针。确保输液器质量；加压输液时，专人守护。

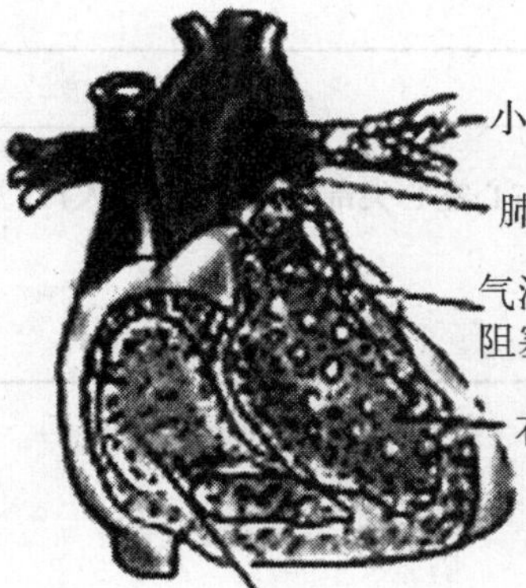

图 16－8　空气在右心室阻塞肺动脉口

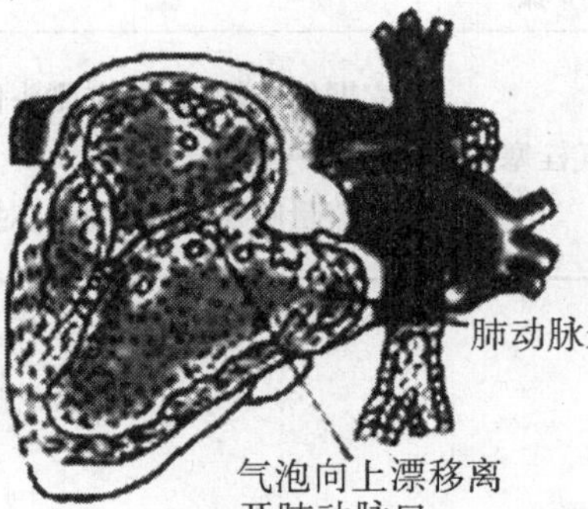

图 16－9　左侧头低足高卧位使气泡避开肺动脉口

【操作程序】

操作步骤与方法(见表 16－6)

表 16－6　输液反应的护理

操作步骤	操作方法
输液巡视	病人输液过程中,每隔 15 分钟～30 分钟巡视一次,观察病人情况
症状判断	根据病人出现的症状体征,判断病人是否发生输液反应
迅速处理	根据所判断出的输液反应类型,采取相应措施处理
◆发热反应	减慢滴速或停止输液,观察体温,通知医生处理 重者停止输液,送检残液和输液器 对症处理,物理降温、抗过敏治疗
◆急性肺水肿 (循环负荷过重)	立即停止输液,通知医生紧急处理 端坐位、双腿下垂,以减少静脉回流量 高流量、20%～30%乙醇湿化氧气吸入,以降低肺泡内泡沫的表面张力,使泡沫破裂,改善气体交换,减轻缺氧症状 给予镇静、平喘、强心、利尿和扩血管药物,以舒张周围血管,加速液体排出 四肢轮扎,减少静脉回流血量。每 5 分钟～10 分钟轮换－个肢体
◆静脉炎	停止输液,患肢抬高制动 局部 50%硫酸镁或 95%乙醇湿热敷 超短波理疗,每日 1 次,每次 15 分钟～20 分钟 如意金黄散加醋调成糊状外敷,每日 2 次 如合并感染,遵医嘱给予抗生素治疗

续表 16－6

操作步骤	操作方法
◆空气栓塞	立即停止输液，取左侧头低足高位，使气体浮向右心室心尖部，避开肺动脉入口（见图 16－9） 高流量吸氧；观察病情，对症处理

任务评价

思考题

1. 本任务情景中的案例，护士采取了哪些措施进行护理？
2. 请回答任务演练准备中的三个案例所提出的问题。

任务十七　静脉输血法

静脉输血是将全血或成分血通过静脉输入人体的力法。输血是临床急救和治疗疾病的重要措施之一。医护人员必须清楚输血前各个准备环节的具体要求，严格按照输血操作程序完成输血过程，熟悉输血常见的反应，以确保临床输血治疗更安全、更有效。

子任务一　静脉输血法

【情景】

王东明，男，36 岁，患十二指肠溃疡。2 小时前突然呕血，面色苍白，脉搏 120 次/分，血压 70/50mmHg，医嘱如下：

临时医嘱单

姓名：王东明　　病室：消化内科　　床号：22　　住院号：201400408

开始		医嘱内容	医师签名	执行时间	护士签名
日期	时间				
2014 - 4 - 12	10am	同型血 400ml，iv gtt st	李刚		

护士陈丽君执行医嘱，须为病人进行静脉输血。

【任务目标】

1. 说出静脉输血目的、评估内容，独立完成其环境、用物和病人准备。
2. 说明血液种类及有效期。
3. 熟练完成密闭式输血法的操作，操作中严格执行无菌技术规范和查对制度。

【任务评估】

1. 操作目的

(1)补充血容量,增加心排量,提升血压,促进血液循环。常用于急性大出血、休克病人。

(2)纠正贫血。常用于因血液系统疾病而引起的严重贫血,以及为某些慢性疾病的病人,增加血浆蛋白及携带氧的能力,改善全身状况。

(3)增加机体抵抗力。新鲜血液含有多种抗体及白细胞、血小板,输血后可以增强机体抵抗力。常用于严重感染、烧伤等。

(4)增加蛋白质,纠正低蛋白血症,改善营养,维持胶体渗透压,减少组织渗出和水肿,保证循环血量。常用于低蛋白血症的病人。

(5)输入新鲜血,补充各种凝血因子,改善凝血作用,有助于止血。常用于凝血机制障碍的病人。

(6)促进骨髓系统和网状内皮系统功能。常用于再生障碍性贫血、白血病等。

2. 病人评估　年龄、血型、心肺功能、局部皮肤、血管状况、心理状态、合作程度,对静脉输血的认知。

3. 血液评估　医嘱、血液种类和量、血型、交叉配血试验结果。

4. 环境评估　安静、整洁、光线充足。

【任务演练准备】

1. 物品准备　同密闭式输液,另备血液,血交叉配合检验单,生理盐水、一次性输血器(滴管内有滤网,9 号静脉穿刺针头)。

2. 场地准备　护理实训室,分 26 个演练小组,26 张模拟病床及模拟静脉输液手臂。环境整洁安静,光线充足。

【相关理论知识】

(一)血液制品的种类

1. 全血　指采集的血液未经任何加工而全部保存备用的血液。可分类如下。

(1)新鲜血:指在 4℃的常用抗凝保养液中,保存 1 周内的血。基本保留了血液的所有成分,适用于血液病病人,可以补充各种血细胞、凝血因子和血小板。

(2)库存血:虽含有血液的各种成分,但白细胞、血小板、凝血酶原等成分破坏较多,钾离子含量增多,酸性增高。大量输注可引起高血钾症和酸中毒。库存血在 4℃的冰箱内可保存 2 周 ~3 周。适用于各种原因引起的大出血。

(3)自体血:脾切除、宫外孕的病人可利用血液回收装置进行术中失血回输;对身体一般情况好,符合自身输血条件的病人,可在术前 2 周 ~3 周定期反复采集自身血液保存,手术时回输。

2. 成分血　血根据血液成分的比重不同,加以分离提纯,可根据病情需要输注有关的成分。

(1)血浆:主要成分为血浆蛋白,不含血细胞,无凝集原,保存时间较长。①新鲜血浆,多用于凝血因子缺乏者。②保存血浆,用于低血容量及低血浆蛋白的病人。③冰冻血浆,-30℃保存,有效期 1 年;冰冻血浆的正确使用方法为放在 37℃温水中融化后使用,用于维持血容量、补充血浆蛋白。④干燥血浆,真空装置下加以干燥而成,保存期限为 5 年。使用时可加适量0.9%氯化钠溶液或0.1%枸橼酸钠溶液进行溶解。

(2)红细胞:①浓集红细胞,用于携氧功能缺陷和血容量正常的贫血病人;②洗涤红细胞,用于免疫性溶血性贫血病人、脏器移植术后、需反复输血的病人;③红细胞悬液,用于战地急救及中、小手术者。

(3)白细胞浓缩悬液:4℃保存,48小时有效,用于粒细胞缺乏伴严重感染的病人。

(4)血小板浓缩悬液:22℃保存,24小时有效,用于血小板减少或功能障碍性出血的病人。⑤各种凝血制剂:用于各种原因引起的凝血因子缺乏的出血疾病。

(3)其他血液制品:①白蛋白液:用于低蛋白血症病人。②纤维蛋白原:用于纤维蛋白缺乏症,弥散性血管内凝血(DIC)者。③抗血友病球蛋白浓缩剂:用于血友病病人。

(二)血型和交叉配血试验

1.血型　依据红细胞膜上特异抗原的类型,把人类的血液区分为若干型,称之为血型。血型是一种染色体特征,是人体的一种遗传性状,狭义来说是指红细胞抗原的差异.广义来说包括白细胞、血小板等血液各成分抗原的不同。由于相继发现的血型较多,又把多种血型分别归类为血型系统。1995年国际输血协会认可的红细胞血型系统有23个,201种抗原。临床上主要应用的是ABO血型系统和Rh血型系统。

(1)ABO血型系统:是根据红细胞膜上是否存在特异抗原A与特异抗原B而将血液分为A、B、AB、O四种血型。另外,在人体的血清中还含与特异抗原相对抗的抗体,分别称抗A抗体和抗B抗体(见表17-1)。

(2)Rh血型系统:人类红细胞除含AB抗原外,还有C、c、D、d、E、e六种抗原,其中D抗原的抗原性最强。Rh血型是以D抗原存在与否表示Rh阳性或阴性。即红细胞上有D抗原者称为Rh阳性,反之称为Rh阴性。汉族人中99%的人为Rh阳性,Rh阴性者不足1%,但在我国一些少数民族中Rh阴性者占1%~7%不等。白种人更高。Rh阴性者输入Rh阳性者血液或Rh阳性胎儿的红细胞从胎盘进入Rh阴性的母体,就会使Rh阴性者产生抗Rh抗体,当再次输人Rh阳性血液时,就会出现不同程度的溶血反应。

表17-1　ABO血型系统

血型	红细胞内抗原	血清中抗体
A	A	抗B
B	B	抗A
AB	A、B	无
O	无	抗A、抗B

2.交叉配血试验　交叉配血试验的目的在于检查受血者与献血者之间有无不相合抗体的方法。输血前虽已验明供血者与受血者的ABO血型相同,为确保输血安全,在确定输血前仍需再做交叉相容配血试验以检查受血者血清中有无破坏供血者红细胞的抗体。

(1)直接交叉相容配血试验:用受血者血清和供血者红细胞进行配合试验,检查受血者血清中有无破坏供血者红细胞的抗体。其结果绝对不可有凝集或溶血现象。

(2)间接交叉相容配血试验:用供血者血清和受血者红细胞交叉配合,检查输入血液的血浆中有无能破坏受血者红细胞的抗体。其结果绝对不可有凝集或溶血现象。

(三)血液质量辨别

正常库存血液静置分两层,上层为血浆,呈半透明、淡黄色;下层为红细胞,呈均匀的暗红色。两者之间界限清晰,无血凝块。如血液质量发生改变,如:血浆变红或混浊、红细胞呈紫红色、两者之间界限不清晰、或有明显凝血块,这种血液不能使用。

【操作程序】

(一)用物准备

备齐用物,按医院感染控制要求合理放于治疗车上、下层。注意生活垃圾桶和医用垃圾桶的区分,携带锐器盒。

(二)输血前准备

1. 备血　根据医嘱抽取血标本,与已填写好的输血申请单一起送血库做血型鉴定和交叉配血试验。输入全血、红细胞、白细脑、血小板制品均需做血型鉴定和交叉配血试验,输入血浆只需做血型鉴定。

2. 取血　凭取血单到血库取血,与血库人员共向进行"三查"、"八对"。"三查"即查血液制品的有效期、血制品的质量、输血装置是否完好;"八对"即核对病人的床号、姓名、住院号、血袋(瓶)号、血型、交叉配血试验结果、血液制品种类、剂量。核对无误后,在交叉配血试验单上签名。

3. 取血后　领取血液制品后勿剧烈震荡,以免红细胞被大量破坏引起溶血。制品应在室温中放置15分钟~20分钟后再输入,但不能加温,以防血浆蛋白凝固变性,输血液制品不可加任何药物,以防其变质。

(三)病人准备

清楚输血目的、过程以及需要注意的问题,取得病人和(或)家属的知情同意,签输血同意书;协助病人排便排尿,取舒适卧位。

(四)护士准备

仪表端庄、衣帽整齐,操作前洗手、戴口罩。

(五)操作步骤

1. 间接静脉输血法 操作步骤与方法(见表17-2)。

表17-2　间接静脉输血法

操作步骤	操作方法
核对解释	携用物到病人床边,核对床号(住院号)、姓名,手腕带,向病人解释,并协助取舒适卧位
输入液体	将输血器插入0.9%氯化钠溶液,按静脉输液方法建立静脉通道,并输入少量0.9%氯化钠溶液,冲洗输血器管道

续表 17－2

操作步骤	操作方法
再次核对	再次两人“三查”、“八对”，确保输血准确无误
消毒插管	以手腕旋转动作将血袋内的血液轻轻摇匀戴手套，打开储血袋封口，常规消毒或用安尔碘消毒开口处塑料管，将输血器针头从 0.9% 氯化钠溶液瓶上拔下，插入储血袋的输血接口，缓慢将储血袋倒挂于输液架上
调节滴速	开始输入时速度宜慢，一般不超过 20 滴/分，观察 15 分钟左心右，如无不良反应后再根据病情及年龄调节滴速(成人一般 40 滴/分 ~60 滴/分，儿童酌减)
观察记录	记录输血开始时间、种类、血量、血型、血袋号(储血号)、滴速、病人的全身情况及局部情况，并签全名，经常巡视病房
续输血液	如果需要输入 2 袋以上的血液时，应在上一袋血液即将滴尽时，常规消毒或用安尔碘消毒 0.9% 氯化钠溶液瓶塞，然后将针头从储血袋中拔出，插入 0.9% 氯化钠溶液瓶中，输入少量 0.9% 氯化钠溶液，然后再按与第一袋血相同的方法连接血袋继续输血
输血完毕	用上述方法继续滴入 0.9% 氯化钠溶液，直至将输血器内的血液全部输人体内再拔针，拔针后延长按压时间
整理记录	输血器及针头按要求放入医用垃圾袋中统一处理，所有输完血的血袋保留 24 小时后送血库；安置卧位，护士洗手后做好输血记录

2. 直接输血法　将供血者血液抽出后，立即输给病人(表 17－3)。适用于无血库条件而病人急需输血时，也适用于婴幼儿的少量输血。

表 17－3　直接静脉输血法

操作步骤	操作方法
核对检查	认真核对供血者和病人的姓名、血型及交叉配血结果
安置卧位	请供血者和病人分别卧于相邻的两张床上，露出各自供血或受血的一侧肢体
抽抗凝剂	用备好的注射器抽取一定量的抗凝剂，一般 50 ml 血中需加入 3.8% 拘橼酸钠溶液 5 ml
抽输血液	将血压计袖带缠于供血者上臂并充气，压力维持在 13.3kPa(100 mmHg)左右，使静脉充盈，便于操作 选择穿刺静脉，常规消毒皮肤 操作时三人配合：一人用加入抗凝剂的注射器抽取供血者的血液，一人传递，另一人立即行静脉注射将抽出的血液输给病人，如此连续进行 连续抽血时，不必拔出针头，只需更换注射器，并在更换时放松血压计袖带，用手指按压静脉前端．以减少出血

续表 17-3

操作步骤	操作方法
拔针记录	输血完毕,拔出针头,用无菌纱布按压穿刺点至无出血,安置卧位,整理用物,护士洗手后做好输血记录

【注意事项】

1. 在取血和输血过程中,护士应以高度责任心,严格执行无菌操作及查对制度。在输血前,必须由两名护士根据需要查对的项目再次进行查对,避免差错事故的发生。

2. 血液从血库取出后应在半小时内输入,不宜置久,200 ml ~ 300 ml 血液要求在 3 小时 ~4 小时内输完,避免溶血。

3. 冷藏血液不能加温,输入血液中不可随意加入其他药物,如钙剂、酸性或碱性药品、葡萄糖、高渗或低渗溶液,以防止血液凝集或溶解。

4. 输血前、后及输入两袋血液之间均须输入少量生理盐水. 以防发生不良反应。

5. 掌握输血速度,开始宜慢,每分钟 15 滴,观察 15 分钟后若病人无不适,再根据病情调节滴速,一般成人每分钟 40 滴 ~ 60 滴,儿童每分钟 15 滴 ~ 20 滴,大量失血病人速度稍快,心脏病人速度宜慢,并注意观察病情变化。

6. 输血过程中,应加强巡视,注意倾听病人的主诉,观察有无输血反应。如发生严重反应,须立即停止输血,报告医生,并保留余血以备检查、分析原因。

7. 输完的血袋送回输血科保留 24 小时,以备病人在输血后发生输血反应时检查、分析原因。

任务评价

1. 评价表 见间接静脉输血考核评分标准

2. 思考题

(1) 简述静脉输血的目的?

(2) 列出常用血制品的种类并说明其作用。

(3) 输血前应如何做好血液准备工作?

间接静脉输血考核评分标准

班级:______ 学号:______ 学生姓名:______ 得分:______

项目总分	考核内容	分值	评分标准	扣分
评估 (10 分)	1. 核对床号、姓名、手腕带	3	错或未做全扣	
	2. 了解病情	2	错或少一项扣 1 分	
	3. 告知相关事宜	2	错或未做全扣	
	4. 心理、合作程度,环境对病人的影响	3	错或未做全扣	

续表

项目总分	考　核　内　容	分值	评 分 标 准	扣分
操作前准备（10分）	1. 仪表端庄，衣帽整齐	3	一项不齐扣除1分	
	2. 操作前剪指甲、洗手、戴口罩	3	按实际情况给分	
	3. 用物备齐，放置有序合理	4	少一项扣1分	
操作过程（60）	1. 携用物到病人床边，核对床号（住院号）、姓名，手腕带，向病人解释，并协助取舒适卧位	4	少一项扣2分	
	2. 输入少量0.9%氯化钠溶液	20	按实际情况给分	
	3. 再次两人“三查”、“八对”	6	少或错一项扣3分	
	4. 以手腕旋转动作将血袋内的血液轻轻摇匀	2	少一项扣1分	
	5. 戴手套，打开储血袋封口，常规消毒或用安尔碘消毒开口处塑料管，将输血器针头从0.9%氯化钠溶液瓶上拔下，插入储血袋的输血接口，缓慢将储血袋倒挂于输液架上	5	错或少一项扣2分	
	6. 开始输入时速度宜慢，一般不超过20滴/分，观察15分钟左心右，如无不良反应后再根据病情及年龄调节滴速（成人一般40滴/分～60滴/分，儿童酌减）	5	错或少一项扣2分	
	7. 记录输血开始时间、种类、血量、血型、血袋号（储血号）、滴速、病人的全身情况及局部情况，并签全名	4	错或少一项扣1分	
	8. 输血毕，继续滴入0.9%氯化钠溶液，直至将输血器内的血液全部输人体内	4	错或少一项扣2分	
	9. 拔针，拔针后延长按压时间	4	错或少一项扣2分	
	10. 处理输血器及针头	4	按实际情况给分	
	11. 安置卧位，护士洗手后做好输血记录	2	错或少一项扣2分	
评价（20分）	1. 无菌观念强	2	违反或污染一次扣2分	
	2. 排空气手法正确，不污染针梗	2	一项不合格扣1分	
	3. 排气一次成功，不浪费药液	2	多排一次扣1分	
	4. 不拍打血管，穿刺一次成功	4	退针一次扣2分，穿刺失败一次扣4分	
	5. 扎止血带位置、方法正确	2	一项不合格扣1分	
	6. 消毒范围、方法正确	2	一项不合格扣1分	
	7. 能与病人进行有效沟通	2	按完成情况给分	
	8. 操作中动作轻稳	1	按完成情况给分	
	9. 操作熟练，爱护病人	2	按完成情况给分	
	10. 时间为10分钟	1	超过1分钟扣1分	
总分（100分）		100		

子任务二　输血反应与护理

【情景】

王筱芸,女,28岁。因宫外孕大出血入院,查体,血压85/50mmhg,脉搏120次/分,表情淡漠,出冷汗,躁动不安,立即给予抗休克治疗,输液2000 ml,输血300 ml,病人在输血后期出现了皮肤瘙痒,眼睑、唇周水肿,全身出现荨麻疹。请问:可能发生了什么?护士应该如何处理?

【任务目标】

学会观察输血反应,概述防治措施。

【任务评估】

1.病人评估　年龄、病情、心肺功能、心理状态、对静脉输血反应的认知。

2.输血反应的原因及症状评估。

【任务演练准备】

1.案例准备

(1)案例一:刘明,男,32岁,在输血后1.5小时,主诉全身发冷、寒战、头痛,恶心呕吐。查体:体温39.7℃,脉搏110次/min,呼吸24次/min。问:病人出现了什么反应?原因是什么?如何防治?

(2)案例二:闵东升,男,40岁,因车祸急诊入院。医嘱立即输B型血400ml,在静脉输血5分钟后,病人出现了四肢麻木、头胀痛、胸闷、腰背剧痛。问:病人出现了什么反应?原因是什么?如何防治?

2.场地准备　护理实训室,分26个演练小组,26张模拟病床及模拟病人。环境整洁、安静,光线充足。

【相关理论知识】

输血反应的原因、临床表现及预防

1.溶血反应　它是输血中最严重的一种反应。由于病人血浆中凝集素和输入血内的红细胞中凝集原发生凝集反应,而后凝集细胞又被吞噬细胞所吞噬而溶血,导致大量游离血红蛋白散布到血浆中,而使机体发生一系列反应。通常输入10ml~15ml血后即可出现反应。

(1)原因:①输入异型血。即供血者与受血者血型不符而造成血管内溶血。②输血前红细胞已变质溶解。如血液贮存过久;血温过高或过低;输血时血液被加热或震荡过剧;血液内加入高渗或低渗溶液,影响PH变化的药物等因素,致使血液中红细胞大量破坏。③Rh因子所致溶血。此种类型较少发生。

(2)症状:①开始阶段:由于红细胞凝集成团,阻塞部分小血管,从而引出四肢麻木、头胀痛、胸闷、腰背剧痛、恶心呕吐等。②中间阶段;由于红细胞发生溶解,大量血红蛋白散布到血浆中,则出现黄疸和血红蛋白尿(酱油色)。同时伴有寒战、发热、呼吸困难、血压下降。③最后阶段;由于大量的血红蛋白从血浆进入肾小管,遇酸性物质而变成结晶体,临床出现急性肾功能衰竭症状,严重者可致死亡。

(3)预防:认真做好血型签定、交叉配血试验及输血前的核对工作,避免发生差错;严格执行血液保存要求。

2. 发热反应

(1)原因:①主要由致热原引起,当保养液或输血用具被致热原污染。②病人原有疾病,输血后血液循环改善,导致病灶毒素扩散而发生发热反应。③多次输血后,病人血液中产生一种白细胞抗体和血小板抗体,这两种不完全抗体易引起发热反应。④快速输入低温的库存血。

(2)症状:多发生在输血后1小时~2小时内,病人有发冷或寒战,继而发热,体温可达39℃~40℃以上,伴有头痛、恶心呕吐等。

(3)预防:除去致热原 严格清洁和消毒采血、输血用具。

3. 过敏反应

(1)原因:①病人为过敏体质,平时对某些物质易引起过敏,血液中的异体蛋白质与过敏机体的组织细胞(蛋白质)结合,形成完全抗原而致敏。②输入血液中含有致敏物质,如供血者在献血前用过可致敏的药物或食物。③多次输血产生过敏性抗体,当再次输血时,这种抗体和抗原相互作用而发生过敏反应。

(2)症状:其表现轻重不一,轻者为皮肤瘙痒,局部或全身出现荨麻疹。重者可出现血管神经性水肿(多见于颜面,如眼睑、口唇高度水肿),喉头水肿,支气管痉挛,严重者可发生过敏性休克。

(3)预防:①可在输血前给予口服抗组织胺类药物预防反应。②不选用有过敏史的献血者。③献血者在采血前4小时内不宜吃富含高蛋白质和脂肪的食物,可饮糖水或仅用少量清淡饮食,以免血中含有致敏物质。

4. 细菌污染反应

(1)原因:不遵守无菌操作规程的任何一环节,如由于保养液和输血器消毒不严,采血或输血全过程有细菌污染或血液保存不当等,都可造成血液被细胞污染。

(2)症状:细菌性输血反应的程度,随细菌种类、毒性、输入量和受血者机体抵抗力不同而异。毒性小的细菌如输入量不多,病人可不发生反应或只发生发热反应,如输入的细菌量多、毒性大,即可突然发生寒战、高热、气促、紫绀等,也可有恶心、呕吐等症状,或出现弥漫性血管内凝血症状或发生中毒性休克。

(3)预防:严格遵守无菌操作规程。

5. 大量快速输血可能引起的并发症

(1)心脏负荷过重:心脏代偿功能减退的病人,如心脏病人、老年或小儿输血量过多或速度过快,都可增加心脏负担,甚至引起心力衰竭。其临床表现,早期自觉胸部紧迫感,呼吸增快，静脉压增高，颈静脉怒张，脉搏增快，血压下降，以致出现紫绀、肺水肿，须立即停止输血，并按肺水肿处理。

(2)出血倾向：因大量失血者在短时间内大量快速输血，当输血量相当于病人的一个血容量时，则同时有大量的枸橼酸钠输入体内，以致来不及氧化，即与血液中的游离钙结合，使血钙下降，毛细血管张力减低，血管收缩不良。加之库血中的血小板数量和活性均减低，凝血因子不足，均可导致出血。其临床表现为皮肤出血。应及时进行有关检查，针对原因予以相应处理。

(3)枸橼酸中毒、低血钙、高血钾：正常情况下枸橼酸钠在肝内很快代谢为碳酸氢钠，故缓慢输入不致引起中毒，但大量输入时，枸橼酸钠可与钙结合，导致血钙下降而抑制循环，出现脉压小、血压下降及低血钙所致的手足抽搐。

(4)酸碱失衡：需大量输血者常有休克及代谢性酸中毒，大量输血可加重酸血症，可考虑每输血 500 ml 加入 5% 碳酸氢钠 35 ml ~ 70 ml。

(5)体温过低：大量输入冷藏的库血，使病人体温迅速下降，而发生心室纤颤（特别在低钙高钾的情况下更易发生）。故大量输血前将库血在室温下放置片刻，使其自然升温；一般主张温度 20℃左右再行输入。

6. 其它　如空气栓塞、微血管栓塞、氨中毒等也应注意防止。

远期观察是必要的，有因输血而传染乙型肝炎、疟疾等疾病，如发现症状，应及时报告医生进行治疗。因此必须对供血者进行严格的体检，不合格者不得供血。此外，患有丝虫病、黑热病、回归热、布氏杆菌病等也可通过输血传播，应引起注意。

【操作程序】

操作步骤与方法（见表 17－3）。

表 17－3　输血反应的护理

操作步骤	操作方法
输血巡视	病人输血过程中，每隔 15 分钟 ~ 30 分钟巡视一次，观察病人情况
症状判断	根据病人出现的症状体征，判断病人是否发生输血反应
迅速处理	根据所判断出的输血反应类型，采取相应措施处理
◆溶血反应	立即停止输血，维持静脉通道，给予氧气吸入，并通知医生 保留剩余血液，采集病人的血标本重新做血型鉴定和交叉配血试验 遵医嘱静脉注射碳酸氢钠碱化尿液，以防血红蛋白结晶阻塞肾小管 静脉输入低分子右旋糖酐或 706 代血浆，以及地塞米松或氢化可的松，血压下降者静滴多巴胺或间羟胺 保护肾脏。为解除肾血管痉挛，可行双侧腰封或肾区热敷。正确记录每小时尿量，测定尿血红蛋白，注意观察尿色 密切观察病情，尤其血压、尿量，一旦出现尿少、尿闭者，按急性肾功能衰竭处理

续表 17－3

操作步骤	操作方法
◆发热反应	反应轻者减慢输血速度；严重者应立即停止输血 寒战时注意保暖，给热饮料，加盖被；高热时给物理降温，也可用解热镇痛药如复方阿斯匹林 反应严重者用肾上腺皮质激素，并严密观察病情
◆过敏反应	应立即停止输血，根据医嘱皮下或静脉注射 0.1% 肾上腺素 0.5～1 ml 抗过敏治疗，可选用抗过敏药物如苯海拉明、扑尔敏、氢化可的松和地塞米松等治疗 有循环衰竭时用抗休克治疗 喉头水肿伴有严重呼吸困难者，需作气管切开
◆细菌污染反应	立即停止输血，通知医生，根据病情采取必要急救措施，并迅速检查原因，以供抢救措施之参考 将未输完的库血和病人的血标本送化验室，作血培养和药敏试验 严密观察病情变化，定时测量体温、脉搏、呼吸和血压，以利早期发现休克的先兆 抗休克和抗感染治疗 高热者给予物理降温 留置导尿管，并记录出入液量
◆大量快速输血可能引起的并发症	心脏负荷过重：同静脉输液反应 出血倾向：大量输血时应间隔输入一个单位新鲜血液，输血在 1000 ml 以上时，可加用 10% 葡萄糖酸钙 10 ml 作静脉注射 枸橼酸中毒、低血钙、高血钾：所以每输 1000 ml 血时，常规给钙剂 1g 预防发生高血钾 酸碱失衡：每输血 500 ml 加入 5% 碳酸氢钠 35 ml～70 ml

任务评价

思考题

1. 本任务情景中的案例，护士采取了哪些措施进行护理？
2. 请回答任务演练准备中的二个案例所提出的问题。

任务十八 热疗法

热疗法是用高于人体温度的物质，作用于机体的局部或全身的治疗方法，以达到促进血液循环、消炎、解痉镇痛、保暖和增进舒适的目的。

子任务一 热水袋的使用

【情景】

刘烨明，男，47岁，已婚，公务员。护士孙丽娟巡视病房时，病人诉感觉有些冷，测得体温为35.8℃，通知医生，医嘱如下：

临时医嘱单

姓名：刘烨明　　病室：内一科　　床号：25　　住院号：201401208

开始		医嘱内容	医师签名	执行时间	护士签名
日期	时间				
2014-12-9	3pm	使用热水袋，st	朱谦		

护士孙丽娟执行医嘱，准备给病人使用热水袋。

【任务目标】

1. 说出使用热水袋的目的、评估内容，独立完成其环境、用物和病人准备。
2. 熟练完成使用热水袋的操作，注意调节水温，以防烫伤。
3. 使用热水袋的过程中注意观察病情及皮肤情况，掌握好使用时间。
4. 能说出皮肤出现潮红、疼痛等反应时的处理方法。

【任务评估】

1. 操作目的　保暖、舒适、解痉和镇痛。

2. 病人评估 年龄、意识、局部皮肤情况(如颜色、温度、有无硬结、淤血及开放伤口、感觉障碍等)、心理状态、合作程度,对热水袋使用相关知识的了解程度。

3. 环境评估 病室整洁、温度适宜。

【任务演练准备】

1. 物品准备 热水袋及布套、水温计、量杯、热水(60℃~70℃)、干毛巾。

2. 场地准备 护理实训室,分26个演练小组,26张模拟病床及模拟病人。环境整洁、安静,光线充足。

【相关理论知识】

(一)热疗的作用

1. 促进炎症的消散或局限 用热可使局部血管扩张,血液循环加速,促进炎性渗出物的吸收和消散;可使白细胞数量增多,并增强其吞噬能力,加速炎症过程,促进化脓,使炎症局限。

2. 减轻深部组织充血与肿胀 用热可使皮肤血管扩张,皮肤血流量增多。由于全身的循环血量的重新分布,可减轻深部组织的充血与肿胀。

3. 缓解疼痛 用热可以改善血液循环,加速组胺等致痛物质的排出和炎性渗出物的吸收,解除对神经未梢的刺激和压迫,因而减轻疼痛。同时用热可使肌肉松弛、增强结缔组织伸展性,增加关节的活动范围,减少肌肉痉挛、僵硬、关节强直所致的疼痛。

4. 保暖与舒适 用热可使局部血管扩张,促进血液循环,将热带至全身,使体温升高,并使病人感到舒适。

(二)影响热疗的因素

1. 热疗方法 湿热疗法比干热疗法的效果好。因为水是一种很好的热传导体,能增强导热的能力,提高治疗效果,所以,在使用湿热法时,水温应比干热疗法稍低,以保证安全。

2. 热疗温度 治疗前病人的皮肤温度直接影响其对热的生理反应,温度差越大,机体对热刺激的反应就越强烈;环境温度也会直接影响治疗效果,如室温过低,则散热过快,热效应降低。

3. 热疗部位 人体皮肤的薄厚分布不均匀。皮肤薄或经常不暴露的部位对热有明显的反应,如颈部、腕部内侧、前臂、会阴部等,而脚和手掌处的皮肤较厚,对热的敏感性较差。

4. 热疗面积 用热产生的效应与应用面积的大小有关。应用面积越大,产生的效应越强,应用面积越小,效应就越弱。

5. 热疗时间 用热需要一定的时间才以能产生效应,而此效应是随着时间的延长而增强的。但用热时间过长,则会发生继发效应,反而抵消治疗效应,有时还会导致烫伤等不良反应的发生。

6. 个体差异 不同个体,不同人群,对热的耐受性不同。如老年人体温调节能力差,对热刺激的敏感性下降,对热刺激的反应比较迟钝;而婴幼儿体温调节中枢未发育完善,对热刺激的适应能力较低。所以,对老年人和婴幼儿应用热疗时要慎重,防止烫伤。此外,神经系统受损的病人对热感受的能力丧失或降低,因而机体组织受伤的危险性也就增大。

（三）热疗的禁忌

1. 急腹症未明确诊断前　热疗会减轻疼痛，因而可能会掩盖病情、延误诊断；热疗还可以促进炎症过程，有引发腹膜炎的危险。

2. 面部危险三角区感染　面部危险三角区处血管分布丰富，无静脉瓣，并与颅内海绵窦相通。用热可导致炎症的扩散，使病原微生物和毒素进入血流和周围组织，造成颅内感染或败血症。

3. 出血性疾病　热疗可使局部血管扩张，增加脏器的血流量和血管的通透性而加重出血倾向。

4. 组织损伤或扭伤的早期　在组织损伤或扭伤的48小时内，用热可引起血管扩张、毛细血管渗透性增加，从而加重皮下出血和组织肿胀，使疼痛加剧。

【操作程序】

（一）用物准备

备齐用物，按医院感染控制要求合理放于治疗车上、下层。

（二）病人准备

清楚使用热水袋的目的、过程以及需要注意的问题，取得病人和（或）家属的知情同意；协助病人排便排尿，取舒适卧位。

（三）护士准备

仪表端庄、衣帽整齐，操作前洗手、戴口罩。

（四）操作步骤

操作步骤与方法（见表18－1）。

表18－1　热水袋的使用

操作步骤	操作方法
备热水袋	测水温：清醒合作者，60℃～70℃；意识或精神障碍、感觉迟钝、老年、婴幼儿、麻醉未清醒等病人，应谨慎使用热水袋，水温小于50℃ 放平热水袋，去掉塞子，一手持热水袋袋口的边缘，另一手灌入热水至1/2～2/3满 将热水袋逐渐放平，见热水达到袋口即驱尽袋中空气（图18－1），旋紧塞子 检查有无漏水，擦干袋表面，套布套，确保热水袋的安全
核对解释	携用物到病人床边，核对床号、姓名及手腕带，取得病人配合
安置体位	协助病人取舒适体位 妥善处理各种管道
置热水袋	检查有无漏水后必须装入布套中或用双层毛巾包裹才能使用，不可直接接触病人皮肤 放热水袋至所需部位，询问病人感受，观察病人反应（床边交接班，定时检查病人局部皮肤，防烫伤） 悬挂热水袋使用标志

续表 18－1

操作步骤	操作方法
整理观察	协助病人取舒适体位,整理床单位,观察热水袋使用情况
撤热水袋	用毕,撤去热水袋,将热水倒空,倒挂热水袋,晾干后吹气旋紧塞子,热水袋布套清洁后晾干备用
洗手记录	洗手,记录热水袋使用时间、水温、放置部位等

【注意事项】

1. 使用热水袋时要严格交接班并经常巡视,观察局部皮肤,严防烫伤,如发现局部潮红,应立即停止使用,并在局部涂凡士林,以保护皮肤。使用中如需保持一定温度,应及时更换热水。

2. 对老年人、小儿、昏迷、用热部位感觉减退或消失、麻醉未清醒者,水温应调至50℃。

3. 用于治疗,用热时间一般不超过 30 分钟,避免产生继发效应,影响热疗的作用。

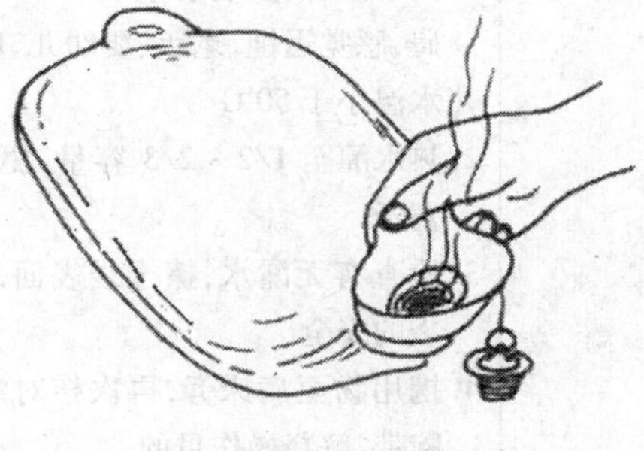

图 18－1　热水袋驱气方法

任务评价

1. 评价表　见热水袋的使用考核评分标准

2. 思考题

(1)给麻醉未清醒的病人使用热水袋,水温应调为多少?

(2)热水袋用于缓解疼痛时,使用时间应不超过多长时间?为什么?

(3)若发现病人在使用热水袋的过程中皮肤出现潮红、疼痛等反应,应如何处理?

热水袋的使用操作评分标准

班级:__________　学号:__________　学生姓名:__________　得分:__________

项目总分	考　核　内　容	分值	评 分 标 准	扣分
评估(10 分)	1. 核对床号、姓名及手腕带	3	错或少一项扣 1 分	
	2. 解释热水袋使用的目的,取得病人的配合	2	按实际情况给分	
	3. 病人的意识、年龄、活动能力、有无感觉障碍、对热的敏感性和耐受性,局部皮肤情况	3	错或少一项扣 1 分	
	4. 问二便,按需要给予便器	2	未做全扣	

续表

项目总分	考 核 内 容	分值	评 分 标 准	扣分
操作前准备（10分）	1. 仪表端庄，衣帽整齐	2	按实际情况给分	
	2. 操作前洗手、戴口罩	2	少一项或不合格扣1分	
	3. 用物备齐，放置有序合理	3	少一项或不合格扣1分	
	4. 关闭门窗，调节室温	3	少一项或不合格扣1分	
操作过程（70）	1. 测水温：清醒合作者，60～70℃；意识或精神障碍、感觉迟钝、老年、婴幼儿、麻醉未清醒等病人水温小于50℃	10	错或未做全扣	
	2. 热水灌至1/2～2/3容量，驱尽袋中空气，旋紧塞子	5	错或少一项扣3分	
	3. 检查有无漏水，擦干袋表面，套布套，确保热水袋的安全	5	按实际情况给分	
	4. 携用物至病床旁，再次核对病人床号、姓名、手腕带，解释操作目的	4	错或少一项扣1分	
	5. 协助病人取舒适体位，妥善处理各种管道	4	错或未做全扣	
	6. 检查有无漏水后必须装入布套中或用双层毛巾包裹才能使用，不可直接接触病人皮肤	10	错或未做全扣	
	7. 放热水袋至所需部位，询问病人感受，观察病人反应（床边交接班，定时检查病人局部皮肤，防烫伤）	16	按实际情况给分	
	8. 悬挂热水袋使用标志	4	错或未做全扣	
	9. 协助病人取舒适体位，整理床单位，观察使用情况	4	少一项或不合格扣2分	
	10. 用毕，撤去热水袋，将热水倒空，倒挂热水袋，晾干后吹气旋紧塞子，热水袋布套清洁后晾干备用	4	按实际情况给分	
	11. 洗手，记录热水袋使用时间、水温、放置部位等	4	少一项或不合格扣2分	
评价（10分）	1. 举止端庄，作风严谨	2	按实际情况给分	
	2. 病人安全、舒适、无烫伤	2	按实际情况给分	
	3. 与病人交流用语规范、自然、针对性强	2	按实际情况给分	
	4. 操作流程熟练，动作规范	2	按实际情况给分	
	5. 时间为6分钟	2	超过30秒以上扣1分	
总分（100分）		100		

子任务二 红外线灯照射

红外线灯是利用热的辐射作用于人体，使人体局部温度升高、血管扩张、局部血液循环加速，促进组织代谢、改善局疗组织营养状况。

【情景】

熊凡奇，男，68 岁，已婚，退休干部。骶尾部有一处 3cm×4cm 的皮肤破溃，医生检查后，医嘱如下：

临时医嘱单

姓名：熊凡奇　　病室：内三科　　床号：33　　住院号：201400302

开始		医嘱内容	医师签名	执行时间	护士签名
日期	时间				
2014－3－9	3pm	红外线灯局部照射，st	林红		

护士付冬妹执行医嘱，准备为病人进行红外线灯照射。

【任务目标】

1. 说出红外线灯照射的目的、评估内容，独立完成其环境、用物和病人准备。
2. 熟练完成红外线灯照射的操作，操作中注意保护眼睛及病人隐私，以防烫伤。
3. 操作过程中能正确观察病情及皮肤情况。
4. 能说出病人出现病情变化或皮肤出现紫红色的处理方法。

【任务评估】

1. 操作目的　消炎、解痉、镇痛，促进创面干燥结痂和肉芽组织生长。

2. 病人评估　年龄、意识、局部皮肤情况（如颜色、温度、有无硬结、淤血及开放伤口、感觉障碍等）、心理状态、合作程度，对红外线灯照射的相关知识的了解程度。

3. 环境评估　病室清洁，关闭门窗，调节室温，必要时屏风遮挡。

【任务演练准备】

1. 物品准备　红外线灯（手、足等小部位用 250W；胸、腹、腰、背等用 500～1000 W）、必要时备屏风、有色眼镜（按需备）。

2. 场地准备　护理实训室，分 26 个演练小组，26 张模拟病床及模拟病人。环境整洁、安静，光线充足。

【操作程序】

(一)用物准备

备齐用物,放置合理。

(二)病人准备

清楚红外线灯照射的目的、过程以及需要注意的问题,取得病人和(或)家属对的知情同意;协助病人排便排尿,取舒适卧位。

(三)护士准备

仪表端庄、衣帽整齐,操作前洗手、戴口罩。

(四)操作步骤

操作步骤与方法(见表18－2)。

表18－2 红外线灯照射

操作步骤	操作方法
核对解释	携用物到病人床边,核对床号、姓名及手腕带,取得病人配合
安置体位	指导或协助病人取适当体位
置灯照射	暴露患处 将红外线灯对准患处,并保持适当的安全距离,约30 cm～50 cm(图18－2) 接通电源,打开开关,进行治疗 照射时间为20分钟～30分钟,照射过程中,随时观察照射部位效果及反应
撤灯整理	照射完毕,关闭开关 协助病人穿好衣服 取舒适卧位,整理床单位 切断电源,将烤灯放回原处备用
洗手记录	洗手,记录治疗时间、部位、距离及病人的反应、皮肤状况

【注意事项】

1. 红外线灯距治疗部位约30 cm～50 cm,每次照射20分钟～30分钟。

2. 照射面颈部及前胸部,用湿纱布遮盖病人眼睛或让病人戴有色眼镜,以保护眼睛。

3. 若病人有过热、心慌、头昏感觉应调整灯距或停止治疗。

4. 皮肤出现桃红色为合适温度,如出现紫红色则应立即停止照射,并涂上凡士林保护皮肤。

5. 每次照射结束后,病人需休息15分钟方可外出,防止感冒。

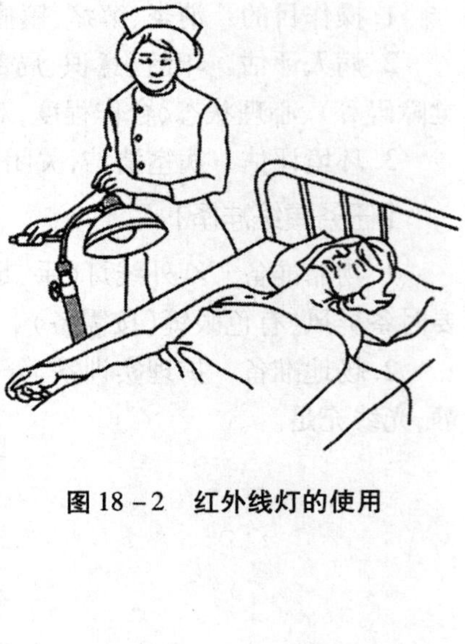

图18－2 红外线灯的使用

任务评价

1. 评价表　见红外线灯照射考核评分标准

2. 思考题

(1)每次使用红外线灯照射的时间及灯距是多少?

(2)如果病人用红外线灯照射的部位是颈部,要注意什么?

(3)若发现病人在红外线灯照射的过程中皮肤出现紫红色,应如何处理?

红外线灯照射操作评分标准

班级:__________　学号:__________　学生姓名:__________　得分:__________

项目总分	考核内容	分值	评分标准	扣分
评估(10分)	1. 核对床号、姓名及手腕带	3	错或少一项扣1分	
	2. 解释红外线灯照射的目的,取得病人的配合	2	按实际情况给分	
	3. 评估病人病情、意识、自理能力、皮肤情况(感觉、完整性)、管道情况、合作程度	3	错或少一项扣1分	
	4. 问二便,按需要给予便器	2	未做全扣	
操作前准备(13分)	1. 仪表端庄,衣帽整齐	3	按实际情况给分	
	2. 操作前洗手、戴口罩	2	按实际情况给分	
	3. 用物备齐,检查红外线灯的性能,根据需要选用不同功率的灯泡	5	少一项或不合格扣3分	
	4. 关闭门窗,调节室温	3	少一项或不合格扣1分	
操作过程(67)	1. 携用物至病床旁,再次核对床号、姓名及手腕带	3	错或少1项扣1分	
	2. 指导或协助病人取适当体位	5	未做全扣	
	3. 暴露患处	5	未做全扣	
	4. 将红外线灯对准患处,并保持适当的安全距离	10	错或未做全扣	
	5. 接通电源,打开开关,进行治疗	8	按实际情况给分	
	6. 照射时间为20分钟~30分钟,照射过程中,随时观察照射部位效果及反应	8	错或未做全扣	
	7. 照射完毕,关闭开关	8	按实际情况给分	
	8. 协助病人穿好衣服	8	按实际情况给分	
	9. 取舒适卧位,整理床单位	4	未做全扣	
	10. 切断电源,将烤灯放回原处备用	4	错或少一项扣2分	
	11. 洗手,记录治疗时间、部位、距离及病人的反应、皮肤状况	4	错或少一项扣2分	

续表

项目总分	考 核 内 容	分值	评分标准	扣分
评价 （10 分）	1. 操作规范，动作熟练，注意病人安全、舒适 2. 护患沟通有效、充分体现人文关怀 3. 随时观察病人的病情变化，照射部位效果及反应 4. 时间为 30 分钟	4 2 2 2	按实际情况给分 按实际情况给分 按实际情况给分 超过 30 秒以上扣 1 分	
总分 （100 分）		100		

子任务三 湿热敷

湿热敷可以促进局部血液循环、消炎、消肿、减轻疼痛。

【情景】

许国英，女，53 岁，已婚，工人。因长期输液，右上肢前臂发生了静脉炎，医嘱如下：

临时医嘱单

姓名：许国英　　病室：内二科　　床号：12　　住院号：201400312

开始		医嘱内容	医师签名	执行时间	护士签名
日期	时间				
2014－3－22	3pm	50% 硫酸镁湿热敷，st	黄晨		

护士邱玉兰执行医嘱，准备为病人进行湿热敷。

【任务目标】

1. 说出湿热敷的目的、评估内容，独立完成其环境、用物和病人准备。
2. 熟练完成湿热敷的操作，操作中注意保护病人隐私，以防烫伤。
3. 操作过程中能正确观察病情及皮肤情况。
4. 对于开放性伤口能严格无菌操作。

【任务评估】

1. 操作目的　消炎、消肿、解痉镇痛。

2. 病人评估　年龄、意识、局部皮肤情况（如颜色、温度、有无硬结、淤血及开放伤口、感觉障碍等）、心理状态、合作程度，对湿热敷的相关知识的了解程度。

3. 环境评估 病室清洁，关闭门窗，调节室温，必要时屏风遮挡。

【任务演练准备】

1. 物品准备 治疗盘1个、敷钳2把、棉签、敷布（略大于患处面积）2块、凡士林、纱布、塑料纸（略大于敷布）1张、治疗巾1块、棉垫1块、锅（内盛热水或所需溶液）、电炉、水温计、小橡胶单1块、热水袋（按需备）、屏风（按需备）。

2. 场地准备 护理实训室，分26个演练小组，26张模拟病床及模拟病人。环境整洁、安静，光线充足。

【操作程序】

（一）用物准备

备齐用物，放置合理。

（二）病人准备

清楚湿热敷的目的、过程以及需要注意的问题，取得病人和（或）家属的知情同意；协助病人排便排尿，取舒适卧位。

（三）护士准备

仪表端庄、衣帽整齐，操作前洗手、戴口罩。

（四）操作步骤

操作步骤与方法（见表18－3）。

表18－3 湿热敷

操作步骤	操作方法
核对解释	携用物到病人床边，核对床号、姓名及手腕带，取得病人配合
安置体位	指导或协助病人取适当卧位
准备患处	暴露患处，下垫橡胶单和治疗巾
准备敷布	将敷布放于热水锅内，浸透 将锅放在电炉上，水温保持在50℃～60℃，用棉签在受敷部位涂上薄层凡士林，上盖一层纱布 用敷钳取出敷布，拧至不滴水（图18－3），抖开
热敷观察	放在手腕内侧试温，以不烫手为宜，敷于患处 依次盖上塑料纸、棉垫 每3分钟～5分钟更换一次敷布，并注意观察病人局部皮肤状况 持续湿热敷15分钟～20分钟
撤除敷布	热敷完毕，揭开纱布，擦去凡士林，局部保暖 撤去橡胶单与治疗巾

续表 18 - 3

操作步骤	操作方法
整理记录	协助病人穿好衣服 协助病人取舒适体位,整理床单位 整理用物、分类处理 洗手,记录热敷部位、时间、效果、病人的反应等

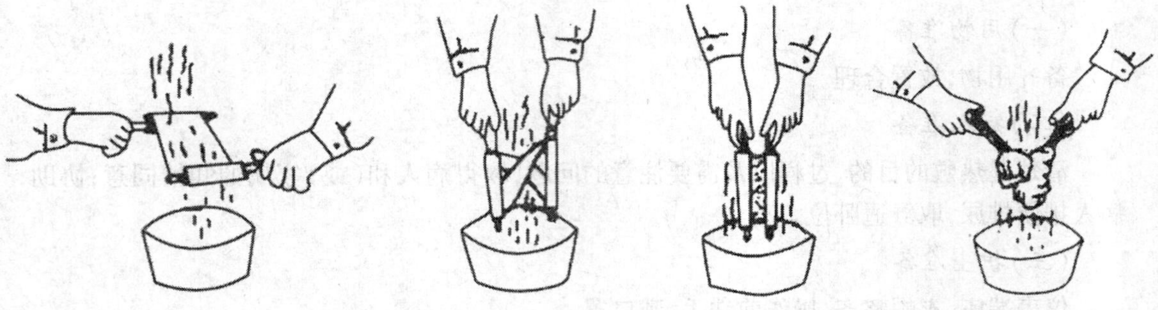

A B C D

图 18 - 3 湿热敷敷布拧开方法

【注意事项】

1. 湿热敷过程中注意局部皮肤变化,每 3 分钟 ~5 分钟更换一次敷布,维持适当的温度。
2. 涂凡士林范围要大于热敷面积,以保护皮肤免于烫伤。
3. 如果病情需要,并且患处不忌压迫时,也可将热水袋放置在棉垫上,以维持热敷温度。
4. 若患处为开放性伤口,使用的敷布、敷钳、凡士林、热水等应是无菌物品。
5. 做面部热敷后,病人需休息 30 分钟方可外出,防止感冒。

任务评价

1. 评价表 见湿热敷考核评分标准
2. 思考题

(1)进行湿热敷时用的水温应为多少？每隔多长时间更换一次敷布。

(2)湿热敷操作前需在受敷部位上涂上什么？为什么？

(3)某病人手臂上有一开放性伤口,遵医嘱给予湿热敷,操作时应特别注意什么？

湿热敷考核评分标准

班级:＿＿＿＿＿　学号:＿＿＿＿＿　学生姓名:＿＿＿＿＿　得分:＿＿＿＿＿

项目总分	考核内容	分值	评分标准	扣分
评估（10分）	1. 核对床号、姓名及手腕带	3	错或少一项扣1分	
	2. 解释湿热敷的目的,取得病人的配合	2	按实际情况给分	
	3. 病人的意识、年龄、活动能力、有无感觉障碍、对热的敏感性和耐受性,局部皮肤情况	3	错或少一项扣1分	
	4. 问二便,按需要给予便器	2	未做全扣	
操作前准备（10分）	1. 仪表端庄,衣帽整齐	2	按实际情况给分	
	2. 操作前洗手、戴口罩	2	少一项或不合格扣1分	
	3. 用物备齐,放置有序合理	3	少一项或不合格扣1分	
	4. 关闭门窗,调节室温,屏风遮挡	3	少一项或不合格扣1分	
操作过程（70）	1. 携用物至病床旁,再次核对床号、姓名及腕带	3	错或少一项扣1分	
	2. 指导或协助病人取适当卧位	3	未做全扣	
	3. 暴露患处,下垫橡胶单和治疗巾	4	按实际情况给分	
	4. 将敷布放于热水锅内,浸透	5	按实际情况给分	
	5. 将锅放在电炉上,水温保持在50～60℃	5	错或未做全扣	
	6. 用棉签在受敷部位涂上薄层凡士林,上盖一层纱布	5	按实际情况给分	
	7. 用敷钳取出敷布,拧至不滴水,抖开	5	污染或滴水扣3分	
	8. 放在手腕内侧试温,以不烫手为宜,敷于患处	5	错或未做全扣	
	9. 依次盖上塑料纸、棉垫	5	错或未做全扣	
	10. 每3～5分钟更换一次敷布,并注意观察病人局部皮肤状况	5	按实际情况给分	
	11. 持续湿热敷15～20分钟	5	错或少一项扣3分	
	12. 热敷完毕,揭开纱布,擦去凡士林,局部保暖	4	按实际情况给分	
	13. 撤去橡胶单与治疗巾	4	未做全扣	
	14. 协助病人穿好衣服	4	按实际情况给分	
	15. 协助病人取舒适体位,整理床单位	2	错或少一项扣1分	
	16. 整理用物、分类处理	2	错或少一项扣1分	
	17. 洗手,记录热敷部位、时间、效果、病人的反应等	4	错或少一项扣2分	

续表

项目总分	考　核　内　容	分值	评分标准	扣分
评价 （10分）	1. 举止端庄，作风严谨 2. 病人安全、舒适、无烫伤 3. 与病人交流用语规范、自然、针对性强 4. 操作流程熟练，动作规范 5. 时间为25分钟	2 2 2 2 2	按实际情况给分 按实际情况给分 按实际情况给分 按实际情况给分 超过30秒以上扣1分	
总分 （100分）		100		

子任务四　热水坐浴

【情景】

谭霞，女，35岁，已婚，司机。住院期间出现便后出血，医生诊断为痔疮，医嘱如下：

临时医嘱单

姓名：谭霞　　病室：内一科　　床号：23　　住院号：201400312

开始		医嘱内容	医师签名	执行时间	护士签名
日期	时间				
2014－3－22	3pm	1∶000高锰酸钾热水坐浴，st	陈玉		

护士勒晴执行医嘱，准备为病人进行热水坐浴。

【任务目标】

1. 说出热水坐浴的目的、评估内容，独立完成其环境、用物和病人准备。
2. 熟练完成热水坐浴的操作，操作中注意保护病人隐私，以防烫伤。
3. 操作过程中能正确观察病情，若发生病情变化能及时处理。
4. 能说出哪些病人不宜进行热水坐浴。

【任务评估】

1. 操作目的　减轻直肠、盆腔内器管的淤血，消除肛门、会阴部的充血、炎症、水肿和疼痛，使局部清洁、病人舒适，用于会阴部和肛门疾患及手术后。

2. 病人评估　年龄、意识、活动能力、局部皮肤情况（如颜色、温度、有无硬结、淤血及开放伤口、感觉障碍等）、心理状态、合作程度，对热水坐浴的相关知识的了解程度。

3. 环境评估　病室清洁，关闭门窗，调节室温，屏风遮挡。

【任务演练准备】

1. 物品准备　消毒坐浴盆、坐浴椅、热水瓶、水温计、药液（遵医嘱）、无菌纱布、大浴巾、屏风、换药用物（按需备）。

2. 场地准备　护理实训室，分 26 个演练小组，26 张模拟病床及模拟病人。环境整洁、安静，光线充足。

【操作程序】

（一）用物准备

备齐用物，放置合理。

（二）病人准备

清楚热水坐浴的目的、过程以及需要注意的问题，取得病人和（或）家属的知情同意；协助病人排便排尿。

（三）护士准备

仪表端庄、衣帽整齐，操作前洗手、戴口罩。

（四）操作步骤

操作步骤与方法（见表 18－4）。

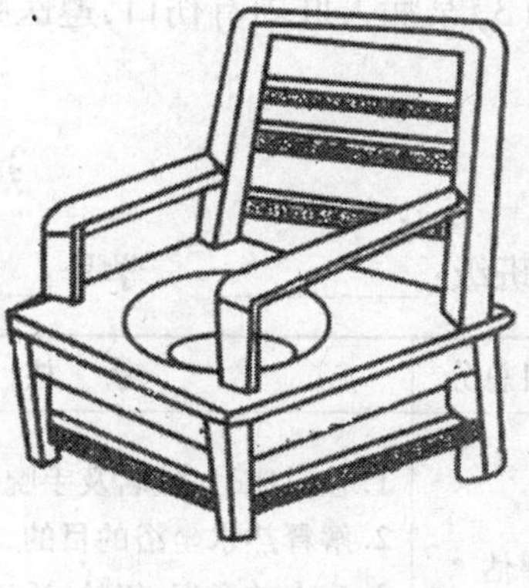

图 18－4　坐浴椅

表 18－4　热水坐浴

操作步骤	操作方法
核对解释	携用物到病人床边，核对床号、姓名及手腕带，取得病人配合
备坐浴液	将坐浴盆置于椅架上 将药液、热水倒入盆内至 1/2 满，调节水温 40℃～45℃
协助坐浴	嘱病人脱裤至膝部，协助病人慢慢坐入浴盆内 用浴巾盖住病人大腿部 坐浴 15 分钟～20 分钟，随时调节水温 坐浴过程中经常询问病人感受，观察病人面色、脉搏、呼吸有无异常
整理记录	坐浴完毕，用纱布擦干臀部协助穿裤，卧床休息 清理用物，分类处理，洗手，记录

【注意事项】

1. 若有伤口，坐浴盆及药液均应无菌，坐浴完毕，按换药法处理。

2. 女性病人经期、妊娠后期、产后 2 周内、阴道出血及盆腔急性炎症不宜坐浴，以免引起感染。

3. 添加热水时，嘱病人臀部偏离浴盆，以免烫伤。

4. 一旦病人出现头晕、乏力、心慌等症状，应立即停止坐浴，扶其上床休息。

任务评价

1. 评价表 见热水坐浴考核评分标准

2. 思考题

(1)热水坐浴的水温是多少？中途添加热水应怎么做？

(2)病人坐浴时出现头晕、乏力、心慌，怎么办？

(3)某病人肛周有伤口，遵医嘱行热水坐浴，操作中应特别注意什么？

热水坐浴考核评分标准

班级：＿＿＿＿＿ 学号：＿＿＿＿＿ 学生姓名：＿＿＿＿＿ 得分：＿＿＿＿＿

项目总分	考核内容	分值	评分标准	扣分
评估（10分）	1. 核对床号、姓名及手腕带	3	错或少一项扣1分	
	2. 解释热水坐浴的目的，取得病人的配合	2	按实际情况给分	
	3. 病人的意识、年龄、活动能力、有无感觉障碍、对热的敏感性和耐受性，局部皮肤情况。	3	错或少一项扣1分	
	4. 问二便，按需要给予便器	2	未做全扣	
操作前准备（10分）	1. 仪表端庄，衣帽整齐	2	按实际情况给分	
	2. 操作前洗手、戴口罩	2	少一项或不合格扣1分	
	3. 用物备齐，放置有序合理	3	少一项或不合格扣1分	
	4. 关闭门窗，调节室温，屏风遮挡	3	少一项或不合格扣1分	
操作过程（70）	1. 携用物至病床旁，再次核对床号、姓名及手腕带	3	错或少一项扣1分	
	2. 将坐浴盆置于椅架上	3	按实际情况给分	
	3. 将药液、热水倒入盆内至1/2满，调节水温	8	错或少一项扣4分	
	4. 嘱病人脱裤至膝部，协助慢慢坐入浴盆内	8	错或少一项扣4分	
	5. 用浴巾盖住病人大腿部	6	错或未做全扣	
	6. 坐浴15分钟～20分钟，随时调节水温	8	错或未做全扣	
	7. 坐浴过程中经常询问病人感受，观察病人面色、脉搏、呼吸有无异常	10	按实际情况给分	
	8. 坐浴完毕，用纱布擦干臀部	6	错或未做全扣	
	9. 协助穿裤，卧床休息	6	错或少一项扣3分	
	10. 清理用物，分类处理	6	错或少一项扣3分	
	11. 洗手，记录	6	错或少一项扣3分	

续表

项目总分	考 核 内 容	分值	评分标准	扣分
评价 (10分)	1. 举止端庄,作风严谨 2. 病人安全、舒适、无烫伤 3. 与病人交流用语规范、自然、针对性强 4. 操作流程熟练,动作规范 5. 时间为20分钟	2 2 2 2 2	按实际情况给分 按实际情况给分 按实际情况给分 按实际情况给分 超过30秒以上扣1分	
总分 (100分)		100		

子任务五 局部浸泡

【情景】

程正军,男,20岁,未婚,工人。住院期间,左脚拇趾一侧甲沟出现红、肿、痛,医生检查后,开医嘱如下:

临时医嘱单

姓名:程正军 病室:内一科 床号:13 住院号: 201400203

开始		医嘱内容	医师签名	执行时间	护士签名
日期	时间				
2014-2-10	4pm	康复新液局部浸泡,st	彭威		

护士周佳园执行医嘱,准备为病人进行局部浸泡。

【任务目标】

1. 说出局部浸泡的目的、评估内容,独立完成其环境、用物和病人准备。
2. 熟练完成局部浸泡的操作,操作中注意无菌,保护病人隐私,以防烫伤。
3. 操作过程中能正确观察病情及局部情况。

【任务评估】

1. 操作目的　消炎、镇痛、消毒伤口等,用于手、足、前臂、小腿部位的感染早期,使炎症局限;感染晚期伤口破溃,促进伤口愈合。

2. 病人评估　年龄、意识、活动能力、局部皮肤情况(如颜色、温度、有无硬结、淤血及开放伤口、感觉障碍等)、心理状态、合作程度、对局部浸泡的相关知识的了解程度。

3. 环境评估　病室清洁，关闭门窗，调节室温，必要时屏风遮挡。

【任务演练准备】

1. 物品准备　盆子、热水、药液（遵医嘱）、热水瓶、水温计、无菌纱布，镊子，屏风（按需备）。

2. 场地准备　护理实训室，分26个演练小组，26张模拟病床及模拟病人。环境整洁、安静，光线充足。

【操作程序】

（一）用物准备

备齐用物，放置合理。

（二）病人准备

清楚局部浸泡的目的、过程以及需要注意的问题，取得病人和（或）家属的知情同意；协助病人排便排尿，取舒适体位等。

（三）护士准备

仪表端庄、衣帽整齐，操作前洗手、戴口罩。

（四）操作步骤

操作步骤与方法（见表18－5）。

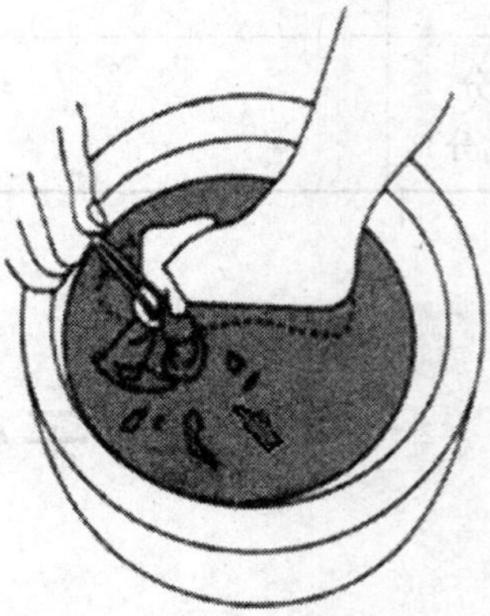

图18－5　局部浸泡

表18－5　局部浸泡

物品名称	规格
核对解释	携用物到病人床边，核对床号、姓名及手腕带，取得病人配合
备浸泡液	将药液、热水倒入盆内至1/2满，调节水温40～45℃
协助浸泡	嘱病人将浸泡肢体慢慢放入盆内浸泡液中 护士可酌情调节水温 用镊子夹取纱布反复清洗创面，使之清洁（图18－5） 浸泡完毕，用纱布擦干肢体 有伤口者行外科换药
整理记录	协助病人取舒适体位，整理床单位 整理用物，清洁、消毒后放原处备用 洗手，记录

【注意事项】

1. 浸泡过程中，应注意观察病人局部皮肤情况，如出现发红、疼痛等反应，应及时处理。

2. 浸泡过程中，应随时添加热水或药液，以维持所需温度；添加热水时，应将病人肢体移出盆外，以防烫伤。

3. 有伤口的病人，需用无菌浸泡盆及浸泡液，且浸泡后按换药法处理伤口。

任务评价

1. 评价表 见局部浸泡考核评分标准
2. 思考题
(1)局部浸泡的目的是什么？
(2)浸泡过程中需添加热水要注意什么？
(3)某病人足部有伤口，遵医嘱行局部浸泡，操作中应特别注意什么？

局部浸泡考核评分标准

班级：________ 学号：________ 学生姓名：________ 得分：________

项目总分	考 核 内 容	分值	评 分 标 准	扣分
评估（10分）	1. 核对床号、姓名及手腕带	3	错或少一项扣1分	
	2. 解释局部浸泡的目的，取得病人的配合	2	按实际情况给分	
	3. 病人的意识、年龄、活动能力、有无感觉障碍、对热的敏感性和耐受性，局部皮肤情况	3	错或少一项扣1分	
	4. 问二便，按需要给予便器	2	未做全扣	
操作前准备（10分）	1. 仪表端庄，衣帽整齐	2	按实际情况给分	
	2. 操作前洗手、戴口罩	2	少一项或不合格扣1分	
	3. 用物备齐，放置有序合理	3	少一项或不合格扣1分	
	4. 关闭门窗，调节室温，屏风遮挡	3	少一项或不合格扣1分	
操作过程（70）	1. 携用物至病床旁，再次核对床号、姓名及手腕带	3	错或少一项扣1分	
	2. 将药液、热水倒入盆内至1/2满，调节水温	10	错或少一项扣5分	
	3. 嘱病人将浸泡肢体慢慢放入盆内浸泡液中	8	按实际情况给分	
	4. 护士可酌情调节水温	8	错或未做全扣	
	5. 用镊子夹取纱布反复清洗创面，使之清洁	10	按实际情况给分	
	6. 浸泡完毕，用纱布擦干肢体	7	错或未做全扣	
	7. 有伤口者行外科换药	6	按实际情况给分	
	8. 协助病人取舒适体位，整理床单位	6	错或少一项扣3分	
	9. 整理用物，清洁、消毒后放原处备用	6	错或少一项扣3分	
	10. 洗手，记录	6	错或少一项扣3分	

续表

项目总分	考核内容	分值	评分标准	扣分
评价 (10分)	1.举止端庄,作风严谨 2.病人安全、舒适、无烫伤 3.与病人交流用语规范、自然、针对性强 4.操作流程熟练,动作规范 5.完成时间:25分钟	2 2 2 2 2	按实际情况给分 按实际情况给分 按实际情况给分 按实际情况给分 超过30秒以上扣1分	
总分 (100分)		100		

任务十九 冷疗法

冷疗法是用低于人体温度的物质，作用于机体局部或全身，以达到止血、止痛、消炎和退热的治疗方法。

子任务一 冰袋的使用

【情景】

屈蓉，女，47岁，已婚，公司职员。面色潮红，测得体温为38.8℃，医嘱如下：

临时医嘱单

姓名：屈蓉　　病室：普外科　　床号：25　　住院号：201400308

开始		医嘱内容	医师签名	执行时间	护士签名
日期	时间				
2014－3－10	10am	使用冰袋，st	夏科		

护士叶莎执行医嘱，准备给病人使用冰袋。

【任务目标】

1. 说出使用冰袋的目的、评估内容，独立完成其环境、用物和病人准备。
2. 熟练完成使用冰袋的操作，放置冰袋位置正确。
3. 使用冰袋的过程中注意观察病情及皮肤情况，防止冻伤。

【任务评估】

1. 操作目的　降温、缓解局部疼痛和减少出血。
2. 病人评估　年龄、意识、局部皮肤情况（如颜色、温度、有无硬结、淤血及开放伤口、感觉障碍等)、心理状态、合作程度、对冰袋使用相关知识的了解程度。

3. 环境评估　病室整洁,温度适宜,无对流风直吹病人或关闭门窗。

【任务演练准备】

1. 物品准备　冰袋或冰囊(图 19 - 1)、布套、帆布袋、冰块、木槌、盆及冷水、毛巾、勺。

2. 场地准备　护理实训室,分 26 个演练小组,26 张模拟病床及模拟病人。环境整洁、安静,光线充足。

【相关理论知识】

(一)冷疗的作用

1. 减轻局部充血或出血　用冷可以使毛细血管收缩,降低血管通透性,减轻局部组织充血;用冷还可以使血液黏稠度增加,促进血液凝固而控制出血。

2. 减轻组织肿胀和疼痛　用冷可以抑制组织细胞的活动,降低神经末梢敏感性,从而减轻疼痛;同时,用冷后血管收缩,渗出减少,减轻组织肿胀和疼痛。

3. 降低体温　冷直接与皮肤接触,通过传导作用散热,降低体温。头部用冷,可降低脑细胞的代谢,提高脑组织对缺氧的耐受性,减少脑细胞损害。同时降低头部温度,也可预防脑水肿。

4. 控制炎症扩散　冷使得局部血流减少,细菌的活动力和细胞代谢率降低,炎症早期应用冷疗法,可抑制炎症扩散。

(二)影响冷疗的因素

1. 冷疗方法　湿冷疗法比干冷疗法的效果好。湿冷疗法时,温度应高于干冷疗法,防止冻伤。

2. 冷疗温度　皮肤温度与冷疗温度差越大,机体对冷刺激的反应也就越强烈;另一方面,环境温度影响冷疗效果。

3. 冷疗部位　皮下冷感受器比热感受器多 8 倍 ~ 10 倍,故浅层皮肤对冷较敏感。皮肤薄或经常不暴露的部位对用冷比用热反应更为明显。

4. 冷疗面积　人体接受冷疗时反应的强弱与面积也有关系。面积越大,机体的反应就越强,病人的耐受性就越差。因此,护士在用冷过程中应密切注意观察病人的反应,防止冷疗引起的意外。

5. 冷疗时间　用冷时间过长也会产生继发效应而抵消冷疗的治疗作用,有时还可引起冻伤等不良反应。

6. 个体差异　不同的机体状态、精神状态、年龄、性别、局部皮肤对冷的耐受力有所差异。对老年人、婴幼儿、神经系统受损的病人使用冷疗时应慎重,防止冻伤。

(三)冷疗的禁忌

1. 血液循环障碍　用冷会加重血液循环障碍,可出现组织变性坏死。

2. 慢性炎症或深部化脓病灶　用冷可使局部血流量减少,妨碍炎症的吸收。

3. 组织损伤、破裂　用冷使血液循环障碍加重,增加组织损伤,且影响伤口愈合。

4. 对冷过敏、心脏病、昏迷、感觉异常及体质虚弱者均应慎用冷。

5. 冷疗的禁忌部位

(1)枕后、耳廓、阴囊处:用冷易引起冻伤。

(2)心前区:用冷易引起反射性心率减慢、心律不齐。

(3)腹部:用冷易引起腹痛、腹泻。

(4)足底:用冷可引起反射性冠状动脉收缩。

【操作程序】

(一)用物准备

备齐用物,放置合理。

(二)病人准备

清楚使用冰袋的目的、过程以及需要注意的问题,取得病人和(或)家属的知情同意;协助病人排便排尿,取舒适卧位等。

(三)护士准备

仪表端庄、衣帽整齐,操作前洗手、戴口罩。

(四)操作步骤

操作步骤与方法(见表 19-1)。

表 19-1　冰袋的使用

操作步骤	操作方法
准备冰袋	检查冰袋有无破损,冰袋夹子能否夹紧 冰块放入帆布袋内,用木槌敲成小冰块,放入脸盆内用冷水冲去棱角 用勺子将冰块装入冰袋约 1/2 ~ 2/3 满 排气后夹紧袋口,用毛巾擦干冰袋外壁水迹 检查有无漏水,擦干袋表面,套布套
核对解释	携用物到病人床边,核对床号、姓名及手腕带,取得病人配合。
安置体位	协助病人取舒适体位
放置冰袋	将冰袋放置所需部位,高热降温时,冰袋置于前额、头顶或体表大血管经过处,如颈部两侧、腋窝、腹股沟等处 根据不同目的,掌握使用时间:用于治疗,不超过 30 分钟;用于降温,30 分钟后测量体温,当体温降至 38℃以下,取下冰袋 冰袋内冰块融化后,及时更换 随时观察用冷效果及反应,一旦发现病人局部皮肤发紫、有麻木感,应立即停止使用冰袋,防止冻伤

续表 19－1

操作步骤	操作方法
整理记录	用毕,撤掉冰袋 协助病人取舒适体位,整理床单位 将冰袋内的水倒空,倒挂晾干,吹入少量空气,夹紧袋口,存放阴凉处,布套洗净备用 洗手,记录

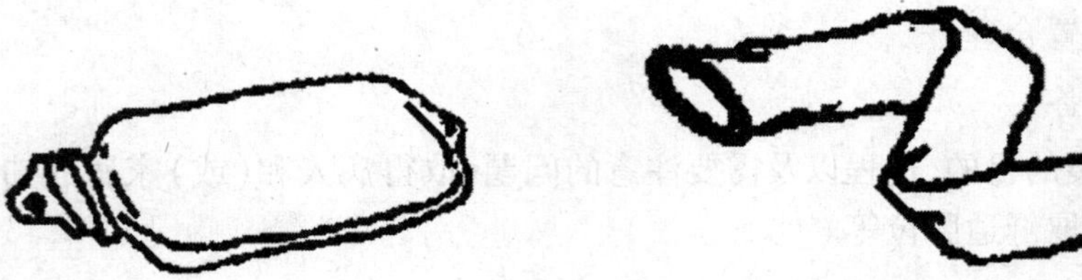

图 19－1 冰袋、冰囊

【注意事项】

1. 用冷的时间正确,用于治疗每次不得超过 30 分钟。如有需要,休息 1 小时后再使用,给予局部组织复原时间。

2. 注意观察局部皮肤变化,每 10 分钟查看一次局部皮肤颜色,确保病人局部皮肤无发紫、麻木及冻伤发生。

3. 使用过程中,检查冰块融化情况,及时更换与添加。

4. 如物理降温,应在用冷 30 分钟后测量体温并记录。

任务评价

1. 评价表 见冰袋的使用考核评分标准

2. 思考题

(1)简述冷疗法的作用?

(2)冷疗法的禁忌有哪些?

(3)给高热病人降温时,冰袋应放在什么部位?

冰袋的使用考核评分标准

班级：__________　学号：__________　学生姓名：__________　得分：__________

项目总分	考　核　内　容	分值	评 分 标 准	扣分
评估（10 分）	1. 核对床号、姓名及手腕带	3	错或少一项扣 1 分	
	2. 解释冰袋使用的目的，取得病人的配合	2	按实际情况给分	
	3. 病人的意识、年龄、活动能力、有无感觉障碍、对冷的敏感性和耐受性，局部皮肤情况	3	错或少一项扣 1 分	
	4. 问二便，按需要给予便器	2	未做全扣	
操作前准备（10 分）	1. 仪表端庄，衣帽整齐	2	按实际情况给分	
	2. 洗手、戴口罩	4	按实际情况给分	
	3. 准备用物	4	一项不齐扣 1 分	
操作过程（70）	1. 检查冰袋有无破损，冰袋夹子能否夹紧	5	错或少一项扣 3 分	
	2. 冰块放入帆布袋内，用木槌敲成小冰块，放入脸盆内用冷水冲去棱角	5	错或少一项扣 3 分	
	3. 用勺子将冰块装入冰袋约 1/2～2/3 满	5	错或未做全扣	
	4. 排气后夹紧袋口，用毛巾擦干冰袋外壁水迹	4	错或未做全扣	
	5. 检查有无漏水，擦干袋表面，套布套	6	错或少一项扣 2 分	
	6. 携用物至病床旁，再次核对病人床号、姓名、手腕带，解释操作目的	4	错或少一项扣 2 分	
	7. 协助病人取舒适体位	2	错或未做全扣	
	8. 将冰袋放置所需部位	4	按实际情况给分	
	9. 根据不同目的，掌握使用时间：用于治疗，不超过 30 分钟；用于降温，30 分钟后测量体温，当体温降至 38℃以下，取下冰袋	6	错或未做全扣	
	10. 冰袋内冰块融化后，及时更换	5	错或未做全扣	
	11. 随时观察用冷效果及反应	6	错或未做全扣	
	12. 用毕，撤掉冰袋	4	错或未做全扣	
	13. 协助病人取舒适体位，整理床单位	4	错或少一项扣 2 分	
	14. 将冰袋内的水倒空，倒挂晾干，吹入少量空气，夹紧袋口，存放阴凉处，布套洗净备用	6	按实际情况给分	
	15. 洗手，记录	4	少一项或不合格扣 2 分	

续表

项目总分	考　核　内　容	分值	评分标准	扣分
评价 (10分)	1. 关注病人安全、舒适 2. 与病人交流用语规范、自然、针对性强 3. 观察病人皮肤 4. 操作流程熟练,动作规范 5. 时间为6分钟。	2 2 2 2 2	按实际情况给分 按实际情况给分 未做全扣 按实际情况给分 超过30秒以上扣1分	
总分 (100分)		100		

子任务二　冰帽的使用

【情景】

刘仁亮,男,56岁,已婚,工人。入院诊断为脑出血,目前处于恢复期,神志清楚,测得体温38.3℃,医嘱如下:

临时医嘱单

姓名:刘仁亮　　病室:内二科　　床号:27　　住院号:201400305

开始		医嘱内容	医师签名	执行时间	护士签名
日期	时间				
2014-3-11	10am	使用冰帽,st	姚兵		

护士梁珊执行医嘱,准备给病人使用冰帽。

【任务目标】

1. 说出使用冰帽的目的、评估内容,独立完成其环境、用物和病人准备。
2. 熟练完成使用冰帽的操作,保护床单不受潮。
3. 使用冰帽的过程中注意观察病情及皮肤情况,防止冻伤。

【任务评估】

1. 操作目的　帮助头部降温,防治脑水肿,减轻脑细胞损害。

2. 病人评估　年龄、意识、局部皮肤情况(如颜色、温度、有无硬结、淤血及开放伤口、感觉障碍等)、心理状态、合作程度,对冰帽使用相关知识的了解程度。

3. 环境评估　病室整洁、温度适宜,无对流风直吹病人或关闭门窗。

【任务演练准备】

1. 物品准备　冰帽、帆布袋、冰块、木槌、盆、冷水、勺、水桶、橡胶单及中单、治疗巾、小枕垫、肛表、海绵垫3块。

2. 场地准备　护理实训室，分26个演练小组，26张模拟病床及模拟病人。环境整洁、安静，光线充足。

【操作程序】

（一）用物准备

备齐用物，放置合理。

（二）病人准备

清楚使用冰帽的目的、过程以及需要注意的问题，取得病人和（或）家属的知情同意；协助病人排便排尿，取舒适卧位。

（三）护士准备

仪表端庄、衣帽整齐，操作前洗手、戴口罩。

（四）操作步骤

操作步骤与方法（见表19－2）。

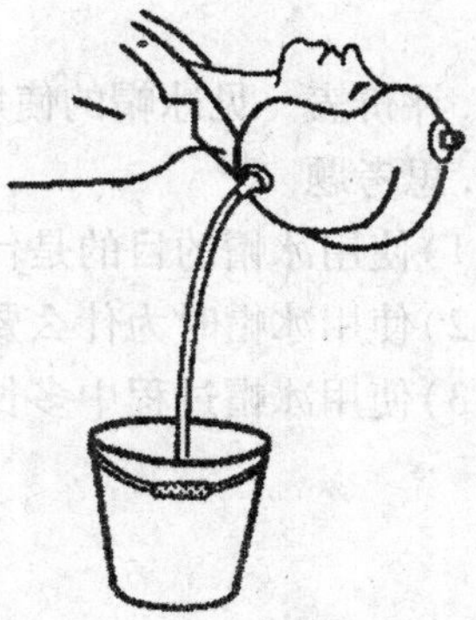

图19－2　冰帽的使用

表19－2　冰帽的使用

操作步骤	操作方法
准备冰帽	检查冰帽有无破损 将冰块用木槌敲成小冰块倒入盆内，用水冲去冰块的棱角 冰块放置冰帽内1/2～2/3满，并将排水管夹闭 检查有无漏水，无漏水，擦干冰帽表面
核对解释	携用物到病人床边，核对床号、姓名及手腕带，取得病人配合
安置体位	取舒适体位去枕，垫小橡胶单和治疗巾于病人头下
放置冰帽	铺治疗巾于冰帽内 将病人头部置于冰帽内，用海绵垫于病人的两耳廓处及枕颈部，将小枕垫放于病人肩下，引流管放在水桶内（图19－2） 双眼不能闭合者，涂眼膏后用纱布覆盖眼睛以保护眼角膜 每30分钟测量一次体温，保持肛温在33℃左右 随时观察用冷效果及反应，及时添加冰块
撤帽整理	用毕，撤掉冰帽、小橡胶单和治疗巾、小枕垫 协助病人取舒适体位，整理床单位
洗手记录	清理用物，按冰袋法处理冰帽，洗手，记录

【注意事项】

1. 每 30 分钟测量一次体温，肛温不宜低于 30℃，以防心室纤颤等并发症发生。

2. 注意观察头部皮肤变化，每 10 分钟查看一次局部皮肤颜色，确保病人耳廓、枕部无发紫、麻木及冻伤发生。

3. 注意观察心率的变化。

任务评价

1. 评价表　见冰帽的使用考核评分标准

2. 思考题

(1)使用冰帽的目的是什么？

(2)使用冰帽时为什么要用海绵垫？

(3)使用冰帽过程中多长时间测量一次体温？应保持肛温在多少？为什么？

冰帽的使用考核评分标准

班级：________　学号：________　学生姓名：________　得分：________

项目总分	考　核　内　容	分值	评分标准	扣分
评估（10 分）	1. 核对床号、姓名及手腕带	3	错或少一项扣 1 分	
	2. 解释冰袋使用的目的，取得病人的配合	2	按实际情况给分	
	3. 病人的意识、年龄、活动能力、有无感觉障碍、对冷的敏感性和耐受性，全身皮肤情况。	3	错或少一项扣 1 分	
	4. 问二便，按需要给予便器	2	未做全扣	
操作前准备（10 分）	1. 仪表端庄，衣帽整齐	2	按实际情况给分	
	2. 洗手、戴口罩	4	按实际情况给分	
	3. 准备用物	4	一项不齐扣 1 分	
操作过程（70）	1. 检查冰帽有无破损	4	未做全扣	
	2. 将冰块用木槌敲成小冰块倒入盆内，用水冲去冰块的棱角	6	错或少 1 项扣 3 分	
	3. 冰块放置冰帽内 1/2 ~ 2/3 满，并将排水管夹闭	5	错或未做全扣	
	4. 检查有无漏水	4	错或未做全扣	
	5. 携用物至床旁，再次核对并解释	6	错或少一项扣 2 分	
	6. 取舒适体位，去枕，垫小橡胶单和治疗巾于病人头下	4	按实际情况给分	
	7. 铺治疗巾于冰帽内	2	错或未做全扣	

续表

项目总分	考核内容	分值	评分标准	扣分
操作过程(70)	8. 将病人头部置于冰帽内,用海绵垫于病人的两耳廓处及枕颈部,将小枕垫放于病人肩下,引流管放在水桶内	8	按实际情况给分	
	9. 双眼不能闭合者,涂眼膏后用纱布覆盖眼睛以保护眼角膜。	3	错或未做全扣	
	10. 每30分钟测量一次体温,保持肛温在33℃左右	4	错或未做全扣	
	11. 随时观察用冷效果及反应,及时添加冰块	6	错或未做全扣	
	11. 用毕,撤掉冰帽、小橡胶单和治疗巾、小枕垫	4	错或未做全扣	
	12. 协助病人取舒适体位,整理床单位	4	错或少一项扣2分	
	13. 清理用物,按冰袋法处理冰帽	6	按实际情况给分	
	14. 洗手,记录	4	少一项或不合格扣2分	
评价(10分)	1. 关注病人安全、舒适	2	按实际情况给分	
	2. 与病人交流用语规范、自然、针对性强	2	按实际情况给分	
	3. 观察病人皮肤	2	未做全扣	
	4. 操作流程熟练,动作规范	2	按实际情况给分	
	5. 时间为10分钟	2	超过30秒以上扣1分	
总分(100分)		100		

子任务三 乙醇拭浴

【情景】

赵水根,男,48岁,已婚,农民。入院诊断为肺炎,目前测得体温为39.8℃,医嘱如下:

临时医嘱单

姓名:赵水根　　病室:内二科　　床号:36　　住院号:　　201400305

开始		医嘱内容	医师签名	执行时间	护士签名
日期	时间				
2014-3-11	3pm	乙醇拭浴,st	邓强		

护士杨丽兰执行医嘱，准备给病人进行乙醇拭浴。

【任务目标】

1. 说出乙醇拭浴的目的、评估内容，独立完成其环境、用物和病人准备。

2. 熟练完成乙醇拭浴的操作，注意保护病人隐私，保护床单不受潮。

3. 使用乙醇拭浴的过程中注意观察病情及皮肤情况，防止受凉。

【任务评估】

1. 操作目的　用于高热病人降温。

2. 病人评估　年龄、意识、全身皮肤情况、有无乙醇过敏、心理状态、合作程度，对乙醇拭浴相关知识的了解程度。

3. 环境评估　病室清洁，关闭门窗，调节室温，屏风遮挡。

【任务演练准备】

1. 物品准备　治疗盘内放治疗碗（内盛25% ~35%的乙醇200 ml ~300 ml）、小毛巾2块、浴巾、冰袋及布套、热水袋及布套、清洁衣裤、便器、屏风。

2. 场地准备　护理实训室，分26个演练小组，26张模拟病床及模拟病人。环境整洁、安静，光线充足。

【相关理论知识】

乙醇拭浴是利用乙醇的挥发作用及其刺激皮肤血管扩张的作用，达到散热降温的目的。

温水拭浴是利用低于病人皮肤温度的温水，使机体的热量通过传导发散；另外，皮肤接受冷的刺激后，初期可使皮肤血管收缩，继之扩张，加之拭浴时刺激了血管的扩张，更加促进了热的发散。温水拭浴适用于高热病人的降温，除脸盆内盛2/3满的32℃ ~34℃温水外，其余用乙醇拭浴。

【操作程序】

（一）用物准备

备齐用物，放置合理。

（二）病人准备

清楚乙醇拭浴的目的、过程以及需要注意的问题，取得病人和（或）家属的知情同意；协助病人排便排尿，取舒适卧位。

（三）护士准备

仪表端庄、衣帽整齐，操作前洗手、戴口罩。

（四）操作步骤

操作步骤与方法（见表19 -3）。

表 19－3　乙醇拭浴

操作步骤	操作方法
核对解释	携用物到病人床边，核对床号、姓名及手腕带，解释操作目的，取得病人配合
置冰、热水袋	放置冰袋于头顶部，放置热水袋于足底
拍拭上肢	协助病人脱去上衣，松解腰带 露出一侧上肢，下垫浴巾 将浸有乙醇的小毛巾拧至半干呈手套式缠在手上，以离心方向拍拭，两块小毛巾交替使用，拍拭顺序为：自颈部→上肢外侧→手背；自腋窝→上臂内侧→手掌 拍拭毕，用浴巾擦干皮肤。同法拍拭对侧
拍拭背都	协助病人侧卧 露出背部，下垫浴巾 将浸有乙醇的小毛巾拧至半干呈手套式缠在手上，自颈部向下拍拭全背部 用浴巾擦干皮肤，更换上衣
拍拭下肢	协助病人平卧，脱裤 露出一侧下肢，下垫浴巾 用同样的方法按下列顺序拍拭：自髂骨→大腿外侧→足背；自腹股沟→大腿内侧→内踝；自大腿后侧→腘窝→足跟 拍拭毕，用浴巾擦干皮肤，同法拍拭对侧 更换裤子 移去足底的热水袋
整理记录	整理床单位，取舒适体位，开窗通风 整理用物、分类处理 洗手，脱口罩，记录
观察体温	拭浴后 30 分钟测量体温，以观察降温效果，若体温降至 39.0℃以下时，应取下头部的冰袋

【注意事项】

1. 擦拭前，头部置冰袋以减轻头部充血引起的头痛，并助降温；足底置热水袋，促进足底血管扩张，而减轻头部充血，使病人舒适。

2. 乙醇拭浴全过程不要超过 20 分钟，避免病人着凉。

3. 乙醇拭浴过程中要密切观察病情变化，一旦出现寒战、面色苍白、脉搏和呼吸异常等情况，应立即停止拭浴，与医生联系，给予相应处理。

4. 禁忌擦拭胸前区、腹部、枕后、足底。

5、血液病病人和新生儿禁忌使用乙醇拭浴。

任务评价

1. 评价表 见乙醇拭浴操作评分标准

2. 思考题

(1)乙醇拭浴使用的乙醇浓度为多少？哪些部位禁忌擦拭？

(2)为什么乙醇拭浴时将冰袋置于病人头顶部，将热水袋置于足底？

(3)乙醇拭浴过程中如何观察病情变化？若出现病情变化，该如何处理？

乙醇拭浴操作评分标准

班级：＿＿＿＿ 学号：＿＿＿＿ 学生姓名：＿＿＿＿ 得分：＿＿＿＿

项目总分	考核内容	分值	评分标准	扣分
评估（10分）	1. 核对床号、姓名及手腕带	3	错或少一项扣1分	
	2. 解释乙醇拭浴的目的，取得病人的配合	2	按实际情况给分	
	3. 评估病人病情、意识、自理能力、皮肤情况（感觉、完整性）、管道情况、合作程度、有无酒精过敏	3	少一项或不合格扣1分	
	4. 问二便，按需要给予便器	2	未做全扣	
操作前准备（10分）	1. 仪表端庄，衣帽整齐	2	按实际情况给分	
	2. 操作前洗手、戴口罩	2	少一项或不合格扣1分	
	3. 用物备齐，放置有序合理	3	少一项或不合格扣1分	
	4. 关闭门窗，调节室温，屏风遮挡	3	少一项或不合格扣1分	
操作过程（70）	1. 乙醇拭浴前			
	(1)携用物至病床旁，再次核对，解释	4	错或少一项扣2分	
	(2)放置冰袋于头部，放置热水袋于足底	4	错或少一项扣2分	
	2. 乙醇拭浴			
	(1)拍拭上肢：协助病人脱去上衣，松解腰带，露出一侧上肢，下垫浴巾，将浸有乙醇的小毛巾拧至半干呈手套式缠在手上，以离心方向拍拭，两块小毛巾交替使用，拍拭顺序为：自颈部→上肢外侧→手背；自腋窝→上臂内侧→手掌。拍拭毕，用浴巾擦干皮肤；同法拍拭对侧	16	一侧上肢手法不对或顺序不对扣4分	

续表

项目总分	考　核　内　容	分值	评分标准	扣分
操作过程（70）	(2)拍拭背都：协助病人侧卧，露出背部，下垫浴巾，将浸有乙醇的小毛巾拧至半干呈手套式缠在手上，自颈部向下拍拭全背部，用浴巾擦干皮肤，更换上衣	10	手法不对或顺序不对扣5分	
	(3)拍拭下肢：协助病人平卧，脱裤，露出一侧下肢，下垫浴巾，用同样的方法按下列顺序拍拭：自髂骨→大腿外侧→足背；自腹股沟→大腿内侧→内踝；自大腿后侧→腘窝→足跟，拍拭毕，用浴巾擦干皮肤；同法拍拭对侧，更换裤子	16	一侧下肢手法不对或顺序不对扣4分	
	3. 乙醇拭浴后			
	(1)移去足底的热水袋	4	错或未做全扣	
	(2)整理床单位，取舒适体位，开窗通风	4	少一项或不合格扣2分	
	(3)整理用物、分类处理	4	错或少1项扣2分	
	(4)洗手，脱口罩，记录	4	少一项或不合格扣2分	
	(5)拭浴后30分钟测量体温，以观察降温效果，若体温降至39.0℃以下时，应取下头部的冰袋	4	未做全扣，错或少一项扣2分	
评价（10分）	1. 关注病人舒适	2	按实际情况给分	
	2. 与病人交流用语规范、自然、针对性强	2	按实际情况给分	
	3. 观察病人皮肤	2	按实际情况给分	
	4. 操作流程熟练，动作规范	2	按实际情况给分	
	5. 时间为25分钟	2	超过30秒以上扣1分	
总分（100分）		100		

任务二十 标本采集

在临床护理工作中,经常要采集病人的排泄物、分泌物、呕吐物、血液、体液等标本送验,旨在通过实验室的检查方法来鉴定病原,了解疾病的性质及病情的进展情况。因此,正确的检验结果对疾病的诊断、治疗和预后的判断具有一定的价值。而正确的检验结果与正确地采集标本关系密切,护士必须了解各种检验的临床意义,掌握采集标本的正确方法,以保证检验结果不受影响是护理工作的重要责任。

子任务一 痰标本采集

【情景】

石权金,男,60岁,持续2周咳嗽、咳痰、痰中带血,近日感觉胸闷、憋气,消瘦,入院治疗。医嘱留取痰标本找癌细胞。

临时医嘱单

姓名:石权金　　病室:呼吸科　　床号:15　　住院号:201400505

开始		医嘱内容	医师签名	执行时间	护士签名
日期	时间				
2014-5-8	3pm	痰液找脱落细胞	滕军		

护士杨建兰执行医嘱,给病人留取痰标本。

【任务目标】

1. 说出标本采集的原则。
2. 说出各种痰标本的目的及收集时的注意事项,独立完成其用物和病人准备。
3. 熟练采集各种痰标本。

【任务评估】

1. 操作目的

(1)常规痰标本:检查痰液的一般形状,涂片查细菌、虫卵或癌细胞,协助诊断某些呼吸系统疾病。

(2)痰培养标本:检查痰液中的致病菌,确定病菌类型。

(3)24小时痰标本:检查24小时痰液的量及形状,为诊断和治疗提供依据。

2. 病人评估　年龄、意识状态、抗生素使用情况、咳嗽能力、心理状态、合作程度、对收集痰标本必要性的认知。

3. 环境评估　病室安静、安全,整洁舒适。

【任务演练准备】

1. 病人能自行留痰者　标本容器(常规痰标本备痰盒,痰培养标本备无菌集痰器及漱口溶液200ml,24小时痰标本备约500ml的清洁广口集痰器)、检验单(标明病室、床号、姓名)。

2. 病人无法咳痰或不合作　集痰器、检验单(标明病室、床号、姓名)、吸痰用物(吸引器、吸痰管)、生理盐水、手套。痰培养标本需备无菌用物。

3. 场地准备　护理实训室,分26个演练小组,26张模拟病床及模拟病人。环境整洁、安静,光线充足。

【相关理论知识】

标本采集的原则

1. 采集任何标本前,都应先填写检验单,选择适当的标本容器,在容器外面贴上标签,标明科别、床号、姓名、性别、住院号、检验目的及送验日期等。

2. 采集标本前、后及送验前均应仔细逐项核对检验单,以防发生差错,并应向病人说明检验项目的有关事宜。以消除顾虑,取得配合。

3. 凡采集细菌培养标本,须放入无菌容器内,事先检查容器有无裂缝,瓶塞是否干燥,培养基是否足够,有无混浊,变质等。采集时应严格执行无菌操作,不可混入防腐剂、消毒剂及其它药物,以免影响检验结果。培养标本应在病人使用抗菌药物之前采集,如已用药,应在检验单上注明。

4. 采集各项标本均应按照规定要求做到及时采集,标本要新鲜,量要准确,按时送验,不应放置过久,以免影响检验结果,特殊标本要注明采集时间。

5. 必须掌握正确的采集方法,如做妊娠试验要留晨尿。因晨尿内绒毛膜促性腺激素的含量高,容易获得阳性结果。

【操作程序】

(一)用物准备

备齐用物,按医院感染控制要求合理放于治疗车上、下层。注意生活垃圾桶和医用垃圾桶的区分。将检验单的附联贴于标本容器上。

(二)病人准备

清楚留取痰标本的目的、过程以及需要注意的问题,取得病人和(或)家属的知情同意。

(三)护士准备

仪表端庄、衣帽整齐,操作前洗手、戴口罩。

(四)操作步骤

操作步骤与方法(见表 20-1)。

表 20-1 痰标本采集技术

操作步骤	操作方法
核对解释	携用物至病人床旁,查对床号、姓名、手腕带,解释操作目的,取得病人的合作
◆常规标本	病人晨起后漱口,去除口腔中的杂质,深呼吸数次后用力咳出气管深处的痰液(如伤口疼痛咳嗽,可以用手掌压迫伤口,减轻肌肉张力,减少咳嗽时的疼痛),盛于收集标本的痰盒中送检。如查癌细胞,应立即送检或用95%乙醇或10%甲醛固定后送检
◆24 小时痰标本	嘱病人从清晨醒来(7am)未进食前漱口后第一口痰开始留取,次日清晨(7am)未进食前漱口后第一口痰结束,将 24 小时的全部痰液吐入容器内,注明留痰起止时间,并嘱不可将唾夜,漱口水、鼻涕等混入,及时送检
◆培养标本	清晨起床后用漱口溶液漱口,以清除口腔内细菌,深呼吸数次后用力咳出气管深处的痰液于无菌集痰器内,立即送检。昏迷病人可用吸痰法吸取,为人工辅助呼吸者吸痰时,要戴无菌手套,将痰液收集器连接在负压吸引器上,正确留取标本
记录送检	整理床单位及用物,洗手,将标本连同化验单立即送检

【注意事项】

1. 护士在采集过程中要注意根据检查目的选择正确的容器。

2. 病人做痰培养及痰找癌细胞检查时,应及时送检。

3. 留取 24 小时痰液时,要注明起止时间。

4. 无法咳嗽或不合作的病人,协助病人取舒适卧位,由下向上叩击病人的背部,按吸痰法吸痰入集痰器内(见图 20-1),加盖。

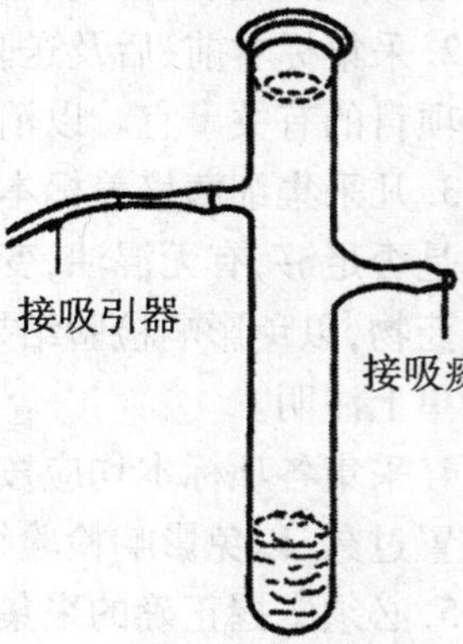

图 20-1 集痰器示意图

任务评价

1. 评价表 见留取痰标本考核评分标准

2. 思考题

(1)查癌细胞时,应用什么固定标本?

(2)如何采集痰培养标本?

留取痰标本考核评分标准

班级：________　学号：________　学生姓名：________　得分：________

项目总分	考核内容	分值	评分标准	扣分
评估 (10分)	1. 核对床号、姓名、手腕带	3	错或未做全扣	
	2. 评价病人意识状态，咳嗽能力	3	错或少一项扣1分	
	3. 向病人解释，取得病人的配合	4	错或未做全扣	
操作前准备 (10分)	1. 仪表端庄，衣帽整齐	3	少一项扣1分	
	2. 操作前剪指甲、洗手、戴口罩	3	少一项扣1分	
	3. 用物备齐，放置有序合理	4	少一项扣1分	
操作过程 (60)	1. 携用物至病人床旁，查对床号、姓名、手腕带，解释操作目的，取得病人的合作	5	错全扣	
	2. 常规标本			
	(1)晨起后漱口，去除口腔中杂质	5	错或未做全扣	
	(2)指导病人深呼吸数次后用力咳出气管深处痰液，盛于收集的痰盒中送检	5	按实际情况给分	
	(3)如查癌细胞应及时送检或用95%乙醇或10%甲醛固定后送检	10	操作不对全扣	
	3. 24小时痰标本			
	(1)注明留痰的起止时间	5	未做全扣	
	(2)嘱病人将24小时痰吐入容器中	5	按实际情况给分	
	(3)并嘱不可将唾液、漱口水、鼻涕等混入	5	按实际情况给分	
	(4)及时送检	5	方法不对全扣	
	4. 培养标本			
	(1)病人晨起后用漱口液漱口，以清除口腔内细菌	5	错全扣	
	(2)深呼吸数次后用力咳出气管深处痰液	5	错或未做全扣	
	(3)盛于无菌痰盒中，立即送检	5	按实际情况给分	
评价 (20分)	1. 举止端庄，态度严肃	3	按实际情况给分	
	2. 交流用语规范、自然、针对性强	5	按实际情况给分	
	3. 采集标本准确无误	3	错扣3分	
	4. 操作熟练，动作规范，无菌观念强	6	按实际情况给分	
	5. 时间为6分钟	3	超过30秒以上扣1分	
总分 (100分)		100		

子任务二 咽拭子标本采集

【情景】

白莉琳,女,29 岁,白血病。化疗过程中因口腔溃烂需做咽拭子培养。医嘱如下:

临时医嘱单

姓名:白莉琳 病室:血液科 床号:26 住院号:201410405

开始		医嘱内容	医师签名	执行时间	护士签名
日期	时间				
2014-4-8	3pm	咽拭子培养	郝明		

护士马秀君执行医嘱,给病人留取咽拭子培养标本。

【任务目标】

1. 说出咽拭子培养的目的、独立完成用物和病人准备。
2. 熟练完成咽拭子培养标本的采集。

【任务评估】

1. 操作目的　从咽部和扁桃体取分泌物作细菌培养或病毒分离。
2. 病人评估　意识状态、张口能力、抗生素使用情况、心理状态、合作程度,对采集咽拭子标本必要性的认知。
3. 环境评估　病室安静安全,整洁舒适。

【任务演练准备】

1. 物品准备　治疗盘一套,咽试子培养管、酒精灯、火柴、压舌板、手电筒、无菌生理盐水,检验单(标明病室、床号、姓名)。
2. 场地准备　护理实训室,分 26 个演练小组,26 张模拟病床及模拟病人。环境整洁、安静。

【操作程序】

(一)用物准备

备齐用物,按医院感染控制要求合理放于治疗车上、下层。注意生活垃圾桶和医用垃圾桶的区分。将检验单的附联贴于标本容器上。

(二)病人准备

清楚留取咽拭子培养标本的目的、过程以及需要注意的问题,取得病人和(或)家属的知情同意。

(三)护士准备

仪表端庄、衣帽整齐,操作前洗手、戴口罩。

(四)操作步骤

操作步骤与方法(见表20－2)

表20－2 咽拭子标本采集技术

操作步骤	操作方法
核对解释	携用物至病人床旁,查对床号、姓名、手腕带,解释操作目的,取得病人的配合
暴露咽喉	协助病人用清水漱口,点燃乙醇灯,然后让病人张口发"啊"音,暴露咽喉(必要时用压舌板将舌压下)
取分泌物	取出培养管中的试子,蘸无菌等渗盐水后,轻柔、迅速地擦拭两腭弓、咽及扁桃体上的分泌物(做真菌培养时,必须在口腔溃疡面取分泌物)
装入试管	取毕,将试管口在乙醇灯火焰上消毒,将试子插入试管中,塞紧瓶塞
整理记录	注明标本留取时间,及时送检 整理床单位及用物

【注意事项】

1. 避免在进食后2小时内取标本,以防呕吐。
2. 操作中严格无菌技术。

任务评价

1. 评价表 见咽拭子标本采集考核评分标准
2. 思考题

(1)咽拭子培养标本应在哪些部位采集分泌物?

(2)标本用于真菌培养时,应在那个部位采集分泌物?

咽拭子标本采集考核评分标准

班级:__________ 学号:__________ 学生姓名:__________ 得分:__________

项目总分	考 核 内 容	分值	评 分 标 准	扣分
评估 (10分)	1. 核对床号、姓名、手腕带	3	错或未做全扣	
	2. 了解病人病情、口腔黏膜和咽部感染情况	3	错或少一项扣1分	
	3. 病人意识状态、合作程度	4	错或未做全扣	

续表

项目总分	考核内容	分值	评分标准	扣分
操作前准备（10分）	1. 仪表端庄，衣帽整齐 2. 操作前剪指甲、洗手、戴口罩 3. 用物备齐，放置有序合理	3 3 4	少一项扣1分 少一项扣1分 一项不齐扣1分	
操作过程（60）	操作过程 （1）再次核对床号、姓名、手腕带及医嘱 （2）协助病人漱口，检查口腔 （3）点燃酒精灯，嘱病人张口发出“啊”，必要时用压舌板 （4）取出培养试管中的无菌试子蘸无菌等渗盐水后，轻柔、迅速地擦拭两腭弓、咽、扁桃体的分泌物 （5）打开试管口瓶塞，在酒精灯火焰上部消毒，将试子迅速插入试管中，塞紧瓶塞 （6）盖酒精灯灭火 （7）整理床单位，协助病人取舒适卧位 （8）清理用物，分类处理 （9）洗手、记录，及时送检	 5 5 5 15 10 5 6 5 4	 错或未做全扣 错全扣 错或未做全扣 不符合要求全扣 未做全扣 不符合要求全扣 未做全扣 未做或不符合要求全扣 按实际情况给分	
评价（20分）	1. 举止端庄，态度严肃 2. 交流用语规范、自然、针对性强 3. 采集标本准确无误 4. 操作熟练，动作规范，无菌观念强 5. 时间为6分钟	3 5 3 6 3	按实际情况给分 按实际情况给分 按实际情况给分 按实际情况给分 超30秒扣1分	
总分（100分）		100		

子任务三　静脉血标本采集

静脉血标本包括：全血标本、血清标本和血培养标本。

【情景】

李兰英，女，56岁，2年前确诊心绞痛，今日午后无明显诱因出现心前区疼痛，疼痛剧烈，服硝酸甘油后不能缓解，急诊入院，医嘱要求查磷酸肌酸激酶（CPK）。医嘱如下：

临时医嘱单

姓名:李兰英　　病室:心内科　　床号:36　　住院号:201400212

开始		医嘱内容	医师签名	执行时间	护士签名
日期	时间				
2014-2-12	3pm	查磷酸肌酸激酶	郝明		

护士袁培娟执行医嘱,给病人采集静脉血标本。

【任务目标】

1. 说出采集各种静脉血标本的目的,独立完成其用物、病人准备。

2. 熟练进行各种静脉血标本的采集。操作中严格执行无菌技术规范和查对制度,关爱病人。

【任务评估】

1. 操作目的

(1)全血标本:测定血液中某些物质的含量,如血糖、血氨、尿素氮、尿酸、肌酐、肌酸等。

(2)血清标本:测定血清酶、脂类、电解质和肝功能等。

(3)血培养标本:查找血液中的病原体。

2. 病人评估　年龄、抗生素使用情况、局部皮肤、血管状况、心理状态、合作程度,对采集血标本必要性的认知。

3. 环境评估　病室安静安全,整洁舒适。

【任务演练准备】

1. 物品准备　治疗盘一套、皮肤消毒剂、小垫枕、止血带、弯盘;真空采血针(见图20-2)、真空采血管(按检验项目选用)(见图20-3)。或备干燥注射器(5ml或10ml);标本容器(抗凝管、干燥试管或血培养瓶)、检验单(标明病室、床号、姓名)、无菌手套、乙醇和火柴(采集血培养标本时用)等。

2. 场地准备　护理实训室,分26个演练小组,26张模拟病床及模拟病人。环境整洁、安静,光线充足。

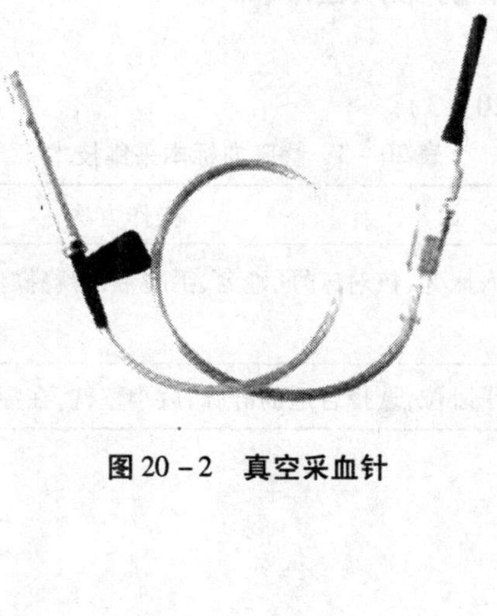

图20-2　真空采血针

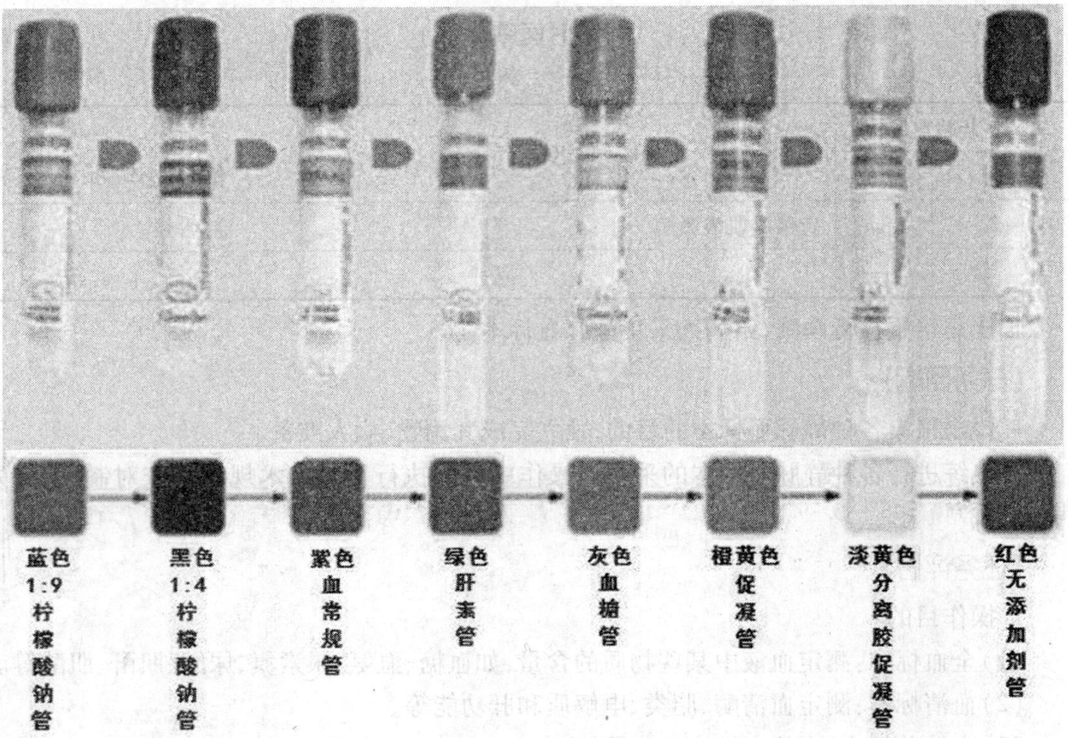

图 20－3 真空采血管

【操作程序】

（一）用物准备

备齐用物，按医院感染控制要求合理放于治疗车上、下层。注意生活垃圾桶和医用垃圾桶的区分。将检验单的附联贴于标本容器上。

（二）病人准备

清楚采集静脉血标本的目的、过程以及需要注意的问题，取得病人和（或）家属的知情同意；体位舒适。

（三）护士准备

仪表端庄、衣帽整齐，操作前洗手、戴口罩。

（四）操作步骤

操作步骤与方法（见表 20－3）。

表 20－3 静脉血标本采集技术

操作步骤	操作方法
核对解释	携用物至病人床旁，核对床号、姓名、手腕带，解释操作目的、过程及配合方法，取得病人合作
选择静脉	协助病人取平卧位，选择合适的静脉，放小垫枕，在穿刺部位上 6cm 处系止血带

续表 20－3

操作步骤	操作方法
采集标本	◆真空采血器采血 消毒皮肤，嘱病人握拳，手持真空采血针，按静脉注射法进行静脉穿刺，见回血后，将真空采血针另一端针头刺入真空采血管，血液即迅速流入真空采血管内，自动留取至所需血量，取下真空采血管，如需继续采血，置换另一真空采血管 当最后一支采血管即将采完时，松开止血带，嘱病人松拳，以干棉签按压穿刺点，迅速拔出针头，使采血针内血液被采血管剩余负压吸入管内，嘱病人曲肘按压穿刺点片刻 ◆注射器采血 消毒皮肤，嘱病人握拳，按静脉注射法穿刺血管，见回血后，抽出所需量，松止血带，嘱病人松拳，迅速拔针，再用干棉签按压穿刺点片刻 取下针头，将血液注入标本瓶内，同时抽取几个项目的标本时，注入血液顺序如下： 血培养标本：将血液注入无菌培养容器中，轻轻摇匀 全血标本：取下针头，将血液沿管壁注入抗凝管，转动试管 血清标本：取下针头，将血液沿管壁注入干燥试管
整理记录	协助病人取舒适卧位，整理床单位及用物 洗手，记录
送检标本	及时送检

【注意事项】

1. 严格执行无菌技术操作及查对制度，避免感染与差错。采集培养标本时，应检查容器有无裂隙，培养液量是否足够，有无混浊、变质。

2. 做生化检验，应提前通知病人，在病人空腹时采取，此时血液的各种化学成分处于相对恒定状态，检查结果比较准确。

3. 根据不同的检验目的选择标本容器，并计算采血量。一般血培养取血 5ml，亚急性细菌性心内膜炎病人，为提高培养阳性率，采血量需增至 10ml～15ml。

4. 严禁在输液或输血的针头处采血标本。应在对侧肢体上采集，防止血液被稀释后影响检验结果。

5. 真空试管采血时，不可先将真空试管与采血针头相连，以免试管内负压消失而影响采血。

任务评价

1. 评价表　静脉血标本采集考核评分标准

2. 思考题

病人周某，女，65 岁，为明确诊断，需采集血标本查血糖、肝功能和做血培养。问：

(1)护士应备何种容器？为什么？

(2)采集标本时应注意什么？

静脉血标本采集考核评分标准

项目总分	考核内容	分值	评分标准	扣分
评估（10分）	1. 核对床号、姓名、手腕带	3	错或未做全扣	
	2. 了解病人身体状况，向病人解释，取得病人的配合	3	少一项扣1分	
	3. 评价病人局部皮肤、血管情况	4	错或未做全扣	
操作前准备（10分）	1. 仪表端庄，衣帽整齐	3	少一项扣1分	
	2. 操作前剪指甲、洗手、戴口罩	3	少一项扣1分	
	3. 用物备齐，放置有序合理	4	一项不齐扣1分	
操作过程（60）	1. 核对床号、姓名、手腕带，向病人解释操作的目的、操作过程及配合方法	5	按实际情况给分	
	2. 选择合适静脉，垫巾，在穿刺部位上方6cm处扎压脉带，局部皮肤消毒，待干，嘱病人握紧拳头	8	按实际情况给分	
	3. 取适宜角度将针头刺入静脉，见回血，将采血针另一端插入标本容器中至所需血量	15	操作不对全扣	
	4. 注入试管			
	(1)血培养标本 注入密封培养瓶时，先除去瓶盖，75%酒精消毒后将血注入瓶内轻轻摇匀	8	不符合要求全扣	
	(2)全血标本 将血液顺管壁缓慢注入盛有抗凝剂试管内并轻轻摇匀	5	不符合要求全扣	
	(3)血清标本 将血液顺管壁缓慢注入于干燥试管内	5	不符合要求全扣	
	5. 抽血毕，松压脉带，嘱松拳，迅速拔出针头，用干棉签按压	4	按实际情况给分	
	6. 再次核对	2	未做全扣	
	7. 整理用物，分类处理	3	按实际情况给分	
	8. 洗手、记录，及时送检	5	少一项扣3分	

续表

项目总分	考核内容	分值	评分标准	扣分
评价（20分）	1. 举止端庄，态度严肃	3	按实际情况给分	
	2. 交流用语规范、自然、针对性强	5	按实际情况给分	
	3. 采集标本准确无误，采血后无皮下血肿	3	按实际情况给分	
	4. 操作熟练，动作规范，无菌观念强	6	按实际情况给分	
	5. 时间为6分钟	3	超过30秒扣1分	
总分（100分）		100		

子任务四　动脉血标本采集

【情景】

史明生，男，65岁，慢性阻塞性肺气肿伴有呼吸功能不全。入院时口唇中度紫绀，遵医嘱做血气分析。医嘱如下：

临时医嘱单

姓名：史明生　　　　病室：呼吸科　　　　床号：1　　　　住院号：201410218

开始		医嘱内容	医师签名	执行时间	护士签名
日期	时间				
2014－2－20	8am	血气分析	黎明		

护士莫佳执行医嘱，给病人采集动脉血标本。

【任务目标】

1. 说出动脉采血的目的，独立完成其用物、病人准备。

2. 熟练完成动脉采血的操作，操作中严格执行无菌技术规范和查对制度，关爱病人。

【任务评估】

1. 操作目的　作血液气体分析。

2. 病人评估　年龄、心肺功能、局部皮肤、血管状况、心理状态、合作程度，对采集动脉血必要性的认知。

3. 环境评估　病室安静安全，整洁舒适。

【任务演练准备】

1. 物品准备　治疗盘一套,皮肤消毒剂、弯盘;1 ml 干燥注射器,肝素检验单(标明病室、床号、姓名)、橡皮塞或专用凝胶针帽、无菌纱布、无菌手套。

2. 场地准备　护理实训室,分 26 个演练小组,26 张模拟病床及模拟病人。环境整洁、安静,光线充足。

【操作程序】

(一)用物准备

备齐用物,按医院感染控制要求合理放于治疗车上、下层。注意生活垃圾桶和医用垃圾桶的区分。将检验单的附联贴于标本容器上。

(二)病人准备

清楚采集动脉血标本的目的、过程以及需要注意的问题,取得病人和(或)家属的知情同意;体位舒适。

(三)护士准备

仪表端庄、衣帽整齐,操作前洗手、戴口罩。

(四)操作步骤

操作步骤与方法(见表 20 - 4)。

表 20 - 4　动脉血标本采集技术

操作步骤	操作方法
核对解释	携用物至病人床旁,核对床号、姓名、手腕带,解释操作目的、过程及配合方法,取得病人合作;协助病人取舒适位
抽取肝素	取 1ml 注射器,先抽取 0.5ml 肝素,湿润注射器后排尽(或者使用专用血气针)
选择动脉	选取穿刺动脉,常用于穿刺部位为桡动脉、肱动脉、股动脉、足背动脉等
消毒穿刺	消毒穿刺部位,操作者左手戴无菌手套或常规消毒左手的示指、中指;用消毒手指触摸动脉搏动处,确定动脉及走向后,以两手指固定动脉,右手持注射器在两指间垂直或与动脉成 40° ~ 45°迅速进针,动脉血自动顶入血气针内,一般需要 1ml 左右
拔针按压	迅速拔针,用无菌纱布垂直按压穿刺部位 5 分钟 ~ 10 分钟
隔绝空气	拔针后立即将针尖斜面刺入橡皮塞或专用凝胶针帽隔绝空气,将血气针轻轻转动,使血液与肝素充分混匀
送检记录	整理床单位及用物,将标本连同化验单及时送检,洗手记录

【注意事项】

1. 严格执行无菌技术。

2. 有出血倾向的病人,谨慎使用。

任务评价

1. 评价表　见动脉采血考核评分标准
2. 思考题
(1)采集动脉血标本的目的？选用何种抗凝剂？
(2)采集动脉血时常选择哪些动脉？

动脉采血考核评分标准

班级:__________　学号:__________　学生姓名:__________　得分:__________

项目总分	考　核　内　容	分值	评分标准	扣分
评估（10分）	1. 核对床号、姓名、手腕带	3	错或未做全扣	
	2. 了解病人身体情况，向病人解释，取得病人的配合	3	错或未做全扣	
	3. 评估肢体活动情况及动脉搏动，穿刺部位有无疤痕，硬结水肿等	4	错或未做全扣	
操作前准备（10分）	1. 仪表端庄，衣帽整齐	3	一项不齐扣1分	
	2. 操作前剪指甲、洗手、戴口罩	3	一项不齐扣1分	
	3. 用物备齐，放置有序合理	4	一项不齐扣1分	
操作过程（60）	1. 核对床号、姓名、手腕带，向病人解释，取得病人合作	5	一项不齐扣1分	
	2. 协助病人取舒适位	2	按实际情况给分	
	3. 准备肝素湿润注射器，或备专用血气针	6	按实际情况给分	
	4. 选择动脉，消毒穿刺部位	5	按实际情况给分	
	5. 操作者左手戴无菌手套或常规消毒左手的示指、中指	8	按实际情况给分	
	6. 以食指和中指固定欲穿刺的动脉	5	按实际情况给分	
	7. 再次核对病人床号姓名	4	错或未做全扣	
	8. 另一手持注射器在动脉搏动最强处进针，在两只之间垂直或与动脉呈40°~50°刺入动脉	3	角度错误扣2分	
	9. 采集动脉血1ml左右	5	错全扣	
	10. 迅速拔针，无菌纱布按压穿刺部位5分钟~10分钟	5	按实际情况给分	
	11. 针头向下并立即插入橡皮塞内，隔绝空气	3	错或未做全扣	
	12. 轻轻转动注射器，使肝素和血液充分混匀	3	按实际情况给分	
	13. 立即送检	2	按实际情况给分	
	14. 整理病人及床单元，清理用物分类处理	4	错或未做全扣	

续表

项目总分	考核内容	分值	评分标准	扣分
评价 (20分)	1. 举止端庄,态度严肃 2. 交流用语规范、自然、针对性强 3. 采集标本准确无误,采血后无皮下血肿 4. 操作熟练,动作规范,无菌观念强 5. 时间为6分钟	3 5 3 6 3	按实际情况给分 按实际情况给分 按实际情况给分 按实际情况给分 超过30秒扣1分	
总分 (100分)		100		

子任务五　尿标本采集

尿液的组成和性状可反应机体代谢的状况,它既与泌尿系统疾病直接相关,同时又受机体各系统功能状态的影响。临床上常收集尿标本做物理、化学、细菌学和显微镜等检查,以了解病情,协助诊断和观察疗效。临床上尿标本采集包括:常规标本、12小时或24小时标本、培养标本。

【情景】

李某,男,55岁,糖尿病15年,需留取24小时尿标本做尿糖定量检查,你该如何留取尿标本?

【任务目标】

1. 理解尿标本的分类及目的。

2. 正确实施各种尿标本的采集,操作中严格查对制度,关爱病人,做好解释观察指导。

3. 独立完成环境、病人、用物的准备。

【任务评估】

1. 操作目的

(1)常规尿标本:检查尿液的颜色、透明度、有无细胞及管型,测定比重,并做尿蛋白及尿糖定性检查。

(2)尿培养标本:取未被污染的尿液做细菌学检查。

(3)12小时或24小时尿标本:做尿的各种定量检查,如钠、钾、氯、17-羟类固醇、肌酸、肌酐及尿糖定量或尿浓缩结核杆菌等。

2. 病人评估　年龄、病情、抗生素使用情况、活动能力、心理状态、合作程度,对采集尿标本必要性的认知。

3. 环境评估　病室安静安全，整洁舒适，必要时屏风遮挡。

【任务演练准备】

1. 物品准备

(1)尿常规标本：标本容器、检验单（标明病室、床号、姓名）、必要时备便盆或便壶。

(2)尿培养标本：无菌导尿用物、无菌有盖标本容器、清洁手套、检验单（标明病室、床号、姓名）、必要时备便盆或便壶或屏风。

(3)12 小时或 24 小时尿标本：集尿瓶（容量 3000 ~ 5000ml）、防腐剂、检验单（标明病室、床号、姓名）。

2. 场地准备　护理实训室，分 26 个演练小组，26 张模拟病床及模拟病人。环境整洁、安静，必要时屏风遮挡。

【相关理论知识】

12 小时或 24 小时尿标本常用防腐剂及使用方法（见表 20 – 5）

表 20 – 5　常用防腐剂的作用及用法

名称	作用	用法	举例
甲醛	防止细菌生长和固定尿中有机成分	每 30 ml 尿液加 40% 甲醛 1 滴	爱迪计数
浓盐酸	防止尿中激素被氧化	24 小时尿中加 5 ~ 10 ml	17 – 羟类固醇、17 – 酮类同醇等
甲苯	防止细菌污染和延缓尿液中化学成分的分解	于尿液表面加数滴，使之形成薄膜盖于尿液表面	尿蛋白定量、尿糖定量、钠、钾、氯、肌酐、肌酸的定量检查

【操作程序】

（一）用物准备

备齐用物，按医院感染控制要求合理放于治疗车上、下层。注意生活垃圾桶和医用垃圾桶的区分。将检验单的附联贴于标本容器上。

（二）病人准备

清楚采集尿标本的目的、过程以及需要注意的问题，取得病人和（或）家属的知情同意。

（三）护士准备

仪表端庄、衣帽整齐，操作前洗手、戴口罩。

（四）操作步骤

操作步骤与方法（见表 20 – 6）。

表 20－6 尿标本采集技术

操作步骤	操作方法
核对解释	携用物至病人床旁，核对床号、姓名、手腕带，解释操作目的、过程及配合方法，取得病人合作
收集标本	◆常规标本 可下床活动的病人，给予标本瓶，嘱病人去厕所排尿，留取 30ml 左右的尿液于容器中；行动不便的病人，协助病人在床上排尿，使用便盆或尿壶，收取足量的尿液于容器中；留置导尿的病人，于集尿袋下方引流口处打开塞子收集尿液 ◆12 小时或 24 小时尿标本 嘱病人于 7am 排空膀胱后，开始留取尿液，至次日清晨 7am 最后一次尿液结束。若为 12 小时的尿标本，则于 7pm 排空膀胱后，开始留取尿液，至次日清晨 7am 最后一次尿液结束，请病人先将尿液排在便盆内，再收集到尿瓶，并根据检验的要求在尿中加入防腐剂 ◆培养标本 调节室温，屏风遮挡，协助病人取舒适体位，放便盆于臀下 打开导尿包，带上手套，按导尿术清洁、消毒外阴和尿道口 嘱病人将前段尿排于便盆中，留取中段尿 30ml 左右的尿液于无菌容器中，盖好容器，余尿排于便盆中
清洁整理	整理床单位，清理用物
送检记录	将标本连同化验单立即送检，洗手，记录

【注意事项】

1. 会阴部分泌物过多时，应先清洁或冲洗，再收集尿液。尿培养标本应严格无菌。

2. 从尿袋下方引流时应先消毒引流孔处。

3. 小孩或尿失禁病人可用尿套或尿袋协助收集。

4. 女病人月经期不宜留取尿标本。

5. 做早孕诊断试验应留晨尿。

6. 12 小时或 24 小时尿标本必须在规定的时间内留取，集尿瓶应放在阴凉处，根据要求加防腐剂。

任务评价

1. 评价表 见尿培养标本采集考核评分标准

2. 思考题

(1) 如何采集尿常规标本、12 小时或 24 小时的尿标本？

(2) 留取 24 小时尿标本时常用的防腐剂有哪些？如何选用？

尿培养标本采集考核评分标准

班级：________ 学号：________ 学生姓名：________ 得分：________

项目总分	考核内容	分值	评分标准	扣分
评估（10分）	1. 核对床号、姓名、手腕带	3	错或未做全扣	
	2. 了解病人身体状况，向病人解释，取得病人的配合	3	错或少一项扣1分	
	3. 评价病人活动能力、是否使用抗生素、膀胱充盈情况	4	错或未做全扣	
操作前准备（10分）	1. 仪表端庄，衣帽整齐	3	一项不齐扣1分	
	2. 操作前剪指甲、洗手、戴口罩	3	少一项扣1分	
	3. 用物备齐，放置有序合理	4	少一项扣一分	
操作过程（60）	1. 携用物至病人床旁，核对床号、姓名、手腕带，解释操作目的、过程及配合方法，取得病人合作	5	错或未做全扣	
	2. 协助病人脱去一侧裤子，取坐位或卧位，垫便盆	5	错或未做全扣	
	3. 护士戴手套，按导尿法消毒外阴	10	错或未做全扣	
	4. 嘱病人自行排尿，弃去前端尿液，用无菌尿杯留取中断尿 5 ml ~ 10 ml	10	操作不对全扣	
	5. 留尿前后均将无菌尿杯口在酒精灯火焰上消毒，留尿后盖紧杯盖	5	不符合要求全扣	
	6. 若病人同时需留置尿管，按导尿法留置尿管，见尿后弃去前端尿液，接中断尿约 5 ml ~ 10 ml 于无菌尿杯中	5	按实际情况给分	
	7. 若病人已留置尿管，应将尿管末端用 0.25% ~ 0.5% 碘伏后消毒后，采集中断尿约 5 ml ~ 10 ml 于无菌尿杯中	10	按实际情况给分	
	8. 整理床单位，清理用物	5	按实际情况给分	
	9. 将标本连同化验单立即送检，洗手，记录	5	按实际情况给分	
评价（20分）	1. 举止端庄，态度严肃	3	按实际情况给分	
	2. 交流用语规范、自然、针对性强	6	按实际情况给分	
	3. 采集标本准确无误	3	按实际情况给分	
	4. 操作熟练，动作规范，无菌观念强	5	按实际情况给分	
	5. 速度为 6 分钟完成	3	超过 30 秒以上扣 1 分	
总分（100分）		100		

子任务六　粪便标本采集

临床上粪便标本采集包括：常规标本、隐血标本、寄生虫及虫卵标本、培养标本。

【情景】

周某，男，35岁，里急后重，腹泻两天，粪便呈果酱样，怀疑为阿米巴原虫感染，需留取粪便标本送检，应如何采集标本？

【任务目标】

1. 理解粪便标本的分类及目的。

2. 正确实施各种粪便标本的采集，操作中严格查对制度，关爱病人，做好解释观察。

3. 独立完成环境、病人、用物的准备。

【任务评估】

1. 操作目的

(1) 常规标本：检查粪便的性状、颜色、混合物及寄生虫等。

(2) 培养标本：检查粪便中的致病菌。

(3) 隐血标本：检查粪便中是否存在肉眼不能察觉的微量血液。

(4) 寄生虫标本及虫卵标本：检查寄生虫成虫、幼虫及虫卵。

2. 病人评估　年龄、抗生素使用情况、活动能力、心理状态、合作程度，对采集粪标本必要性的认知。

3. 环境评估　病室安静安全，整洁舒适必要时备屏风。

【任务演练准备】

1. 物品准备　清洁便盆、标本容器（培养试管或检验盒，内附无菌棉签或检便匙）、检验单（标明病室、床号、姓名）。

2. 场地准备　护理实训室，分26个演练小组，26张模拟病床及模拟病人。环境整洁、安静，必要时屏风遮挡。

【操作程序】

（一）用物准备

备齐用物，按医院感染控制要求合理放于治疗车上、下层。注意生活垃圾桶和医用垃圾桶的区分。将检验单的附联贴于标本容器上。

（二）病人准备

清楚采集粪便标本标本的目的、过程以及需要注意的问题，取得病人和（或）家属的知情同意。

(三)护士准备

仪表端庄、衣帽整齐,操作前洗手、戴口罩。

(四)操作步骤

操作步骤与方法(见表20-7)。

表20-7　粪便标本采集技术

操作步骤	操作方法
核对解释	携用物至病人床旁,核对床号、姓名、手腕带,解释操作目的、过程及配合方法,取得病人合作
收集标本	◆常规标本 排空膀胱,不可混入尿液,挑取含有黏液或脓血部分(异常粪便),外观无异常的粪便应从中央取材(5g,约蚕豆大小),粪便若为水样便应取15 ml～30 ml用容器送检 ◆培养标本 收集培养标本时,解大便前最好用消毒液冲洗肛门。用无菌棉签取中央部分粪便或脓血黏液部分2g～5g置于培养瓶内,塞紧瓶盖 ◆隐血标本 用于检查肉眼不能看见的微血量。检查前3天禁食肉类、肝、血、含大量绿叶素的食物和含铁剂药物,三天后留取常规标本送检 ◆寄生虫或虫卵 检查寄生虫卵时,在不同部位取带血及黏液的粪便;查阿米巴原虫应在采集前将容器用热水加温,便后立即送检;病人服用驱虫药或作血吸虫孵化检查应留取全部粪便
清洁整理	整理床单位及用物
送检记录	将标本连同化验单立即送检,洗手,记录

【注意事项】

1. 采集培养标本,如病人无便意,用无菌棉签蘸无菌生理盐水,由肛门插入6 cm～7 cm顺时针方向轻轻旋转后退出,将棉签置于培养管内,塞紧送检。

2. 采集隐血标本时,嘱病人在检查前3天禁食肉类、动物血、肝以及含铁丰富的药物、食物、绿叶蔬菜。

3. 服驱虫药后,应留取全部粪便,查取蛔虫、钩虫、蛲虫的数目。

4. 检查阿米巴原虫,在采集标本前几天,不应给病人服用钡剂、油质或含金属的泻剂,以免金属制剂影响阿米巴虫卵或胞囊的显露。

5. 病人如有腹泻,水样便应盛于容器中送验。

任务评价

1. 评价表　见粪便培养标本采集考核评分标准

2. 思考题

(1)怎样采集粪便常规标本、隐血标本?

(2)留取寄生虫及虫卵标本时应注意什么?

粪便培养标本采集考核评分标准

班级:________ 学号:________ 学生姓名:________ 得分:________

项目总分	考 核 内 容	分值	评 分 标 准	扣分
评估 (10分)	1. 核对床号、姓名、手腕带	3	错或未做全扣	
	2. 了解病人身体状况,向病人解释,取得病人的配合	3	错或少一项扣1分	
	3. 评价病人活动能力	4	错或未做全扣	
操作前准备 (10分)	1. 仪表端庄,衣帽整齐	3	少一项扣1分	
	2. 操作前剪指甲、洗手、戴口罩	3	少一项扣1分	
	3. 用物备齐,放置有序合理	4	一项不齐扣1分	
操作过程 (60分)	1. 携用物至病人床旁,核对床号、姓名、手腕带,解释操作目的、过程及配合方法,取得病人合作	5	错或未做全扣	
	2. 用消毒液冲洗肛门	10	按实际情况给分	
	3. 用无菌棉签取粪便	15	按实际情况给分	
	4. 取中央部分粪便或脓血黏液部分2 g ~5g	8	操作不对全扣	
	5. 迅速置于培养瓶内	8	按实际情况给分	
	6. 塞紧瓶盖	5	按实际情况给分	
	7. 整理床单位	4	按实际情况给分	
	8. 及时送检	5	错或未做全扣	
评价 (20分)	1. 举止端庄,态度严肃	3	按实际情况给分	
	2. 交流用语规范、自然、针对性强	6	按实际情况给分	
	3. 采集标本准确无误	3	按实际情况给分	
	4. 操作熟练,动作规范,无菌观念强	5	按实际情况给分	
	5. 时间为6分钟	3	超过30秒以上扣1分	
总分 (100分)		100		

任务二十一　危重病人抢救技术

危重病人病情复杂、变化快，抢救工作必须分秒必争，有条不紊。因此，护士必须具备相应的组织管理能力，熟练掌握各项抢救技术。

子任务一　洗胃法

【情景】

张丽，女，40岁，农民，家属代述病人因1小时前与丈夫发生口角后，服农药约300 ml。发现时病人已意识不清，身边有农药空瓶，急送医院。查体：神志不清，被动体位，体格检查时不合作。呼出气体有大蒜味。颜面苍白，皮肤湿冷，大汗，面部肌肉小抽搐，双侧瞳孔明显缩小，对光反射消失，流泪。口唇轻度发绀，流涎，颈抵抗(+)。T 36℃，P 60次/分，R10次/分，BP 80/50mmHg。医嘱如下：

临时医嘱单

姓名：张丽　　病室：急诊科　　床号：3　　住院号：201400401

开始		医嘱内容	医师签名	执行时间	护士签名
日期	时间				
2014－4－1	10am	洗胃，st	王伟		

护士李丽玲执行医嘱，须为病人进行洗胃。

【任务目标】

1. 说出洗胃的适应症及禁忌症、评估内容，并独立完成用物、病人和环境准备。
2. 正确选择洗胃溶液，熟练进行口服催吐及自动洗胃机洗胃操作。

3. 能告知病人操作的目的和配合要求，解释清楚，沟通有效。

【任务评估】

1. 操作目的

(1)解毒：清除胃内有毒物或其他有害物质，减少毒物吸收。还可利用不同灌洗液进行中和解毒，用于急性服毒或食物中毒，服毒后 6 小时内洗胃效果最好。

(2)减轻胃黏膜水肿：幽门梗阻病人，饭后胃内常有食物滞留，通过洗胃将滞留食物洗出，减少了食物对胃黏膜的刺激，从而减轻了胃黏膜水肿与炎症。

(3)某些手术或检查前的准备：如胃部、十二指肠手术准备。

2. 病人评估　意识状态、毒物性质、有无禁忌洗胃的疾病、心理状态、合作程度，对洗胃的认知。

3. 环境评估　病室安静安全，整洁舒适，必要时备屏风。

【任务演练准备】

1. 物品准备

(1)治疗盘内备：胃管、镊子、纱布、水温计、弯盘、量杯、润滑油、棉签、胶布、2 个治疗碗、橡胶单、必要时备屏风。

(2)治疗车下放水桶两只(一只盛洗胃液、另一只盛污水)。

(3)口服催吐法另备：饮水杯、压舌板、毛巾、橡胶围裙；自动洗胃机洗胃法另备自动洗胃机；电动吸引器洗胃法另备：电动吸引器、输液架、输液瓶、输液器、Y 形三通管、止血钳；漏斗洗胃法另备漏斗胃管；注洗器洗胃法另备注洗器。

(4)必要时备开口器、牙垫、压舌板、舌钳。

(5)洗胃液：按需准备洗胃溶液 10000～20000 ml，温度为 25～38℃。

2. 场地准备　护理实训室，分 26 个演练小组，26 张模拟病床及模拟病人。环境整洁、安静，必要时屏风遮挡。

【相关理论知识】

(一)洗胃法的概念

洗胃法是让病人口服引吐或将洗胃导管由口腔或鼻腔插入胃内，灌入洗胃溶液反复冲洗并排除胃内容物的方法。

(二)洗胃的适应症与禁忌症

1. 适应症

(1)非腐蚀性毒物中毒者，如有机磷农药、安眠药。

(2)各种金属类与生物碱及食物中毒。

2. 禁忌症

(1)吞服强酸、强碱等腐蚀性物质者禁忌洗胃。

(2)上消化道溃疡、胃癌等病人不宜洗胃。

(3)胃插管术禁忌症，如：食管阻塞、食管狭窄、食管胃底静脉曲张等。

(4)血小板减少症、胸主动脉瘤、心肌梗死、昏迷等病人慎用洗胃。

(三)洗胃溶液

根据毒物性质,选择合适的洗胃溶液,(见表21-1)。

表21-1　常见各种毒物中毒的灌洗溶液和禁忌药物

中毒药物	解毒用灌洗液	禁忌药物
酸性物	乳类、蛋清水、牛奶	强碱药物
碱性物	5%醋酸、白醋、蛋清水①、牛奶	强酸药物
氰化物	饮3%过氧化氢溶液②后引吐,1:15000~1:20000高锰酸钾溶液洗胃	
敌敌畏	2%~4%碳酸氢钠、1%盐水、1:15000~1:20000高锰酸钾溶液洗胃	
1605、1059、4049(乐果)	2%~4%碳酸氢钠洗胃	高锰酸钾③
敌百虫	1%盐水或清水、1:15000~1:20000高锰酸钾溶液洗胃	碱性药物④
DDT、666	开水或生理盐水洗胃,50%硫酸镁导泻	油性泻药
酚类	50%硫酸镁导泻,温开水或植物油洗胃至无酚味为止,洗胃后多次服用牛奶、蛋清保护胃粘膜	
巴比妥类(安眠药)	1:15000~1:20000高锰酸钾溶液洗胃、硫酸钠导泻⑤	
异烟肼	1:15000~1:20000高锰酸钾溶液洗胃、硫酸钠导泻	
磷化锌(灭鼠药)	1:15000~1:20000高锰酸钾溶液洗胃,0.1%硫酸铜洗胃,0.5%~1%硫酸铜溶液每次10ml,5分钟~10分钟服一次,配合用压舌板刺激舌根引吐⑥	鸡蛋、牛奶、脂肪及其他油类食物⑦

注:①蛋清水可粘附于黏膜或创面上,从而起保护作用,并可使病人减轻疼痛。②氧化剂能将化学毒品氧化,改变其性能,从而减轻或去除其毒性。③1605、1059、乐果(4049)等禁用高锰酸钾洗胃,否则可氧化成毒性更强的物质。④敌百虫遇碱性药物可分解出毒性更强的敌敌畏,其分解过程随碱性的增强和温度的升高而加速。⑤巴比妥类药物采用硫酸钠导泻,是利用其在肠道内形成的高渗透压,阻止肠道水分和残存的巴比妥类药物的吸收,促其尽早排出体外。硫酸钠对心血管和神经系统没有抑制作用,不会加重巴比妥类药物的中毒。⑥磷化锌中毒时,口服硫酸铜可使其成为无毒的磷化铜沉淀,阻止吸收,并促使其排出体外。⑦磷化锌易溶于油类物质,忌用脂肪性食物,以免促使磷的溶解吸收。

(四)洗胃方法

1. 口服催吐法　适用于清醒而能合作的病人。催吐是现场抢救由消化道进入的毒物引起急性中毒时最及时且方便易行的方法。对意识清醒的口服毒物者应立即进行催吐,对口服固体毒物或胃内有食物时催吐效果常胜于洗胃。

2. 胃管洗胃法　是将胃管由鼻腔或口腔插入胃内,用大量溶液进行冲洗的方法。根据使用动力不同，胃管洗胃法又可分为四种：自动洗胃机洗胃法、电动吸引器洗胃法（见图21－1）、漏斗胃管洗胃法（见图21－2）和注洗器洗胃法。

【操作程序】

（一）用物准备

备齐用物，按医院感染控制要求合理放于治疗车上、下层。注意生活垃圾桶和医用垃圾桶的区分。检查洗胃机、电动吸引器性能完好。

（二）病人准备

理解洗胃的目的、过程以及需要注意的问题，取得病人和（或）家属的知情同意；协助病人排便排尿，根据不同洗胃方法和中毒情况取合适体位，有义齿者取出。

（三）护士准备

仪表端庄、衣帽整齐，操作前洗手、戴口罩。

（四）操作步骤

操作步骤与方法（见表21－2）。

表21－2 洗胃法

操作流程	操作方法
核对解释	携用物至床旁，核对床号、姓名、手腕带，并解释洗胃的目的和方法，取得合作
◆口服催吐法	用于清醒合作的病人
安置体位	协助病人取坐位
围裙置桶	胸前围好橡胶围裙，污水桶置病人座位前
饮液催吐	嘱病人自饮大量灌洗液（一次饮量约500ml）后用压舌板压其舌根引起呕吐，反复进行，直至吐出的灌洗液澄清无味
清洁整理	协助病人漱口洗脸，必要时更衣，嘱病人卧床休息，整理床单位，清理用物，洗手
观察记录	记录灌洗液名称及量、呕吐物颜色和气味、病人主诉，必要时留取标本送检
◆自动洗胃机洗胃	利用电磁泵为动力源，通过自控电路的控制，使电磁阀自动转换动作，完成洗胃
检查连管	接通电源，打开开关，检查性能 将3根橡胶管分别与机器的进液管、胃管、出液管口相连，将进液管和出液管分别放于备好的洗胃液桶和污水捅内，进液管管口始终浸没在洗胃液的液面下，胃管的另一端与已插好的病人洗胃管连接，调节药量流速
安置卧位	病人取坐位或半坐卧位；中毒较重者取左侧卧位，因左侧卧位可减慢胃排空，延缓毒物进入十二指肠的速度；昏迷者取平卧位，头偏向一侧，并用压舌板、开口器撑开口腔，置牙垫于上、下磨牙之间；取下活动义齿，弯盘置于口角旁

续表 21－2

操作流程	操作方法
插管洗胃	润滑胃管前端约 l/3，由口腔插人 45～55 cm，证实胃管确实在胃内后，用胶布固定 接通电源，按"手吸"键，吸出胃内容物，必要时将吸出物送检；再按"自动"键，机器对胃进行自动冲洗 每次进液量为 300～500 ml；冲洗时"冲"红灯亮，吸引时"吸"红灯亮；如洗胃过程中发现有食物堵塞管道、水流减慢、不流或发生故障，可交替按"手冲"或"手吸"键，重复冲吸数次，直到管路通畅，再按"手吸"键将胃内残留液吸出后，按"自动"键恢复自动洗胃，直至洗出液澄清无味 随时观察病人面色、脉搏、呼吸、血压的变化，如病人有腹痛、休克现象或洗出液呈血性，应立即停止洗胃，并与医生联系，采取相应的急救措施
拔管整理	洗胃完毕，按"停机"键停止工作。反折胃管末端迅速拔出 协助病人漱口、洗脸，必要时更衣，取舒适卧位，并嘱病人休息，整理床单位，清理用物 将洗胃机的进液管、胃管和出液管同时放在清水中，手按"清洗"键，机器自动清洗各管腔，清洗完毕，将各管同时取出，待机器内水完全排尽后，按"停机"键，关机
观察记录	洗手，记录洗胃时间，洗胃液的名称、量，呕吐物的性质、颜色、气味、量以及病人的一般情况等；必要时留取标本送检
◆电动吸引器洗胃	利用负压吸引原理，用电动吸引器连接胃管进行洗胃的方法（见图 21－1）
检查准备	接通电源后，检查吸引器性能，调节负压，负压应保持在 13.3kPa，避免过高而损伤胃黏膜
插管洗胃	安装各管后，同鼻饲术经口腔插入胃管约 45～55 cm，将输液管与病人胃管相连，打开吸引器，吸出胃内容物，必要留取标本送检关闭吸引器，夹闭贮液瓶的引流管，打开输液管，使液体流人胃内约 300～500 ml；夹闭输液管，开放贮液瓶的引流管，打开吸引器，吸出灌洗液，如此反复至洗出液澄清无味为止
拔管整理	反折胃管末端迅速拔出协助病人漱口、洗脸，必要时更衣，取舒适卧位，并嘱病人休息，整理床单位，清理用物
观察记录	同自动洗胃机洗胃
◆漏斗胃管洗胃	利用虹吸原理，将洗胃液灌入胃内后再引出的方法（见图 21－2）
插入胃管	病人做好准备，插胃管；将漏斗放置于低下胃部水平的位置，挤压橡胶球，抽尽胃内容物

续表 21－2

操作流程	操作方法
灌液洗胃	举漏斗高过头 30～50 cm，将洗胃液 300～500 ml 缓慢倒入漏斗内，当漏斗内尚余少量液体时，迅速将漏斗降至胃部位置以下，倒下污水桶内，反复灌洗，直至流出液澄清无味为止
拔管整理	同电动吸引器洗胃
观察记录	同自动洗胃机洗胃
◆注洗器洗胃	适用于幽门梗阻和胃、十二指肠手术前病人的洗胃
插管洗胃	病人做好准备，插胃管，用注洗器抽尽胃内容物，注入洗胃液约 200 mL，再抽吸弃去，如此反复冲洗，直至吸出的液体澄清无味为止
观察记录	同自动洗胃机洗胃

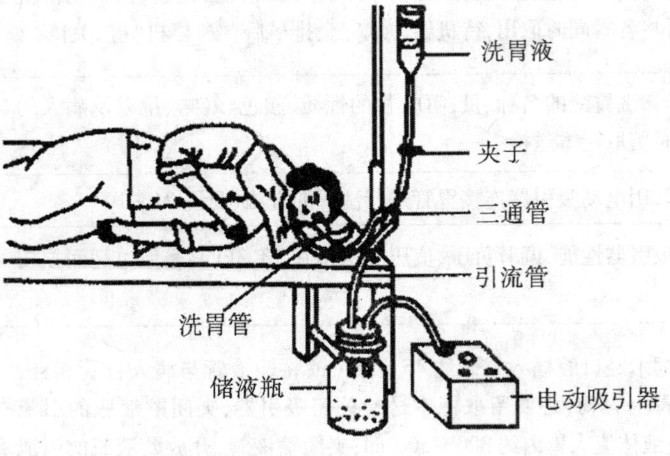

图 21－1　电动吸引器洗胃法

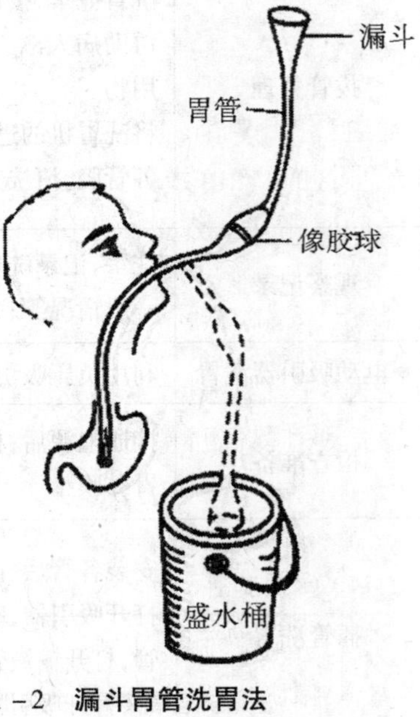

图 21－2　漏斗胃管洗胃法

【注意事项】

1. 急性中毒病人应迅速采用口服催吐法，以减少毒物的吸收。

2. 中毒物质不明时，应在洗胃前抽取少量胃内容物送检，洗胃溶液可选用温开水或生理盐水，待毒物性质明确后，再选用拮抗剂进行洗胃。

3. 洗胃液温度以 25～38℃ 为宜。温度过高则胃血管扩张，促进毒物吸收；温度过低可导致胃肌痉挛。

4. 洗胃插管时动作要轻快，切勿损伤食管或误入气管。

5. 每次灌入量以 300～500 ml 为宜。过多则胃容积增大，胃内压明显大于十二指肠内压，促使胃内容物进入十二指肠，加速毒物的吸收；同时过多也可引起液体反流，导致呛咳、误吸或窒息;若突然胃扩张易兴奋迷走神经,可引起反射性心跳骤停。过少则洗胃液无法与胃内容物充分混合,不利于彻底洗胃,延长了洗胃时间。还应注意灌入量与吸出量是否平衡,否则易导致胃潴留。

6. 幽门梗阻病人洗胃,可用注洗器洗胃,宜在饭后4~6小时或空腹进行。并需记录胃内潴留量,以了解梗阻情况,胃内潴留量=洗出量—灌入量。

任务评价

1. 评价表　见自动洗胃机洗胃法考核评分标准

2. 思考题

(1)洗胃的目的是什么?

(2)洗胃的适应症与禁忌症有哪些?

(3)当毒物性质不明时,应该怎样选择洗胃液帮病人洗胃?

自动洗胃机洗胃法考核评分标准

班级:________　学号:________　学生姓名:________　得分:________

项目总分	考核内容	分值	评分标准	扣分
评估(10分)	1. 核对床号、姓名、手腕带	3	错或未做全扣	
	2. 了解病情	2	错或少一项扣1分	
	3. 告知相关事宜	2	错或未做全扣	
	4. 心理、合作程度,环境对病人的影响	3	错或未做全扣	
操作前准备(10分)	1. 仪表端庄,衣帽整齐	2	按实际情况给分	
	2. 操作前剪指甲、洗手、戴口罩	3	一项不齐扣除1分	
	3. 用物备齐,放置有序合理	3	按实际情况给分	
	4. 环境安静整洁,安全性好,必要时屏风遮挡	2	少一项扣1分	
操作过程(65分)	1. 备物携至床旁,核对床号、姓名、手腕带,解释,取卧位	6	按解释情况给分	
	2. 系橡胶围裙,弯盘置口角旁,治疗巾于胸前	4	少一项扣1分	
	3. 插管,检查胃管是否在胃内	10	未检查全扣	
	4. 灌洗(选择一种洗胃法进行评分)			
	(1)注射器洗胃			
	·用注射器抽尽胃内容物	8	未做全扣	
	·注入洗胃液200ml,抽出弃去,反复冲洗至洗净	18	未口述全扣	
	(2)漏斗胃管洗胃			
	·漏斗低于胃部,吸尽胃内容物	8	未做全扣	

续表

项目总分	考核内容	分值	评分标准	扣分
操作过程（65分）	·举漏斗高于头部30－50cm，倒入胃液	8	未口述或做错全扣	
	·降低漏斗引出余液，反复冲洗至洗净	10	做错全扣	
	(3)电动吸引器洗胃			
	·开动吸引器吸尽胃内容物，关闭吸引器	8	未做全扣	
	·夹住引流管，开放输液管，灌入洗胃液，开放引流管	8	未口述或做错全扣	
	·开动吸引器，反复冲洗至洗净	10	未口述或做错全扣	
	(4)自动洗胃机洗胃法			
	·连接并安置好3条橡胶管	8	未做全扣	
	·通电，检查调试	8	未口述或做错全扣	
	·按"吸引"键，先吸出胃内容物，按"自动"键，开始洗胃，洗毕，按"停止"键	10	未口述或做错全扣	
	5. 拔管			
	(1)置弯盘于病人颌下，胃管开口端夹紧放于弯盘内，揭去胶布	4	少一项扣1分	
	(2)纱布包裹胃管，边拔边用纱布擦胃管	4	错一项全扣	
	(3)拔到咽喉处快速拔出，胃管盘入弯盘中	4	少一项扣1分	
	(4)清洁口鼻面部，清洁用物，协助病人休息	4	少一项扣1分	
	6. 整理床单位，用物按院感分类处理	3	未做全扣	
评价（15分）	1. 操作熟练、准确	3	按操作情况给分	
	2. 动作轻柔、敏捷、爱护病人	4	按操作情况给分	
	3. 胃管插入长度准确，并一次成功，不污染胃管	5	不合格全扣	
	4. 时间为15分钟	3	超过30秒以上扣1分	
总分（100分）		100		

子任务二　吸痰法

【情景】

王佳，女，24岁。因患急性重症肺炎入院。体查：T39℃，P110次/分，R38次/分 BP120/90mmHg。病人咳嗽，痰多，呼吸急促，双肺闻及湿罗音，喉头痰鸣音，痰不易咳出。医嘱如下：

临时医嘱单

姓名:王佳　　病室:呼吸内科　　床号:28　　住院号:D2014408

开始		医嘱内容	医师签名	执行时间	护士签名
日期	时间				
2014-4-8	9am	吸痰　st	李强		

护士马蓓蓓执行医嘱,须为病人进行吸痰。

【任务目标】

1. 概述电动吸引器的构造及原理。

2. 说出吸痰的适应症、评估内容,并独立完成其用物准备。

3. 熟练完成电动吸引器吸痰、中心负压装置吸痰的操作,并解释注意事项。

4. 在操作过程中,态度认真,关爱病人,注意自身职业安全防护。

【任务评估】

1. 操作目的

(1)清理呼吸道分泌物,保持呼吸道通畅。

(2)促进呼吸功能,改善肺通气。

(3)预防吸入性肺炎、肺不张、窒息等并发症的发生。

2. 病人评估　年龄、意识状态、生命体征、痰鸣音、氧流量、口鼻腔情况、心理状态、合作程度,对吸痰的认知。

3. 环境评估　病室安静安全,整洁舒适,光线良好,有电源插座。

【任务演练准备】

1. 物品准备　负压吸引装置一套(电动吸引器或中心吸引装置),有盖无菌容器2个(1个盛无菌生理盐水,1个盛消毒液),吸痰管数根(成人12号~14号;小儿8号~12号;气管插管6号),无菌纱布缸,无菌持物钳,无菌手套,弯盘。必要时备压舌板、开口器、舌钳,听诊器、干燥的无菌试管(系于床头),别针,贮液瓶盛消毒液,一次性无菌治疗巾,棉签一包。

2. 场地准备　护理实训室,分26个演练小组,26张模拟病床及模拟病人。环境整洁、安静,必要时屏风遮挡。

【相关理论知识】

(一)吸痰法的概念

吸痰法是利用负压原理,用导管经口、鼻或人工气道将呼吸道分泌物吸出,以保持呼吸道通畅的一种方法。

(二)吸痰法的适应症

适用于危重、昏迷、麻醉未醒、气管切开、年老体弱、新生儿等无力咳嗽和排痰的病人。

(三)吸痰方法

1. 电动吸引器吸痰法　电动吸引器的构造主要由马达、偏心轮、气体过滤器、压力表、安全瓶和贮液瓶组成。安全瓶和贮液瓶是两个容器，容量为1000ml，瓶塞上有两个玻璃管，并有橡胶管相互连接。接通电源后，马达带动偏心轮，从吸气孔吸出瓶内的空气，并由排气孔排出，这样不断地循环转动，使瓶内产生负压，将痰吸出（见图21－3）。

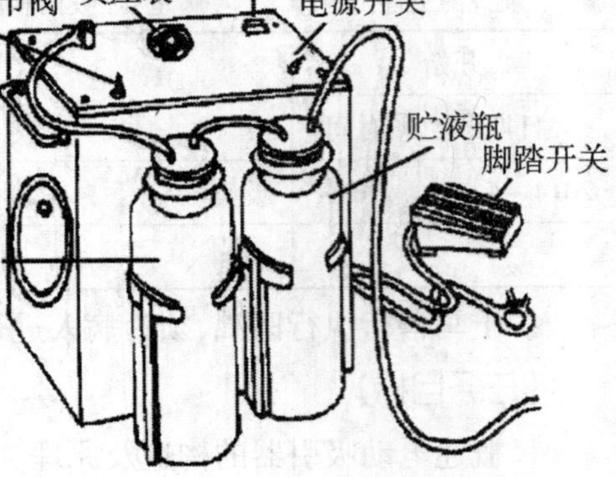

图21－3　电动吸引器构造

2. 中心吸引装置吸痰法　目前，各大医院均设中心负压吸引装置，吸引管道连接到各病床单位，使用时只需将压力表插入墙壁中心负压吸引装置插孔内，接上贮液瓶装置和吸痰管即可使用。具体吸痰的方法和要求同电动吸引器吸痰法。

3. 注射器吸痰法　一般用50 ml～100 ml注射器连接吸痰管进行抽吸，仅适用于家庭或无负压吸引装置的紧急情况下。

4. 口对口吸痰法　紧急状态下可用。操作者托起病人下颌使其头后仰，捏住病人鼻孔，口对口吸出呼吸道分泌物，解除呼吸道梗阻症状。

【操作程序】

（一）用物准备

备齐用物，按医院感染控制要求合理放于治疗车上、下层。注意生活垃圾桶和医用垃圾桶的区分。检查电动吸引器性能完好。

（二）病人准备

理解吸痰的目的、过程以及需要注意的问题，取得病人和（或）家属的知情同意；排便排尿，取舒适卧位，有义齿者取出。

（三）护士准备

仪表端庄、衣帽整齐，操作前洗手、戴口罩。

（四）操作步骤

操作步骤与方法（见表21－3）。

表21－3　电动吸引器吸痰法

操作步骤	操作方法
核对解释	携用物至床旁，核对床号、姓名、手腕带，解释吸痰的目的和方法，以取得病人的合作
检查调压	将盛有无菌生理盐水和盛消毒液的无菌容器置于床头桌上，打开盖子；绑试管于床头；调高氧流量接通电源，打开开关，检查吸引器性能并连接各管；调节负压，成人负压0.04 Mpa ～0.053 Mpa，小儿负压<0.04 Mpa
安置体位	检查病人的口腔、鼻腔，将病人的头转向操作者一侧，将治疗巾围于病人胸前

续表 21－3

操作步骤	操作方法
试吸检查	用无菌技术打开吸痰管，右手戴无菌手套连接吸痰管，试吸少量生理盐水，润滑吸痰管前端并查看吸力
抽吸痰液	◆经口腔吸痰：左手反折吸痰管末端，以免负压损伤黏膜，右手戴无菌手套持吸痰管前端从口腔的一侧插入 10～15 cm 进入咽部，同时鼓励病人咳嗽；脚踩吸引器开关，放松折叠处，先吸净口咽部分泌物 更换吸痰管，在病人吸气时顺势将吸痰管插入气道约 15 cm，从深部向上提拉，左右旋转，吸净痰液，若为昏迷病人则用压舌板或开口器打开口腔；舌后坠者，用舌钳将舌拉出，进行吸痰 ◆经鼻腔吸痰：口腔吸痰有困难，可从鼻腔吸引，但颅底骨折病人禁忌从鼻腔吸痰；用棉签湿润鼻腔，在病人吸气时，平稳快速地将吸痰管沿鼻道插至咽喉部（深部约 20～25 cm），旋转退管吸痰（防止固定一处吸引） 经气管内插管或气管切开套管吸痰，需严格无菌操作吸痰时动作要轻柔、敏捷，每次吸痰时间不超过 15 秒，以免缺氧
吸水冲管	吸痰管每次退出后用无菌生理盐水抽吸冲洗，以免痰液堵塞吸痰管
清洁观察	吸痰中随时用纱布擦净病人喷出的分泌物；吸痰前可增加氧气吸入，观察病人面色、呼吸是否改善，观察痰液的颜色、性质及黏膜有无损伤吸痰结束，关闭吸引器开关及电源开关，取下吸痰管，放入感染性垃圾桶内，并将吸引管玻璃接头抽吸无菌容器内的消毒液，进行消毒，而后插入干燥的无菌试管内备用，撤去治疗巾
整理记录	安置病人于舒适体位，整理床单位及用物，清醒者予以安抚并致谢洗手，记录吸谈时间、次数、痰液性状和量、病人呼吸情况

【注意事项】

1. 严格执行无菌操作，治疗盘内吸痰用物每天更换 1～2 次，勤做口腔护理。

2. 密切观察病情，当发现有痰鸣音或排痰不畅时，应立即抽吸。

3. 如痰液黏稠，可配合叩背、雾化吸入，气管插管或气管切开者也可向气管内滴入少量等渗盐水或化痰药物，使痰液稀释，以便于吸出。

4. 如有咳嗽反射，应轻轻拉出吸痰管；每次吸痰不超过 15 秒，以免造成缺氧，吸痰前后可增加氧气吸入；若气管切开吸痰，注意无菌操作，先吸气管切开处，再吸口、鼻部。

5. 一根吸痰管只用一次，每次退出吸痰管都需抽吸生理盐水冲洗，以免堵塞；气管切开者连续吸痰不可超过 3 次，以免引起缺氧。

6. 持续吸痰时，连接管 24 小时更换一次。

7. 贮液瓶内吸出液达 2/3 时，应及时倾倒，以免液体过多，吸入马达内损坏机器。贮液瓶内应放少量消毒液，使吸出液不致粘附于瓶底，便于清洗消毒。

8. 为婴幼儿吸痰时，吸痰管要细、动作要轻、负压要小（应 < 0.04 Mpa），以免损伤黏膜。

任务评价

1. 评价表　见经口鼻电动吸引器吸痰法考核评分标准

2. 思考题

(1) 如何给昏迷病人吸痰?

(2) 给病人吸痰的目的是什么?

(3) 哪些病人需要吸痰?

经口鼻电动吸引器吸痰法考核评分标准

班级:________　学号:________　学生姓名:________　得分:________

项目总分	考核内容	分值	评分标准	扣分
评估(10分)	1. 核对床号、姓名、手腕带	3	错或未做全扣	
	2. 了解病情,听诊病人喉头及双肺痰鸣音	2	错或少一项扣1分	
	3. 告知相关事宜	2	错或未做全扣	
	4. 心理、合作程度,环境对病人的影响	3	错或未做全扣	
操作前准备(10分)	1. 仪表端庄,衣帽整齐	2	按实际情况给分	
	2. 操作前剪指甲、洗手、戴口罩	3	一项不齐扣除1分	
	3. 用物备齐,放置有序合理	3	按实际情况给分	
	4. 环境整洁,光线良好,有电源插座	2	少一项扣1分	
操作过程(62)	1. 将用物携到病人床旁,核对床号、姓名、手腕带	4	少一项扣2分	
	2. 将盛有无菌生理盐水和盛消毒液的无菌容器置于床头桌上,打开盖子;绑试管于床头;调高氧流量	5	少一项扣1分	
	3. 接电源,连接软管及玻璃接头;打开开关,检查吸引器的性能,管道是否通畅、连接是否正确	5	错或少一项扣1分	
	4. 调节负压:成人0.04~0.053 Mpa,儿童<0.04 Mpa	2	错或未做全扣	
	5. 关上开关,将玻璃接头放入试管内,用别针固定软管	3	少一项扣1分	
	6. 病人取平卧,头转向操作人员或侧卧,铺一次性无菌治疗巾于胸前,放好弯盘	3	少一项扣1分	
	7. 检查鼻腔,用棉签湿润鼻腔,测量长度			
	8. 右手戴手套,接吸痰管,打开开关,吸水	2	少一项扣1分	
	9. 将吸痰管末端折叠取消负压,插入病人鼻腔至所测长度或引起病人呛咳为止;或从口腔的一侧插入10~15 cm进入咽部,同时鼓励病人咳嗽	6 6	错或少一项扣2分 按实际情况给分	

项目总分	考　核　内　容	分值	评分标准	扣分
操作过程（62）	10. 打开负压，边旋转边退出吸痰管进行吸痰，间歇吸水冲管保持通畅，吸痰时间<15 秒	6	按实际情况给分	
	11. 吸痰过程中，随时观察病人的反应	2	按实际情况给分	
	12. 吸痰毕，取下吸痰管，脱手套，吸引管吸消毒液冲洗后，接头插入试管中，用纱布擦净病人口鼻	7	错或少一项扣 1 分	
	13. 再次听诊喉头及双肺，调回氧流量	4	少一项扣 2 分	
	14. 协助病人取舒适卧位，整理床单位，物品预处理、归位	4	按实际情况给分	
	15. 洗手、记录、签字	3	少一项扣 1 分	
评价（18 分）	1. 无菌观念强	4	违反或污染一次扣 2 分	
	2. 态度严肃认真，动作熟练准确，步骤清晰无误	4	一项不合格扣 1 分	
	3. 交流语适时、得当，注意微笑，能取得病人的配合与信任	2	按完成情况给分	
	4. 关心病人，爱伤观念强	2	按完成情况给分	
	5. 在整个操作中能观察病人的反应、询问病人的感受	2	按完成情况给分	
	6. 交流中能实施健康教育	2	按完成情况给分	
	7. 速度为 8 分钟完成	2	超过 1 分钟扣 1 分	
总分（100 分）		100		

子任务三　氧气吸入法

氧气是人类赖以生存的首要物质，如组织得不到充足的氧气或不能充分利用氧气，组织的代谢、功能，甚至形态结构都可能发生异常改变，这种情况称为缺氧。氧气吸入法是指通过给氧，增加吸入空气中氧的浓度，以提高动脉血氧分压（PaO_2）和动脉血氧饱和度（SaO_2），增加动脉血氧含量，从而预防和纠正各种原因所造成的组织缺氧。氧气吸入法是常用的改善呼吸的方法之一。

【情景】

陈强，男，11 岁，发热、咳嗽 3 天入院。诊断为“支气管肺炎”。查体：神志清楚，急性病容，面色潮红，鼻翼扇动，口唇发绀，T39.1℃，P120 次/min，R28 次/min，BP120/80mmHg。医嘱如下：

长期医嘱单

姓名：陈强　　　病室：呼吸内科　　　床号：12　　　住院号：D2014327

开始		医嘱内容	医师签名	护士签名	停止		医师签名	护士签名
日期	时间				日期	时间		
2014－3－27	11am	持续低流量吸氧	李明					

护士李丽执行医嘱，须为病人进行氧气吸入。

【任务目标】

1. 说出氧气吸入法的适应证、评估内容，并独立完成其用物和病人准备。

2. 独立完成氧气筒和中心供氧装置的装卸。

3. 熟练进行鼻导管给氧操作，并概括和解释鼻塞给氧的要求、操作方法及注意事项。

4. 说出氧气筒结构及各部件的名称和作用，准确进行氧流量和浓度的换算。

5. 进行氧疗操作时严肃认真，有条不紊，保证病人安全、舒适。

【任务评估】

1. 操作目的

(1)提高血氧含量及动脉血氧饱和度。

(2)纠正各种原因引起的缺氧。

2. 病人评估　年龄、缺氧程度、供氧原因、鼻腔状况、意识状态、心理状态、合作程度，对用氧安全及氧疗的认知。

3. 环境评估　病室整洁舒适，安静、安全，无火险隐患和易燃物品。

【任务演练准备】

1. 物品准备　氧气筒或中心管道供氧装置，必要时备扳手；治疗盘内备鼻导管或鼻塞(酌情备面罩、漏斗、头罩或氧气枕)、玻璃接管、小药杯或治疗碗(内盛冷开水或蒸馏水)、纱布、棉签、胶布、安全别针、弯盘、用氧记录单、笔。

2. 场地准备　护理实训室，分26个演练小组，26张模拟病床及模拟病人。环境整洁、安静，无火险隐患和易燃物品。

【相关理论知识】

(一)缺氧程度与给氧的标准

1. 缺氧程度的判断　缺氧的程度是判断是否需要给氧的重要依据。除临床表现外，主要根据 PaO_2 和 SaO_2 作出判断(见表21－4)。

表 21－4　缺氧的程度与症状

程度	紫绀	呼吸困难	神志	血气分析		
				PaO_2/kPa	$PaCO_2$/kPa	SaO_2/%
轻度	轻	不明显	清楚	6.6～9.3	＞6.6	＞80
中度	明显	明显	正常或烦躁不安	4.6～6.6	＞9.3	60～80
重度	显著	严重、三凹症明显	昏迷或半昏迷	4.6 以下	＞12.0	＜60

2. 给氧的标准　轻度缺氧一般不需要给氧，如果病人有呼吸困难可给予低流量的氧气（1～2 升/分）。中度缺氧需给氧。重度缺氧是给氧的绝对适应症。当病人 PaO_2 低于 6.65 kPa(50 mmHg)时，均应给氧。慢性阻塞性肺疾患并发冠心病者 $PaO_2<60$ mmHg 时，即需给氧。

（二）氧气吸入的适应症

1. 肺活量减少，因呼吸系统疾患而影响肺活量者。如哮喘、支气管肺炎或气胸等。

2. 心肺功能不全，使肺部充血而致呼吸困难者。如心力衰竭时出现的呼吸困难。

3. 各种中毒引起的呼吸困难，使氧不能由毛细血管渗入组织而产生缺氧，如巴比妥类药物中毒、麻醉剂中毒或 CO 中毒等。

4. 昏迷病人，如脑血管意外或颅脑损伤病人。

5. 其他　某些外科手术前后病人、大出血休克病人、分娩时产程过长或胎儿心音不良等。

（三）供氧装置

常用的有中心管道供氧装置和氧气筒供氧装置。

1. 中心管道供氧装置　由供氧站负责供给，设管道至各病区、门诊、急诊科。各用氧单位连接流量表和湿化瓶即可使用。使用方便、快捷（见图 21－4）。

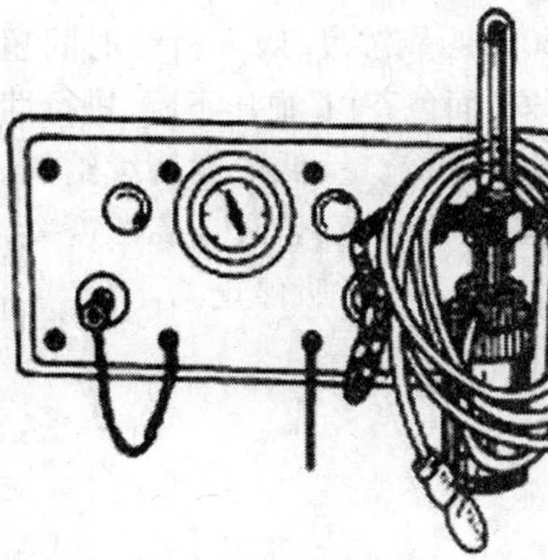

图 21－4　中心管道传氧装置

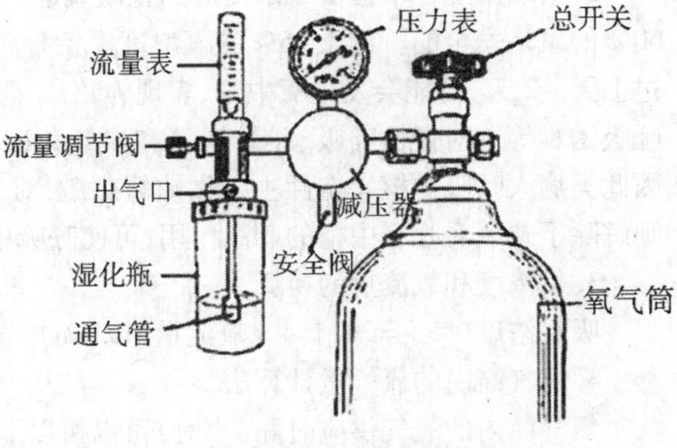

图 21－5　氧气筒与氧气表装置

2. 氧气筒供氧装置　没有管道供氧时，可用氧气筒供氧装置（见图 21－5）。

（1）氧气筒：为圆柱形无缝钢筒，筒内耐高压达 150 kg/cm²，容积为 40 L，容纳氧气约 6000 L。在筒的顶部有一总开关，可控制氧气的流出，使用时，将总开关逆时针旋转 1/4 周，即可放出足够的氧气。在氧气筒颈部的侧面有一气门与氧气表相连，是氧气自筒中流出的途径。

（2）氧气表：①压力表：从表上的指针可测知氧气筒内的压力，以 kg/cm^2（MPa）表示。压力越大，说明氧气贮存量越多。②减压器：是一种弹簧自动减压装置，可将来自氧气筒内压力减至 2 kg～3 kg/cm^2（0.2 MPa～0.3 MPa），使流量平稳，保证安全，便于使用。③流量表：用来测量每分钟氧气流出量，内有浮标，当氧气通过流量表时，即将浮标吹起，从浮标上端平面所指的刻度，可知每分钟氧气的流出量，用 L/分钟表示。④湿化瓶：用来湿化氧气，以免呼吸道的黏膜被干燥气体所刺激。瓶内盛 1/3—1/2 蒸馏水或冷开水，通气管浸于水中，出气橡胶管和鼻导管相连。⑤安全阀：当氧气流量过大、压力过高时，安全阀的内部活塞即自行上推，使过多的氧气由安全阀四周的小孔流出，以确保安全。

（3）氧气筒支架：用于搬运和固定氧气筒，以防止氧气筒倾倒。

（4）装表法：通常将氧气表装在氧气筒上，以备急用。① 冲尘：将氧气筒置于氧气架上，打开总开关，使少量氧气从气门流出，吹去气门处灰尘，随即迅速关上，避免灰尘吹入氧气表内。②接氧气表：将氧气表的旋紧螺帽与氧气筒气门处的螺丝接头衔接，将氧气表稍向后倾斜接在气门上，用手按顺时针方向初步旋紧，再用扳手旋紧，使氧气表垂直于地面，直立于氧气筒旁。③接湿化瓶：连接通气管和湿化瓶。④检查：将橡胶管一端接氧气表，关闭流量表开关；打开总开关，再开流量表的流量调节阀，检查氧气流出是否通畅，有无漏气，最后关上流量调节阀，备用。

（5）卸表法：氧气筒内需装氧时，卸下氧气表。①关总开关，放余氧，卸湿化瓶：将总开关旋紧，打开流量调节阀开关，放出余氧，再关调节阀，卸下湿化瓶。②卸下氧气表：一手拿表，一手用扳手将表的螺帽以逆时针方向旋转，然后再用手放松，将表卸下。

（四）氧气成分、吸氧浓度和氧流量的换算

1. 氧气成分　根据治疗条件和病人的需要，一般使用 99% 氧气或 5% 的二氧化碳和纯氧的混合气体。

2. 吸氧浓度　掌握吸氧浓度对纠正缺氧起着重要作用，一般认为在常压下吸人 40%～60% 的氧是安全的。低于 25% 的氧浓度无治疗价值；高于 60% 的氧浓度，吸入持续时间超过 1 天～2 天，可能会发生氧中毒，表现为眩晕、恶心、烦躁不安、面色苍白、血压下降、进行性呼吸困难等。对慢性呼吸衰竭，缺氧和二氧化碳潴留并存者，应低流量、低浓度持续给氧。因此类病人呼吸中枢兴奋性主要靠缺氧刺激，对二氧化碳刺激已不敏感，若吸入高浓度氧，则解除了缺氧对呼吸中枢的刺激作用，可使呼吸中枢兴奋性降低，甚至呼吸停止。

3. 氧浓度和氧流量的换算

吸氧浓度（%）＝21 十 4 × 氧流量（L/min）

4. 氧气筒内的氧气量计算法

氧气筒内的氧气供应时间（小时）可以按以下公式计算：

$$\frac{\text{氧气筒容积(L)} \times [\text{压力表所指压力}(kg/cm^2) - \text{应保留压力 } 5(kg/cm^2)]}{\text{氧流量(L/min)} \times 60(\text{min/小时}) \times 1\text{ 个大气压}(kg/cm^2)}$$

例：筒容积 40L，压力表所指压力为 $95kg/cm^2$，设病人氧流量 3L/分钟，问筒内氧气可供氧几小时？

代入公式为：$40 \times (95-5) / 3 \times 60 \times 1 = 20$（小时）

（五）氧气吸入方法

1. 鼻导管和鼻塞法

（1）单侧鼻导管：将一根鼻导管经一侧鼻腔插入鼻咽部的供氧方法。此法节约氧气，但刺激鼻腔粘膜，长时间应用，病人感觉不适。此外，鼻导管对鼻腔产生压力，并可被分泌物堵塞，所以每8小时需更换鼻导管1次（见图21-6、图21-7）。

（2）双侧鼻导管：鼻导管有两根短管，可分别插入鼻腔约1 cm。因为该鼻导管较少限制病人，而且不妨碍吃饭或谈话，故较受欢迎。适用于小儿或长期给氧者（见图21-8）。

（3）鼻塞法：将鼻塞直接塞入鼻前庭为病人供氧的方法。鼻塞是一种用塑料制成的球状物，有单侧和双侧两种。此法刺激性小、使用简便、病人易接受，且两侧鼻孔可交替使用。适用于长时间用氧的病人，但张口呼吸或鼻腔堵塞者效果差。吸氧浓度一般 $<50\%$。

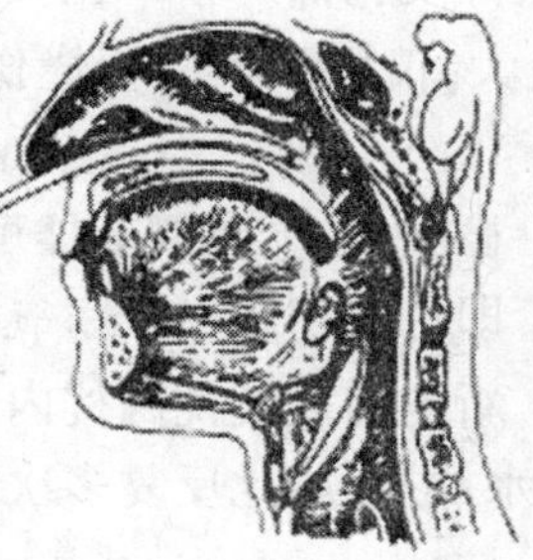

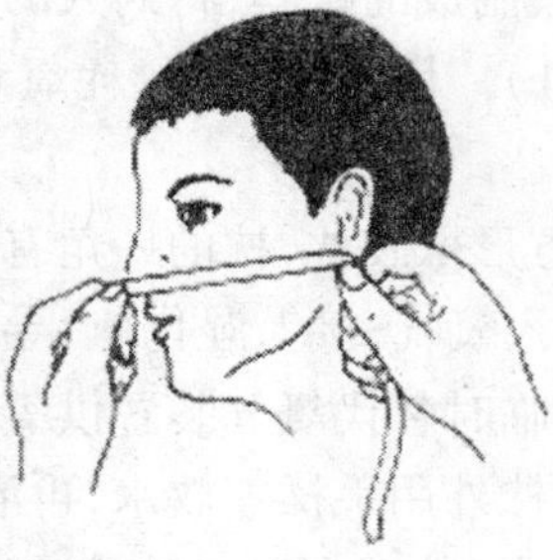

图21-6　单侧鼻导管插入的长度

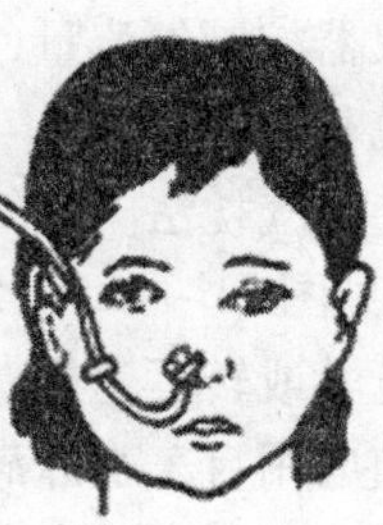

图21-7 鼻导固定法

2. 漏斗法　以漏斗代替鼻导管连接橡胶管，调节氧流量4～6 L/分钟，将漏斗置于病人的口鼻部上方1～3 cm，用绷带适当固定。此法使用简单，且无刺激性，但较浪费氧气，多用于婴幼儿及气管切开的病人。

3. 面罩法　将面罩连接在供氧装置上，置于病人的口鼻部供氧的方法。氧流量调至6～8 L/分钟，由于口腔、双侧鼻腔都能吸入氧气，效果较好，适用于病情较重、躁动不安或鼻导管给氧效果不佳者（见图21-9）。其缺点是饮食、吐痰时，都要去掉面罩，中断给氧。

4. 头罩法　此法多用于婴幼儿。将病儿头置于头罩内，将氧气接于进孔上，调节氧流量（见图21-10）。此法简便，无导管刺激黏膜等缺点，长期给氧时不会产生氧中毒。头罩给氧易于观察病情变化，能任意调节罩内氧浓度以适应多种病情需要。

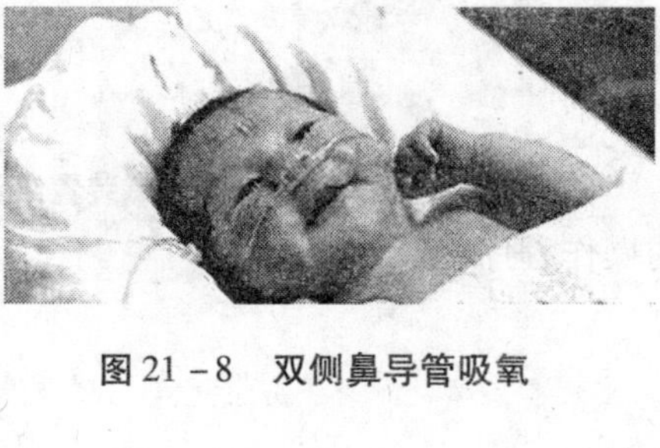

图21-8　双侧鼻导管吸氧

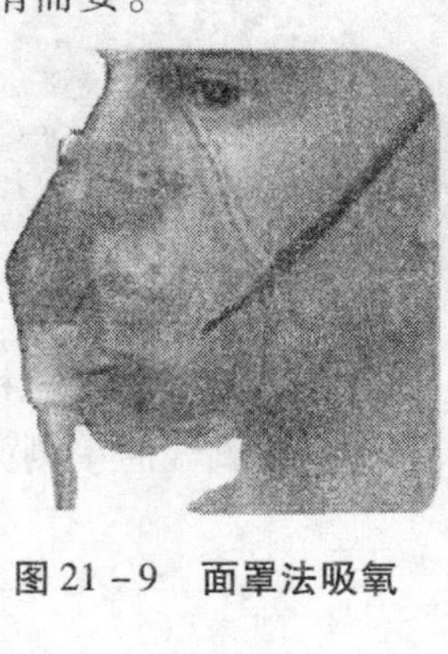

图21-9　面罩法吸氧

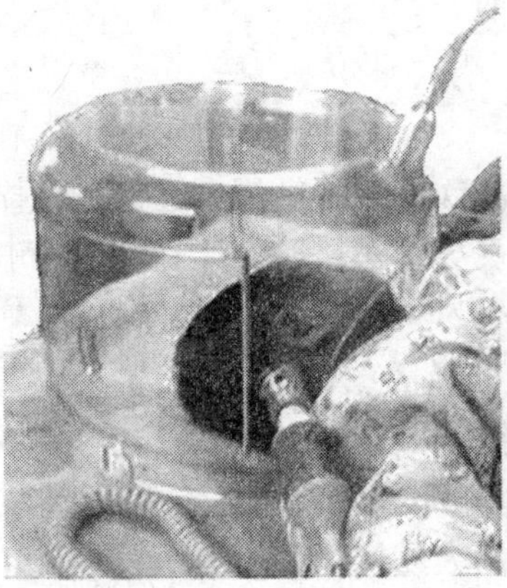

图 21－10 头罩法吸氧

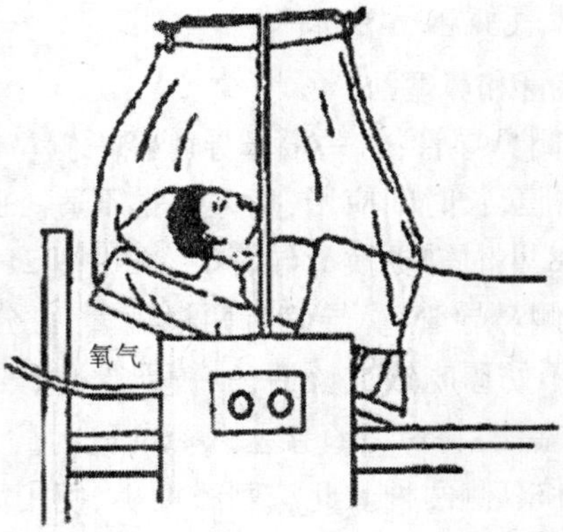

图 21－11 氧气帐法吸氧

5. 氧气帐法 用透明塑料薄膜制成的帐膜，将病人的头部及胸部严密罩在帐膜里，用特制的仪器控制氧流量（见图 21－11）。因造价昂贵、耗氧量大，仅用于大面积烧伤病人和新生儿抢救。

6. 氧气枕法 氧气枕是一长方形橡胶枕，枕的一角有一橡胶管，上有调节器可调节氧气流量（见图 21－12）。氧气枕内充入氧气，接上湿化瓶、导管即可使用。在家庭氧疗、危重患者的抢救或转运途中，可以氧气枕临时替代氧气装置供氧。新购的氧气枕因枕内含有粉粒，重启前应用自来水灌满氧气枕，在枕外用手揉捏放水，再灌水揉捏，如此反复多次，直到放出水洁净为止（否者可引起吸入性肺炎，甚至有窒息的危险）。

7. 中心管道供氧装置给氧法 将流量表接头用力插进墙上氧气出口，向外轻轻下拉接头，证实已接紧，查看接头是否漏氧气；将湿化瓶接到流量表上，导管接于湿化瓶出口处的小孔接头处，连接不同的给氧装置，调节氧流量（见图 21－13）。

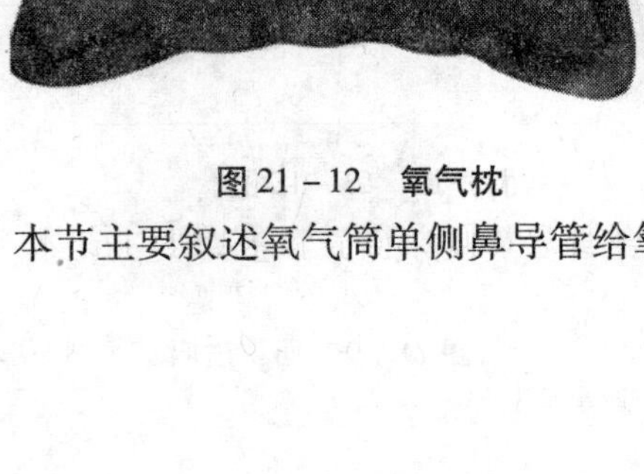

图 21－12 氧气枕

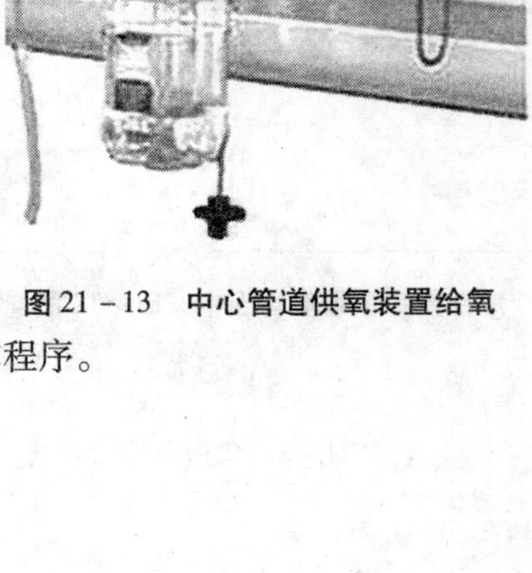

图 21－13 中心管道供氧装置给氧

本节主要叙述氧气筒单侧鼻导管给氧法的操作程序。

【操作程序】

（一）用物准备

备齐用物，按医院感染控制要求合理放于治疗车上、下层。注意生活垃圾桶和医用垃圾桶的区分。

（二）氧气筒供氧准备

安装氧气表，接湿化瓶，打开总开关，检查设备功能是否正常，管道有无漏气，最后关上流量调节阀，推至病房备用。

（三）病人准备

清楚给氧目的、过程以及需要注意的问题，取得病人和（或）家属的知情同意；排便排尿，取舒适卧位。

（四）护士准备

仪表端庄、衣帽整齐，操作前洗手、戴口罩。

（五）操作步骤

操作步骤与方法（见表 21－5）。

表 21－5 氧气筒单侧鼻导管给氧法

操作步骤	操作方法
核对解释	携用物至床前，核对床号、姓名，解释吸氧的目的和方法，告知病人及周围的人安全用氧的有关知识
清洁鼻腔	选择比较通畅的一侧鼻孔，棉签蘸水清洁鼻腔
连管调节	将鼻导管与出气橡胶管上的玻璃接头连接，先开流量调节阀（小开关），确定氧气流出通畅后，调节至所需氧流量
测量长度	插管长度为鼻尖至耳垂的 2/3
插管固定	将鼻导管蘸水湿润后轻轻插入鼻孔至鼻咽部，如无呛咳，用胶布将鼻导管固定于鼻翼和面颊部，并用安全别针固定橡胶管于枕旁。持续使用鼻导管吸氧者，每日应更换 2 次以上，两侧鼻孔交替插管
记录交代	在氧气记录单上记录用氧时间、氧流量并签名，嘱病人及家属用氧期间勿随意调节流量，不能在病室内吸烟及使用明火
巡视观察	在给氧过程中，经常检查橡胶管是否通畅，吸氧装置的固定位置有无移动，湿化瓶是否需要加水，观察病人呼吸改善情况，衡量氧疗效果，并及时清除鼻腔分泌物
拔管停氧	先拔出鼻导管，后关闭总开关，待余氧流完后再关流量调节阀，用松节油擦净病人面部胶布痕迹
整理记录	整理床单位，帮病人取舒适卧位；清洁消毒物品，洗手；记录停氧时间，用氧后病人呼吸改善情况

【注意事项】

1. 严格遵守操作规程，注意安全用氧，切实做好“四防”，即防火、防热、防震、防油。氧气易燃，氧气筒应放于阴凉处，周围严禁烟火和易燃品，至少距暖气 1m、火源 5m，以防引起燃烧；搬运时应避免倾倒、撞击，防止爆炸；氧气表及螺旋口上勿涂油，也不可用带油的手进行装卸，避免引起燃烧。

2. 氧气筒内氧气不可用尽，压力降至 0.5MPa（$5kg/cm^2$）时不可再用，以防灰尘进入筒内，于再次充气时引起爆炸。

3. 未用或已用空的氧气筒，应分别悬挂"满"或"空"的标志，分开存放，以便及时调换，并避免急用时搬错而影响抢救速度。

4. 中途改变流量时，先将氧气和鼻导管分离，调好流量后再连上；停氧时先拔鼻塞或鼻导管。以免关错开关，大量氧气突然冲人呼吸道，气流过大损伤肺组织。

5. 观察病人脉搏、呼吸、血压、皮肤、精神状态有无改善，以衡量氧疗效果，测定动脉血气分析判断疗效，从而选择适当的用氧浓度。

6. 鼻导管持续用氧每日更换鼻导管 2 次，双侧鼻孔交替插管，及时清除鼻腔分泌物。鼻塞、头罩每天更换一次、面罩 4 小时 ~8 小时更换一次。

7. 常用蒸馏水或冷开水来湿化氧气。急性肺水肿病人可选用 20% ~30% 乙醇作为湿化液，以降低肺泡内泡沫的表面张力，扩大气体与肺泡壁接触面积而使气体易于弥散，改善气体交换。

任务评价

1. 评价表　见氧气吸入法考核评分标准

2. 思考题

（1）氧气吸入的适应症有哪些？

（2）吸氧有哪几种方法？如何做到安全给氧？

（3）金勇林，男，60 岁，自感胸闷不适，出现明显的呼吸困难、嘴唇紫绀，查血氧分压为 5.6kPa。请问：病人的缺氧程度如何？如何才能缓解病人的缺氧症状？在操作过程中应注意什么？

单侧鼻导管（氧气筒）给氧法考核评分标准

班级：__________　学号：__________　学生姓名：__________　得分：__________

项目总分	考核内容	分值	评分标准	扣分
评估（10 分）	1. 核对床号、姓名、手腕带	3	错或未做全扣	
	2. 了解病情	2	错或少 1 项扣 1 分	
	3. 告知相关事宜	2	错或未做全扣	
	4. 心理、合作程度，环境对病人的影响	3	错或未做全扣	

续表

项目总分	考核内容	分值	评分标准	扣分
操作前准备（10分）	1. 仪表端庄，衣帽整齐	2	按实际情况给分	
	2. 操作前剪指甲、洗手、戴口罩	3	一项不齐扣除1分	
	3. 用物备齐，放置有序合理	2	按实际情况给分	
	4. 病房环境清洁，通风、禁止火源	3	少一项扣1分	
操作过程（64）	1. 倒蒸馏水于湿化瓶（1/3～1/2满）和治疗碗内，检查氧气筒上是否挂有“满”牌，将氧气筒置于推车上	4	少一项扣2分	
	2. 开氧气筒总开关冲尘，关总开关	2	错或未做全扣	
	3. 装氧气表旋紧、无漏气，装湿化内芯，湿化瓶、连接橡胶管，检查氧流出是否通畅：关小、开大、开小、关小待用	11	按实际情况给分	
	4. 将氧车和用物放置床边，核对解释，取得合作	4	按实际情况给分	
	5. 准备胶布2条	1	错或未做全扣	
	6. 检查、湿润清洁鼻腔	2	错或少一项扣1分	
	7. 连接鼻导管与出气橡胶管	2	错或未做全扣	
	8. 开小开关调流量，试氧	4	少一项扣2分	
	9. 测量长度，（带氧）轻轻插人	4	错或少一项扣2分	
	10. 胶布、别针固定	2	错或少一项扣1分	
	11. 记录给氧时间并签名；观察病情及给氧效果，交代注意事项	4	按实际情况给分	
	12. 停氧：核对解释，松开别针、胶布，取纱布，拔出鼻导管，擦净鼻部	6	错或少一项扣2分	
	13. 关大、开小放余氧，待余氧放完，关小，记录停氧时间	3	错或少一项扣1分	
	14. 擦净病人面部胶布痕迹，协助病人取舒适卧位，整理床单位，清理用物，氧车、用物推回治疗室	5	少一项扣1分	
	15. 卸橡胶管、湿化瓶，卸氧气表	3	少一项扣1分	
	16. 氧气筒归位，若氧气用完，悬挂“空”牌	2	错或未做全扣	
	17. 整理用物，分类处理	2	错或少一项扣2分	
	18. 洗手、记录、签字	3	错或少一项扣1分	
评价（16分）	1. 态度严肃认真，关心病人，爱伤观念强	2	按实际情况给分	
	2. 动作熟练准确，步骤符合程序	4	按完成情况给分	
	3. 交流语适时、得当，能取得病人的配合	2	按实际情况给分	

续表

项目总分	考核内容	分值	评分标准	扣分
评价 （16分）	4. 交流时注意微笑，态度亲切，能取得病人的信任 5. 在整个操作中能观察病人的反应、询问病人的感受 6. 交流中能实施健康教育 7. 时间为6分钟	2 2 2 2	按实际情况给分 按实际情况给分 按实际情况给分 超过30秒扣1分	
总分 （100分）		100		

子任务四　人工呼吸器的使用

人工呼吸器是人工通气的一种工具，通过人工或机械装置产生通气，用以代替、控制或改变病人的自主呼吸运动，达到增加通气量，改善换气功能，减轻呼吸肌做功的目的，是急救和监护的必备品。常用于各种原因所致的呼吸停止和呼吸衰竭病人的抢救及麻醉期间的呼吸管理。有简易呼吸器和人工呼吸机两种。

【情景】

程敏，男，66岁，因患慢性阻塞性肺疾病入院治疗，病情相对稳定。一天上午，医生查房，发现病人呼吸困难，面色紫绀，血氧饱和度低于90%，医生立即叫护士行简易呼吸气囊接面罩辅助通气。医嘱如下：

临时医嘱单

姓名：程敏　　　病室：呼吸内科　　　床号：16　　　住院号：D2014412

开始		医嘱内容	医师签名	执行时间	护士签名
日期	时间				
2014-4-12	10am	简易呼吸气囊接面罩辅助通气，st	何文		

护士黄小晶执行医嘱，须为病人进行简易呼吸气囊接面罩辅助通气。

【任务目标】

1. 正确评估病人病情、心理和对简易呼吸气囊、人工呼吸机使用的认知。
2. 做好急救用物、病人、环境的准备及适应证的评估。
3. 学会简易呼吸器使用方法，能告知病人操作的目的和配合要求，解释清楚，沟通有效。

【任务评估】

1. 操作目的

(1)维持和增加机体通气、换气功能。

(2)纠正低氧血症。

(3)手术病人麻醉期间的呼吸管理。

2. 病人评估　意识状态、生命体征、有无自主呼吸及呼吸型态、呼吸道是否通畅、心理状态、合作程度,对人工呼吸器使用的认知。

3. 环境评估　病室整洁舒适,安静、空气流通、温湿度适宜,无火险隐患和易燃物品。

【任务演练准备】

1. 物品准备　简易呼吸器(见图 21 - 14)、人工呼吸机(见图 21 - 15)、氧气装置、蒸馏水、吸痰用物、弯盘、小方纱布、必要时备手套、电源。

2. 场地准备　护理实训室,分 26 个演练小组,26 张模拟病床及模拟病人。环境安静整洁、空气流通、温湿度适宜,无火险隐患和易燃物品。

【相关理论知识】

(一)人工呼吸机的工作原理

借助机械动力建立肺泡与气道通口的压力差,当气道通口的压力超过肺泡压,气体流向肺内,产生吸气动作。当释去气道通口的压力时,肺泡压高于大气压,肺泡气排出体外,达到呼气。人工呼吸机可对无呼吸的病人进行强迫通气,对呼吸障碍者辅助呼吸。

(二)人工呼吸机的类型

1. 定容型　该机送气量稳定。即将预定潮气量的气体压入肺内,使肺泡扩张形成吸气,利用肺弹性回缩形成呼气。

2. 定压型　送入的气体压力一定。通过压力的预定值自动控制吸、呼气运动的转换。此法受气道阻力的影响较大,故通气量不稳定。

3. 混合型　即以间歇正压方式提供通气,且潮气量恒定,压力为 0 时形成呼气。兼顾定容型和定压型两机特点。

(三)人工呼吸机的主要参数设置(见表 21 - 6)

表 21 - 6　人工呼吸机的主要参数设量

项目	数值
呼吸频率(R)	10 ~ 16 次/分
每分钟通气量(VE)	8 ~ 10 L/分
潮气量(Vr)	600 ~ 800 ml(10 ~ 15 ml/kg)
吸/呼时间比率(I/E)	1/(1.5 ~ 3.0)
呼气压力(EPAP)	0.147 ~ 1.96kPa(一般 <2.94kPa)

续表 21－6

项 目	数 值
呼气末正压(PEEP)	0.49～0.98kPa(渐增)
供氧浓度(FiO2)	30%～40%(一般＜60%)

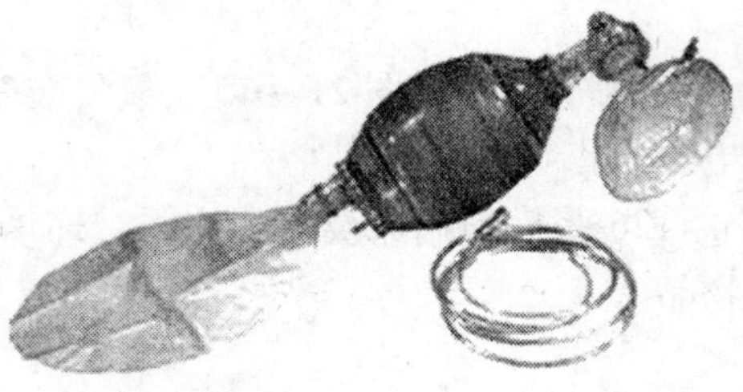

图 21－14　简易呼吸器

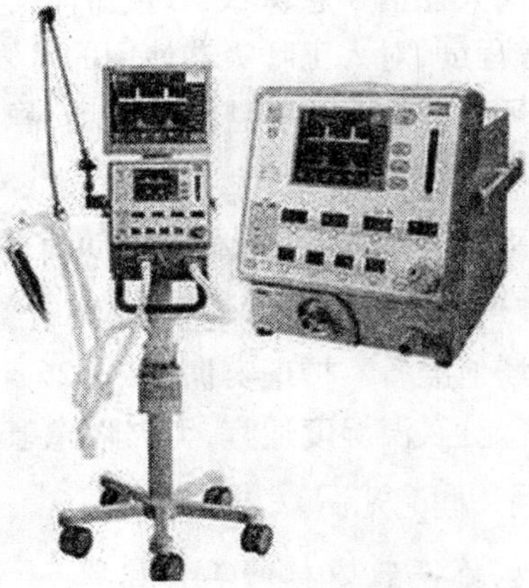

图 21－15　人工呼吸机

【操作程序】

(一)用物准备

备齐用物，按医院感染控制要求合理放于治疗车上、下层。注意生活垃圾桶和医用垃圾桶的区分。连接安装好简易呼吸气囊，检查人工呼吸机性能完好。

(二)病人准备

清楚人工呼吸器使用的目的、过程以及需要注意的问题，取得病人和(或)家属的知情同意；取下活动义齿，解开领扣、领带及腰带束缚物，清理呼吸道分泌物及异物等。

(三)护士准备

仪表端庄、衣帽整齐，操作前洗手、戴口罩。

(四)操作步骤

操作步骤与方法(见表 21－7)

表 21－7　人工呼吸气器的使用法

操作步骤	操作方法
核对解释	备齐用物，携至床旁，核对床号、姓名、手腕带，说明目的，取得合作
检查性能	检查简易呼吸器、人工呼吸机的性能及氧气装置是否完好
清理气道	松解衣领、腰带；清除呼吸道分泌物及异物，保持呼吸道通畅；取下活动义齿
◆简易呼吸器	用于各种原因所致的呼吸骤停

续表 21－7

操作步骤	操作方法
开放气道	病人取仰卧位，去枕，操作者站于病人的头侧，卸下床头栏，托起病人下颌，使病人头后仰
扣紧面罩	面罩紧扣口、鼻部，并用 EC 手法固定：中指、无名指、小指（构成"E"字）钩住下颌，打开气道；拇指、食指（构成"C"字）固定面罩（见图 21－16）
挤压气囊	有节律挤压呼吸囊，频率保持在 16 次/分～20 次/分，一次挤压可有 500 ml～1000 ml 空气进入肺内（挤压气囊凹陷 1/3 — 2/3 为宜），放松时，肺部气体随呼气活瓣排出，病人若有自主呼吸，应注意与人工呼吸同步
观察病情	观察病人胸廓运动，听诊呼吸音，观察皮肤颜色、氧饱和度读数、腹部有无膨隆及生命体征
安置病人	安慰病人，取平卧位，整理床单位
整理记录	整理用物，做好消毒处理；洗手，记录病人反应、效果、时间
◆人工呼吸机	用于危重病人及长期循环、呼吸支持者
调节参数	根据病情选择通气方式，调节各参数（见表 21－6）
连接气道	呼吸机与病人气道紧密相连，不漏气，方法有以下 3 种：（1）面罩连接法：面罩盖住病人口、鼻后与呼吸机连接；（2）气管插管连接法：气管插管后与呼吸机连接；（3）气管套管连接法：气管切开置套管后与呼吸机连接
观察病情	观察呼吸机的运转情况及病情变化，如病人两侧胸壁运动是否对称、呼吸音是否一致，机器与病人的呼吸是否同步等，根据病情调节呼吸机参数
湿化排痰	充分湿化呼吸道，防止气道干燥；鼓励病人咳嗽、深呼吸，协助翻身、拍背，促进痰液排出
停机准备	如病人自主呼吸恢复，准备停用呼吸机前，先适当减少呼吸机通气量，使自主呼吸发挥作用，减少病人对呼吸机的依赖，并根据病情循序渐进的撤机
撤离机器	分离面罩或导管，拔管，吸氧；关闭呼吸机、电源、氧气开关
整理消毒	整理用物，呼吸机做好消毒处理及保养，病室空气、家具、地面也要消毒
及时记录	洗手，记录呼吸机使用参数、时间、效果及病人情况

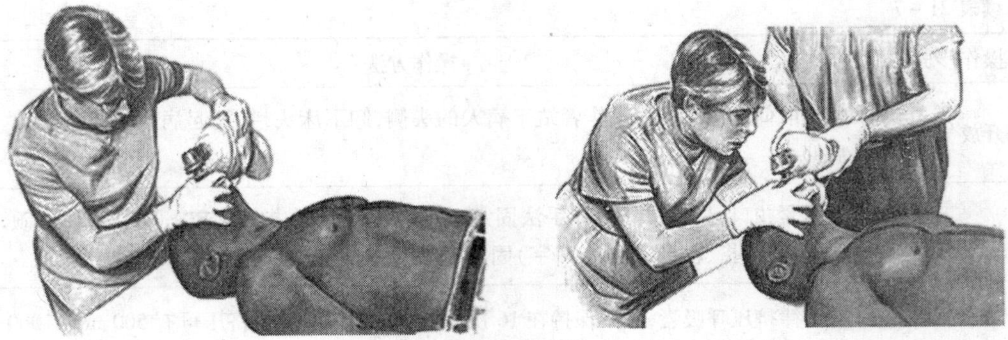

图 21－16 简易呼吸器的使用

【注意事项】

1. 使用简易呼吸器容易发生的问题是由于活瓣漏气，使病人得不到有效通气，所以要定时检查、测试、维修和保养。

2. 挤压呼吸囊时，压力不可过大，约挤压呼吸囊的 1/3～2/3 为宜，以免损伤肺组织，造成呼吸中枢紊乱，影响呼吸功能恢复。

3. 发现病人有自主呼吸时，应按病人的呼吸动作加以辅助，以免影响病人的自主呼吸。

4. 简易呼吸器使用后，拆开呼吸活瓣、接头、面罩，用肥皂水擦洗、清水冲净，再用 1:400 消毒灵浸泡 30 分钟，凉水冲净、晾干、装配好备用。弹性呼吸囊不宜挤压变形后放置，以免影响弹性。

5. 使用人工呼吸机应密切观察原发病、自主呼吸恢复情况、生命体征、血气分析和电解质情况，判断通气量是否恰当。

(1) 通气量合适：表现为吸气时胸廓隆起，呼吸音清晰，生命体征平稳。

(2) 通气量不足：可出现二氧化碳滞留、皮肤潮红、出汗、烦躁不安、血压升高、脉搏加速、浅静脉充盈消失。

(3) 通气过度：可出现昏迷、抽搐等呼吸性碱中毒症状。

6. 观察呼吸机工作状态，防止漏气和管道脱落。

7. 保持呼吸道通畅。要湿化吸入气体，促进痰液排出。

8. 预防医源性感染。呼吸机管道等消毒每天 1 次；病室空气紫外线消毒每天 1 次～2 次；病室设备用消毒液擦拭每天 2 次。

9. 加强病人营养，做好生活护理，特别是口腔和皮肤的护理。

任务评价

1. 评价表　见简易呼吸器的使用考核评分标准

2. 思考题

(1) 使用简易呼吸器的目的是什么？挤压呼吸囊的频率应保持在多少？

(2) 人工呼吸机的类型包括几种？

(3) 人工呼吸机的主要参数包括哪些项目？其数值分别是多少？

(4)使用人工呼吸机需要注意哪些问题?

简易呼吸器的使用考核评分标准

班级:＿＿＿＿　学号:＿＿＿＿　学生姓名:＿＿＿＿　得分:＿＿＿＿

项目总分	考核内容	分值	评分标准	扣分
评估(10分)	1. 核对床号、姓名、手腕带	3	错或未做全扣	
	2. 了解病情	2	错或少1项扣1分	
	3. 告知相关事宜	2	错或未做全扣	
	4. 心理、合作程度,环境对病人的影响	3	错或未做全扣	
操作前准备(10分)	1. 仪表端庄,衣帽整齐	2	按实际情况给分	
	2. 操作前剪指甲、洗手、戴口罩	3	一项不齐扣除1分	
	3. 用物备齐,放置有序合理	2	按实际情况给分	
	4. 病房环境清洁,通风、禁止火源	3	少一项扣1分	
操作过程(64)	1. 将用物携到病人床旁,核对床号、姓名、腕带	4	少一项扣2分	
	2. 向病人解释,取得合作	4	未做全扣	
	3. 将简易呼吸器与氧气(高流量8~10 L/分)装置相连接、检查连接是否正确、呼吸囊有无漏气	10	一项不符合要求扣1分,管道连接错误或呼吸囊漏气各扣5分	
	4. 戴手套,清除呼吸道分泌物及异物,取下活动义齿,仰卧	8	少一项扣2分	
	5. 解开病人衣领、腰带,操作者站于病人的头侧,卸下床头栏,托起病人下颌,使病人头后仰(必要时用口咽通气管)	10	一项不符合要求扣2分	
	6. 在病人口、鼻部扣紧面罩并用EC手法固定,挤压气囊	6	手法错或漏气各扣3分	
	7. 以每分钟16~20次的频率有规律的反复挤压呼吸气囊,每次挤压500~1000 ml空气	8	频率错、漏气明显各扣4分	
	8. 观察病人胸廓是否起伏,判断通气量是否合适	3	按实际情况给分	
	9. 观察病人使用呼吸器后呼吸是否改善	2	未观察全扣	
	10. 停止使用后清洁病人口鼻部及面部,脱手套	3	错或少一项扣2分	
	11. 协助病人取适宜体位,整理床单元和用物;安慰病人,致谢	3	错或少一项扣1分	
	12. 洗手、记录	3	少一项扣1分	

项目总分	考 核 内 容	分值	评 分 标 准	扣分
评价 (16 分)	1. 态度严肃认真	2	按完成情况给分	
	2. 动作熟练准确，步骤清晰无误	2	一项不合格扣 1 分	
	3. 关心病人，爱伤观念强	2	按完成情况给分	
	4. 在整个操作中能观察病人的反应、询问病人的感受	2	按完成情况给分	
	5. 交流中能实施健康教育	2	按完成情况给分	
	6. 全过程稳、准、轻、快，符合操作原则	2	按完成情况给分	
	7. 按消毒技术规范要求分类整理使用后物品	2	一项不合格扣 1 分	
	8. 时间为 5 分钟	2	超过 1 分钟扣 1 分	
总分 (100 分)		100		

任务二十二　尸体护理

尸体护理是对临终病人实施整体护理的最后步骤，也是临终关怀的重要内容。做好尸体护理，不仅是对死者的尊重。而且是对死者家属的安慰，同时也体现了人道主义精神和崇高的护理职业道德，尸体护理应在确认病人死亡，医生开具死亡诊断书后尽快进行。

【情景】

李霞，女，79岁，因急性心肌梗死抢救无效，于上午9点医生宣布死亡，并开具死亡诊断书。医嘱如下：

临时医嘱单

姓名：李霞　　病室：心内科　　床号：20　　住院号：D2014325

		医嘱内容	医师签名	执行时间	护士签名
2014－3－25	9am	尸体护理　st	王刚		

护士杨绛英执行医嘱，须为病人进行尸体护理。

【任务目标】

1. 说出尸体护理目的、评估内容，独立完成其用物准备。
2. 能在模拟人身上熟练完成尸体护理，并概括和解释其操作要点及注意事项。
3. 操作过程中态度严肃、认真，能注意保护死者的隐私。
4. 能理解并满足死者家属的心理护理的需求。
5. 能说出病人死亡后医疗护理文件的处理、病室环境与物品的清洁消毒方法。

【任务评估】

1. 操作目的

(1)使尸体清洁无渗液。

(2)使尸体姿势良好，易于辨认。

(3)尊重死者，安慰家属，减轻哀痛。

2. 病人评估　死者的遗愿、宗教和特殊风俗习惯、家属的心理状态、合作程度，尸体的清洁度、有无传染病、管道、伤口、尸体的姿势。

3. 环境评估　环境安静、肃穆，屏风遮挡。

【任务演练准备】

1. 物品准备　治疗盘内备：干净衣裤一套、尸单、尸体识别卡 3 张（见图 22－1）、剪刀、弯血管钳、绷带、不脱脂棉球适量、梳子、别针 3 枚、松节油、手套一副。按需准备擦洗用具，如脸盆、毛巾、热水等。有伤口者需备换药敷料、胶布，必要时备隔离衣。

图 22－1　尸体识别卡

姓名__________　住院号__________　年龄__________　性别__________

病房__________　床　号__________　籍贯__________　诊断__________

住址____

死亡时间______年______月______日______时______分

护士签名__________

__________医院

2. 场地准备　护理实训室，分 26 个演练小组，26 张模拟病床及模拟病人。环境安静、肃穆，屏风遮挡。

【相关理论知识】

（一）濒死及死亡的概念

1. 濒死　濒死又称临终，是生命活动的最后阶段，指病人已接受各种治疗后，但病情加速恶化，各种迹象显示生命即将结束。

2. 死亡　死亡是指个体生命活动和新陈代谢的不可逆的终止。

（二）死亡的标准

随着医学的发展，传统的死亡标准受到了强烈的冲击。目前医学界逐渐开始主张以脑死亡作为判断死亡的标准。脑死亡是指全脑死亡，包括大脑、中脑、小脑和脑干的不可逆死亡。

不可逆的脑死亡是生命活动结束的象征。目前公认的脑死亡诊断标准是 1968 年美国哈佛大学提出来的 4 条标准：①不可逆的深度昏迷；②自发呼吸停止；③脑干反射消失；④脑电波消失。

上述 4 条标准 24 小时内反复测试结果无变化，并排除体温过低（低于 32.2℃）及大量服用中枢神经系统抑制剂的影响，即可作出脑死亡的诊断。

(三)死亡过程的分期

死亡并不是骤然降临的,而是一个持续进展的,由量变到质变的过程,一般分为以下三个阶段:

1. 濒死期

濒死期是死亡过程的开始阶段,又称临终状态。此期的特点是机体各系统功能严重紊乱,中枢神经系统脑干以上功能处于抑制状态,表现为意识模糊或丧失,各种反射减弱或迟钝,肌张力减退或消失,心跳减弱,血压下降,呼吸微弱或出现潮式呼吸及间断呼吸。此期生命处于可逆阶段,若得到及时、有效的抢救和治疗,生命可复苏。反之,则进入临床死亡期。

2. 临床死亡期

临床死亡期是死亡过程的延续,又称躯体死亡、个体死亡。此期的特点是延髓处于深度抑制状态,表现为心跳、呼吸完全停止,瞳孔散大、固定,各种反射消失,但各种组织细胞仍有微弱而短暂的代谢活动。此期一般持续5分钟~6分钟,超过这个时间,大脑将发生不可逆的变化。但在低温条件下,尤其是头部降温脑耗氧降低时,临床死亡期可延长达1小时或更久。此期重要器官的代谢过程尚未停止,及时采取积极有效的急救措施仍有复苏的可能。反之,则进入生物学死亡期。

3. 生物学死亡期

生物学死亡期是死亡过程的最后阶段,又称全脑死亡、细胞死亡或分子死亡。此期的特点是整个神经系统以及机体各个器官的新陈代谢相继停止,并出现不可逆的变化,整个机体已不能复活。随着此期的进展,相继出现早期尸体现象(尸冷、尸斑、尸僵等)及晚期尸体现象(尸体腐败等)。

(1)尸冷:尸冷是指死亡后体温丧失,是最早发生的尸体现象。死亡后尸体温度的下降有一定的规律,一般死亡后10小时内尸温下降速度约为每小时1℃,10小时后为0.5℃,大约24小时左右与环境温度相同。

(2)尸斑:尸斑是指尸体皮肤呈现暗红色斑块或条纹。死亡后血液循环停止,由于地心引力的缘故,血液向身体的最低部位坠积而形成尸斑。一般死亡后2小时~4小时出现尸斑,12小时~14小时达高峰,24小时~36小时固定并持续至尸体腐败。

(3)尸僵:尸僵是指尸体出现肌肉僵硬、关节固定现象。先从咬肌、颈肌开始,向下至躯干、上肢及下肢。尸僵一般在死亡后1小时~3小时开始出现在下颌部,4小时~6扩展到全身,12小时~16小时发展至高峰,24小时后尸僵开始减弱,肌肉逐渐变软,称为尸僵缓解。

(4)尸体腐败:尸体腐败是指死亡后机体组织的蛋白质、脂肪、碳水化合物在腐败细菌作用下发生分解的过程。常见的表现有尸臭、尸绿等现象。一般在死亡后24小时先从右下腹出现,逐渐扩展到全腹,最后蔓延至全身,天气炎热时可提前出现。

【操作程序】

(一)用物准备

备齐用物,按医院感染控制要求合理放于治疗车上、下层。注意生活垃圾桶和医用垃圾桶的区分。填写尸体识别卡3张。

(二)环境准备

请家属暂时离开病房,拉帘,屏风遮挡。

(三)护士准备

仪表端庄、衣帽整齐,操作前洗手、戴口罩。

(四)操作步骤

操作步骤与方法(见表22-1)。

表22-1 尸体护理

操作步骤	操作方法
备物核对	携用物至床旁,核对床号、姓名,用屏风或床帘遮挡
劝慰家属	劝慰家属节哀,让其暂时离开病室,如家属不在医院,应尽快通知家属来院探视遗体
停止治疗	撤去一切抢救及治疗用物,去除尸体上的各种导管如输液管、氧气管、导尿管等
安置遗体	将床放平,使尸体仰卧,双臂置于身体两侧,头下垫枕头,防止面部淤血变色;撤去被褥,脱去衣裤,留大单或被套遮盖尸体
整理遗容	清洁面部,如有义齿代为装上,闭合眼睑及口;若眼睑不能闭合,可用毛巾湿敷或于上眼睑下垫少许棉花,使上眼睑下垂闭合;嘴不能闭合者,轻揉下颌或用绷带托起下颌,维持良好遗容
清洁躯体	脱去衣裤,依次擦洗上肢、胸、腹、背、臀、下肢及会阴部;如有胶布痕迹用松节油擦净,有伤口更换敷料,有引流管拔出后缝合或用蝶形胶布封闭并包扎;操作中注意保护死者的隐私
填塞孔道	用弯血管钳将不脱脂棉球塞于口、鼻、耳、阴道、肛门等孔道,防止体液外流,棉花勿外露,无渗液;穿上干净的衣裤、梳理头发,保持尸体整洁,维持良好的尸体外观
包裹尸体	系第1张尸体识别卡于尸体的右手腕部,撤去大单或被套,用尸单包裹尸体,尸单上、下两脚遮盖头部和双脚,再用左右两角将尸体包严,用绷带在颈部、腰部、踝部固定,系第2张尸体识别卡于尸体腰部的尸单上,便于尸体运送及识别
运送尸体	将尸体移至平车上,盖上大单送至太平间,安置于停尸屉内,系第3张尸体识别卡于停尸屉外,避免尸体辨认错误
终末处理	按终末消毒原则处理死者所住病室、床单位及用物,保持病室整洁,同时防止交叉感染
洗手记录	洗手,完成各项记录,在当日体温单40℃~42℃之间相应时间栏内用红笔纵写死亡时间,注销各种执行单,按出院手续办理结账;整理病历,便于交病案室保存
处理遗物	清点遗物交给家属,家属不在时需两人清点核对登记,交护士长保管

【注意事项】

1. 尸体护理应在死亡后尽快进行，以防僵硬。

2. 应维护尸体隐私权，不可暴露遗体，并安置自然体位。

3. 尸体识别卡应正确放置，以便于识别尸体。

4. 如为传染病人尸体，应用消毒液清洁尸体，孔道应用浸有1%氯胺溶液的棉球填塞。用不透水的尸袋包裹尸体，外面做传染标志。

5. 护士作尸体护理时，态度应严肃认真，尊重死者，满足家属的合理要求。

6. 清点病人遗物交给家属，若家属不在时，由两名护士共同情点遗物，并列出清单，交护士长保管，最终归还死者家属。

任务评价

1. 评价表 见尸体护理考核评分标准

2. 思考题

(1)脑死亡的诊断标准是什么？

(2)死亡过程分为哪三个阶段？

(3)3张尸体识别卡分别系于哪里？

尸体护理操作评分标准

班级：＿＿＿＿ 学号：＿＿＿＿ 学生姓名：＿＿＿＿ 得分：＿＿＿＿

项目总分	考 核 内 容	分值	评 分 标 准	扣分
评估（8分）	1. 核对床号、姓名、手腕带	3	错或未做全扣	
	2. 尸体的清洁度、有无传染病、管道、伤口；死者及家属有无特殊宗教信仰、民族习惯	4	错或少1项扣1分	
	3. 告知相关事宜，评估家属心理	1	错或未做全扣	
操作前准备（10分）	1. 仪表端庄，衣帽整齐，态度严肃	2	按实际情况给分	
	2. 操作前修剪指甲、洗手、戴口罩和戴手套，必要时穿隔离衣	4	一项不齐扣除1分	
	3. 用物备齐，放置有序合理	2	按实际情况给分	
	4. 环境安静、整洁，拉帘、屏风遮挡	2	少一项扣1分	

续表

项目总分	考核内容	分值	评分标准	扣分
操作过程（69分）	1. 填写尸体识别卡3张	2	少一项扣1分	
	2. 携用物至床旁，核对床号、姓名、腕带，劝慰家属暂时离开	6	少一项扣2分	
	3. 松开床尾盖被，将盖被折叠于床尾，撤去治疗用物	4	少一项扣1分	
	4. 尸体仰卧，头下垫枕、双臂放于身体两侧，用大单遮盖	3	少一项扣1分	
	5. 用温湿的毛巾洗脸、闭眼睑、装义齿，以绷带固定下颌骨	4	错或少一项扣1分	
	6. 脱上衣，擦洗双上肢、胸部、腹部；将死者翻身侧卧，背朝护士，擦洗背部；脱裤子，擦洗臀部，酌情清洗会阴，擦洗双下肢	13	错或少一项扣2分	
	7. 更换开放伤口的敷料；有引流管拔出后缝合或用蝶形胶布封闭并包扎伤口；以松节油擦去胶布痕迹	3	错或少一项扣1分	
	8. 用血管钳夹取棉球填塞口、鼻、耳、阴道、肛门等孔道	5	少一项扣1分	
	9. 穿好干净衣裤，梳头发	3	少一项扣2分	
	10. 将第1张尸体识别卡系于尸体右手腕，撤大单	3	少一项扣2分	
	11. 将尸单的一角包裹头部，身体左右两边包好，先对侧，后近侧，包裹双脚；颈、腰及踝部用绷带固定；要求尸体全部包裹严实且平整；系第2张尸体识别卡于尸体腰部的尸单上	13	错或少一项扣2分	
	12. 移尸体至平车上，盖好大单，将尸体送至太平间，系第3张尸体识别卡于停尸屉外	4	错或少一项扣2分	
	13. 撤除床单位用物，物品消毒、归位，洗手、记录、签字	4	少一项扣1分	
	14. 两名护士同时清点遗物给家属，贵重物品列清单	2	错或未做全扣	
评价（13分）	1. 动作轻柔，操作稳、快	2	按完成情况给分	
	2. 顺序方法正确	2	按完成情况给分	
	3. 交流适时、得当，态度亲切，能取得死者家属的配合和信任	5	一项不合格扣1分	
	4. 维护死者的尊严，富有同情心	3	按完成情况给分	
	5. 时间为10分钟	1	超过1分钟扣1分	
总分（100分）		100		

参考文献

1. 廖文玲,曾庆兰. 2012. 基础护理技术. 上海:复旦大学出版社
2. 王静. 2011. 基础护理技术. 上海:复旦大学出版社
3. 朱春梅,周庆华. 2010. 常用护理技术. 上海:第二军医大学出版社
4. 熊爱娇. 2008. 基础护理技术. 郑州:河南科学技术出版社
5. 杨琴. 2009. 基础护理技术操作程序及评分标准. 乌鲁木齐:新疆科学技术出版社.
6. 甘肃省护理学会. 2008. 基础护理操作技术操作规程及评分标准. 兰州:甘肃科学技术出版社
7. 周美荣,程乐和,邴淑芝. 2011. 实用基础护理操作技术. 济南:山东大学出版社
8. 李晶,裴忠利,王蕾梅. 2008. 临床基础护理. 西安市:第四军医大学出版社
9. 时连瑞,李肇第. 2011. 基础护理学习题集. 济南:山东大学出版社
10. 钟玲. 2012. 基础护理服务规范. 北京:军事医学科学出版社
11. 邱志军,彭光. 2009. 基础护理技术. 天津:天津科学技术出版社
12. 姜安丽. 2012. 新编护理学基础. 第 2 版. 北京:人民卫生出版社
13. 李小萍. 2012. 基础护理学. 第 2 版. 北京:人民卫生出版社
14. 辛瑞莲,毛红云,周香凤. 2013 护理学基础. 武汉:华中科技大学出版社
15. 林静,孟发芬,陈雪霞. 2011. 护理学基础实训教程. 武汉:华中科技大学出版社
16. 钱晓路. 2011. 护理学基础. 上海:复旦大学出版社
17. 彭小燕,宋博. 2012. 护理学基础实训与学习指导. 北京:北京大学医学出版社
18. 黄一凡,谢田. 2011. 护理学基础. 南昌:江西科学技术出版社
19. 李丽萍. 2010. 临床基础护理技术. 上海:上海科学技术出版社
20. 李晓松. 2010. 护理学基础. 第 2 版. 北京:人民卫生出版社
21. 翟丽玲. 2009. 护理技能综合实训教程. 广东:广东科技出版社

图书在版编目（CIP）数据

基础护理实训/郭蔚，毛美琪主编．—南昌：江西科学技术出版社，2014.8
ISBN 978－7－5390－5165－9
Ⅰ．①基…　Ⅱ．①郭…②毛…　Ⅲ．①护理学－教材　Ⅳ．①R47
中国版本图书馆 CIP 数据核字（2014）第 181004 号

国际互联网（Internet）地址：
http://www.jxkjcbs.com
选题序号：**ZK**2014255
图书代码：**X**14004－102

基础护理实训　　　　**郭蔚　毛美琪　主编**

出版发行　江西科学技术出版社
社址　南昌市蓼洲街 2 号附 1 号
邮编：330009　电话：（0791）86623491　86639342（传真）
印刷　江西千叶彩印有限公司
经销　各地新华书店
开本　787mm×1092mm　1/16
字数　530 千字
印张　21
版次　2014 年 8 月第 1 版　2016 年 8 月第 2 次印刷
书号　ISBN 978－7－5390－5165－9
定价　58.00 元

赣版权登字－03－2014－228